LECTURE 1	総論 (1) ——理学療法評価と障害モデル
LECTURE 2	総論 (2) ——統合と解釈
LECTURE 3	全体像把握 ——診療情報, 医療面接, フィジカルアセスメント, ほか
LECTURE 4	形態測定
LECTURE 5	関節可動域測定 (1) ——関節可動域測定の基本
LECTURE 6	関節可動域測定 (2) ——関節可動域測定の実技
LECTURE 7	関節可動域測定 (3) ——関節可動域測定の実際
LECTURE 8	筋力検査 (1) ——筋力検査の基礎
LECTURE 9	筋力検査 (2) ——徒手筋力検査の基本
LECTURE 10	筋力検査 (3) ——徒手筋力検査の実際1 (上肢)
LECTURE 11	筋力検査 (4) ——徒手筋力検査の実際2 (下肢, 頭部・頸部, 体幹)
LECTURE 12	感覚検査
LECTURE 13	反射検査
LECTURE 14	協調性検査
LECTURE 15	ADL・QOL

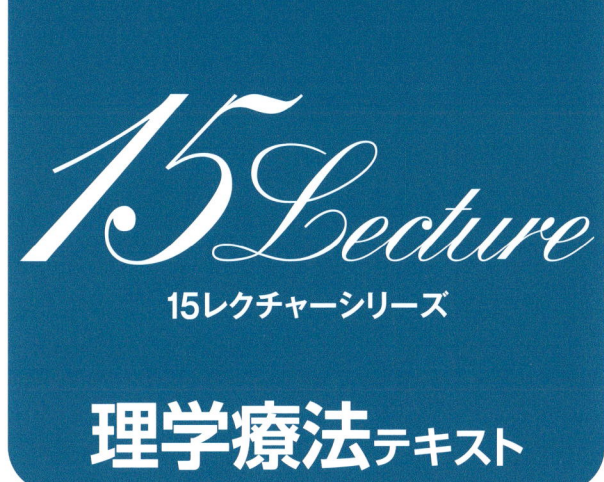

15レクチャーシリーズ

理学療法テキスト

理学療法評価学 I

総編集
石川 朗

責任編集
森山英樹

中山書店

総編集	石川　　朗	神戸大学生命・医学系保健学域
編集委員（五十音順）	木村　雅彦	杏林大学保健学部理学療法学科
	小島　　悟	北海道医療大学リハビリテーション科学部理学療法学科
	小林　麻衣	晴陵リハビリテーション学院理学療法学科
	玉木　　彰	兵庫医療大学大学院医療科学研究科病態運動学分野内部障害領域
責任編集	森山　英樹	神戸大学生命・医学系保健学域
執筆（五十音順）	石川　　朗	神戸大学生命・医学系保健学域
	田中　　亮	広島大学大学院総合科学研究科身体運動科学研究領域
	森山　英樹	神戸大学生命・医学系保健学域

15レクチャーシリーズ
理学療法テキスト

刊行のことば

　本15レクチャーシリーズは，医療専門職を目指す学生と，その学生に教授する教員に向けて企画された教科書である．

　理学療法士，作業療法士，言語聴覚士，看護師などの医療専門職となるための教育システムには，養成期間として4年制と3年制課程，養成形態として大学，短期大学，専門学校が存在しており，混合型となっている．どのような教育システムにおいても，卒業時に一定水準の知識と技術を修得していることは不可欠であるが，それを実現するための環境や条件は必ずしも十分に整備されているとはいえない．

　これらの現状をふまえて15レクチャーシリーズでは，医療専門職を目指す学生が授業で使用する本を，医学書ではなく教科書として明確に位置づけた．

　学生諸君に対しては，各教科の基礎的な知識が，後に教授される応用的な知識へどのように関わっているのか理解しやすいよう，また臨床実習や医療専門職に就いた暁には，それらの知識と技術を活用し，さらに発展させていくことができるよう内容・構成を吟味した．一方，教員に対しては，オムニバスによる講義でも重複と漏れがないよう，さらに専門外の講義を担当する場合においても，一定水準以上の内容を教授できるように工夫を重ねた．

　具体的に本書の特徴として，以下の点をあげる．

- 各教科の冒頭に，「学習主題」「学習目標」「学習項目」を明記したシラバスを掲載する．
- 1科目を90分15コマと想定し，90分の授業で効率的に質の高い学習ができるよう1コマの情報量を吟味する．
- 各レクチャーの冒頭に，「到達目標」「講義を理解するためのチェック項目とポイント」「講義終了後の確認事項」を記載する．
- 各教科の最後には定期試験にも応用できる，模擬試験問題を掲載する．試験問題は国家試験に対応でき，さらに応用力も確認できる内容とした．

　15レクチャーシリーズが，医療専門職を目指す学生とその学生たちに教授する教員に活用され，わが国における理学療法の一層の発展にわずかながらでも寄与することができたら，このうえない喜びである．

2010年9月

総編集　石川　朗

15レクチャーシリーズ
理学療法テキスト
理学療法評価学Ⅰ

序　文

　理学療法は,「評価に始まり,評価に終わる」と言われ続けてきました.理学療法評価では,患者の病状,病態,障害などの特徴や重症度などを調べ,それらを統合・解釈することで問題点を抽出,目標を設定し,治療方針・計画を立案します.さらに治療的介入後の再評価と介入内容の修正も含まれます.まさしく,古くから認識されてきたように,評価は理学療法の根幹をなすものです.

　評価には信頼性や有用性が求められます.しかし現実的には,理学療法評価には主観的な評価と客観的な評価が混在し,評価結果の統合・解釈も理学療法士の間で違いがある場合もあります.これらのことから,評価の重要性が認識されているにもかかわらず,世界的な潮流であるEBP（evidence-based practice：根拠に基づく診療・検査法）に後れをとっています.評価の精度や妥当性を立証していくなど将来に向けた取り組みも必要ですが,何よりも,系統的かつ網羅的に理学療法評価を学ぶことが,その信頼性や有用性を確立する礎となるに違いありません.

　本書は,他の15レクチャーシリーズとは異なり,多くの項目が複数のレクチャーで構成されています.これは,15レクチャーシリーズの特徴のひとつである1レクチャーを90分の授業のなかに収まる情報量に限定したためですが,それ以上に理学療法評価学で習得しなければならない知識と技術を系統的かつ網羅的に盛り込んだことが理由です.理学療法評価学では,座学で習得しなければならない理論や原則などに加えて,実技に重きが置かれます.実技は,授業の中では基本的な技術レベルで実施できるようになることを目標としますが,そのレベルでは,臨床場面で満足に実施できず,当然のことながら適切な評価を行うことはできません.授業外で十分に練習し,少なくとも学生同士であれば完璧に実施できるレベルまで自己研鑽を積んで欲しいと思います.

　Lecture 1と2では理学療法評価の理論について,Lecture 3では対象者の全体像を把握するための情報収集や医療面接などを中心に,そしてLecture 4では形態測定,Lecture 5から7では関節可動域測定,Lecture 8から11では筋力検査,Lecture 12から15では,それぞれ感覚検査,反射検査,協調性検査,ADL・QOL評価を学びます.すべて,対象とする疾患や症状が何であれ,根拠となる理論と基本的な評価です.

　本書を通じて学んだ学生が,将来,理学療法評価の信頼性や有用性を確立してくれることを願ってやみません.

2013年9月

責任編集　森山英樹

15レクチャーシリーズ
理学療法テキスト／理学療法評価学 I
目次

執筆者一覧　ii
刊行のことば　iii
序文　v

総論（1）
——理学療法評価と障害モデル
石川　朗　1

1. 理学療法評価　2
1）評価の意義　2
2）理学療法の介入　2
3）理学療法評価の目的　2
4）疾患別の介入と評価　2

2. 障害モデル　3
1）障害モデルの変遷　3
2）ICIDH　3
　ICIDH／ICIDH の構成要素／ICIDH による生活機能と障害モデル／ICIDH の問題点
3）ICF　4
　ICF／ICF の構成要素／ICF の分類／ICF の相互作用／ICF による生活機能と障害モデル

3. 理学療法評価の展開　7
1）統合と解釈　7
2）評価の構成要素　7
　主に全体像把握のための項目／理学療法士による共通の検査・測定項目／理学療法士による疾患特有の検査・測定項目／障害像の理解と問題点の抽出／目標設定／治療方針・計画の立案

Step up
1. 評価指標の信頼性・妥当性　10
1）信頼性　10
2）妥当性　10

2. 定性（質的）検査・定量検査・半定量検査　10
1）定性（質的）検査　10
2）定量検査　10
3）半定量検査　10

総論（2）
——統合と解釈
石川　朗　11

1. 評価の手順と過程　12
1）評価の手順　12
2）トップダウン　12
3）ボトムアップ　12
4）理学療法士としての評価　12

2. 理学療法評価の実際 ········ 13
1）臨床思考過程　13
2）評価の意義　13
3）評価の展開　14
第1段階：理学療法の開始（処方箋を受け取ったら）／第2段階：評価の導入（患者に対面したら）／第3段階：情報の収集（所見の取り方・進め方）／第4段階：統合と解釈（どうとらえるのか）／第5段階：介入計画の作成（どうするのか）

3. ICF での問題点の整理 ········ 14
1）運動器系疾患での具体例　14
処方内容／一般的情報／社会的情報／他部門からの情報／理学療法における検査・測定など／統合と解釈／問題点の整理／理学療法目標
2）中枢神経系疾患での具体例　16
処方内容／一般的情報／社会的情報／他部門からの情報／理学療法における検査・測定など／統合と解釈／問題点の整理／理学療法目標

4. 記録 ········ 18

Step up ｜ 1. オリエンテーションとインフォームド・コンセント ········ 19
1）オリエンテーション　19
2）インフォームド・コンセント　19

2. 医療倫理と守秘義務 ········ 20
1）医療倫理　20
2）守秘義務　20

LECTURE 3 全体像把握
── 診療情報，医療面接，フィジカルアセスメント，ほか　石川　朗　21

1. 全体像把握の進め方 ········ 22

2. 診療情報 ········ 22
1）診療記録　22
2）診療記録の見方　22

3. 検査データの確認 ········ 22
1）血液　22
赤血球数／ヘモグロビン／ヘマトクリット／白血球数
2）血清脂質検査　23
総コレステロール／HDL-コレステロール／中性脂肪
3）腎機能検査　23
尿蛋白／尿潜血／クレアチニン／尿酸
4）肝機能検査　23
総蛋白／血清酵素／総ビリルビン
5）糖代謝検査　24
空腹時血糖／ヘモグロビン A1c

4. 画像所見の確認 ········ 24
1）X 線検査　24
2）CT 検査　24
3）MRI 検査　24

5. 他職種からの情報 ········ 24

6. 医療面接 26
1）医療面接　26
2）医療面接の目的と進め方　26

7. バイタルサインの測定とフィジカルアセスメント 26
1）バイタルサインと身体所見の関係　26
2）バイタルサイン　27
意識レベル／脈拍数／呼吸数／体温／血圧
3）フィジカルアセスメント　28
視診／触診／打診／聴診

Step up | **1. 手術記録の見方** 31
1）手術記録　31
2）手術記録の見方　31

2. 家屋調査のポイント 31
1）家屋調査　31
2）住宅改修の流れ　31
3）家屋調査の実際　32
4）自宅平面図を描いてみよう　32

LECTURE 4　形態測定
森山英樹　33

1. 形態測定 34
1）形態測定の意義　34
2）分類　34
長育／幅育／量育／周育
3）目的　34
4）注意事項　34

2. 身長 34
1）測定方法　34
2）測定上の注意点　35

3. 体重 35
1）測定方法　35
2）測定上の注意点　35

4. 体格指数 35

5. 四肢長 36
1）目的　36
2）ランドマーク　36
肩峰／上腕骨外側上顆／橈骨茎状突起／上前腸骨棘／大転子／大腿骨外側上顆／膝関節外側裂隙／外果／内果／坐骨結節
3）測定方法と測定上の注意点　37
上肢長／上腕長／前腕長／手長／下肢長／大腿長／下腿長／足長／指極長

6. 断端長 39

7. 周径 40
1）目的　40
2）測定方法と測定上の注意点　40
上腕周径／前腕周径／大腿周径／下腿周径／胸郭拡張差

8. 断端周径 ... 41

Step up | 1. ウエスト / ヒップ比 ... 42
メタボリックシンドロームの診断基準　42
2. 皮脂厚測定 ... 42
1）体密度の計算方法　42
2）体脂肪率の計算方法　42

LECTURE 5 関節可動域測定（1）
——関節可動域測定の基本
森山英樹　43

1. 関節可動域と関節可動域測定 ... 44
1）関節可動域　44
2）関節可動域測定　44
3）関節可動域測定の目的　44

2. 関節可動域表示ならびに測定法 ... 44
『関節可動域表示ならびに測定法』　44
関節可動域表示ならびに測定法の原則／上肢測定／手指測定／下肢測定／体幹測定／その他の検査法／顎関節計測／
（附）関節可動域の参考値一覧表

Step up | 1. 拘縮と強直 ... 54
2. 拘縮の分類 ... 54
1）皮膚性拘縮　54
2）結合織性拘縮　54
3）筋性拘縮　54
4）神経性拘縮　54
5）関節性拘縮　54
3. 強直の分類 ... 54
1）線維性強直　54
2）骨性強直　54

LECTURE 6 関節可動域測定（2）
——関節可動域測定の実技
森山英樹　55

1. 関節可動域測定の原則 ... 56
1）基本的肢位　56
2）測定器具　56
ゴニオメーター（角度計）／メジャー（巻尺）
3）関節可動域測定の原則　56

2. 関節可動域測定の手順 ... 56
1）検査前準備　56
2）被検者に対するオリエンテーション　57
3）検査　57
4）記録　57
5）その他　57

3. 関節可動域測定の留意点 ... 60
1）注意事項，禁忌事項　60
運動器系疾患がある場合／中枢神経系疾患がある場合／高齢の場合
2）代償運動　60

4. エンドフィール ... 61
1）正常な（生理的）エンドフィール　61
軟部組織性／結合組織性／骨性
2）異常なエンドフィール　61
軟部組織性／結合組織性／骨性／虚性／ばね様遮断

5. 判定基準 ... 62
1）関節可動域を決定する条件　62
2）関節可動域の異常　62
3）関節可動域の制限因子　62

Step up ｜ 代償運動の実技 ... 63
1）肩関節屈曲　63
2）肩関節伸展　63
3）肩関節外転　63
4）肩関節外旋　63
5）肩関節内旋　63
6）前腕回内　63
7）前腕回外　64
8）股関節屈曲　64
9）股関節伸展　64
10）股関節外転　64
11）股関節内転　64

LECTURE 7　関節可動域測定（3）
——関節可動域測定の実際
森山英樹　65

1. 上肢測定 ... 66
1）肩関節屈曲　66
2）肩関節伸展　66
3）肩関節外転　66
4）肩関節内転　66
5）肩関節外旋　66
6）肩関節内旋　67
7）肩関節水平屈曲　67
8）肩関節水平伸展　67

2. 下肢測定 ... 67
1）股関節屈曲　67
2）股関節伸展　67
3）股関節外転　68
4）股関節内転　68
5）股関節外旋　69
6）股関節内旋　69
7）膝関節屈曲　69
8）足関節底屈　70

9）足関節背屈　70
　　　10）足部の外がえし　70
　　　11）足部の内がえし　71
　　　12）足部の外転　71
　　　13）足部の内転　71

Step up | **日常動作と関節可動域** ―――――――――――――――― 73
　　　1）主な日常動作と上肢関節可動域　73
　　　2）主な日常動作と下肢関節可動域　73
　　　3）主な日常動作と頸部・体幹関節可動域　73

LECTURE 8 筋力検査（1）
――筋力検査の基礎
森山英樹　75

1. 筋力 ―――――――――――――――――――――――――― 76
　　1）筋の能力の分類　76
　　2）筋力　76
　　3）筋持久力　76
　　4）筋パワー（瞬発力）　76

2. 筋収縮形態 ―――――――――――――――――――――――― 76
　　1）等尺性収縮　77
　　2）等張性収縮　77
　　3）等速性収縮　77

3. 筋力低下 ――――――――――――――――――――――――― 77

4. 筋力検査 ――――――――――――――――――――――――― 77
　　1）目的　77
　　2）分類　77
　　　　主観的検査／客観的検査

5. 粗大筋力検査 ――――――――――――――――――――――― 78
　　1）握力　78
　　2）背筋力　78
　　3）腹筋力　79
　　4）肩腕力　79
　　5）脚筋力　79
　　6）運動能力テスト（パフォーマンステスト）　80

6. 徒手筋力検査 ――――――――――――――――――――――― 80

7. ハンドヘルドダイナモメーター ―――――――――――――――― 80
　　1）概要　80
　　2）測定方法　81

8. 等速性筋力測定器 ――――――――――――――――――――― 81
　　1）概要　81
　　2）測定　81
　　3）等速性筋力測定器を用いたトレーニング　82

xi

9. 筋持久力検査 82
  1) 自転車エルゴメーター　82
  2) トレッドミル　83
  3) シャトルウォーキングテスト　83

Step up | ハンドヘルドダイナモメーターの実技 84

筋力検査（2）
——徒手筋力検査の基本
森山英樹　85

1. 徒手筋力検査の目的 86
2. 徒手筋力検査の判定基準 86
  1) 6段階評価法　86
    5, normal, N, 正常の筋／4, good, G, 優の筋／3, fair, F, 良の筋／2, poor, P, 可の筋／1, trace, T, 不可の筋／0, zero, Z, ゼロの筋
  2) プラス（＋）とマイナス（−）の段階づけ　86
    3^+／2^+／2^-

3. 徒手筋力検査の基本的手技 87
4. 徒手筋力検査の信頼性 88
5. 徒手筋力検査の結果に影響を及ぼす因子 88
  1) 被検者が有する因子　88
    協力・理解力／意欲・疼痛・疲労・不安定感・疾病利得の有無／適切なポジショニング
  2) 検査者が有する因子　88
    抵抗のかけ方／固定の仕方／抵抗量についての検査者間の主観的な相違／代償運動を見抜く能力／触診能力
  3) 判定結果の解釈の問題　89
    各段階のあいだの幅の問題／筋力の単位／上位運動ニューロン障害の評価／関節可動域や他の検査項目の結果と合わせて考察する能力
  4) 代償運動　89
    代償運動／代償運動の種類

6. 徒手筋力検査の手順 91
  1) 検査前　91
    事前準備／検査肢位／オリエンテーション／検査部位
  2) 検査中　91
    全般／固定／抵抗
  3) 検査後　92

Step up | 代償運動の実技 93

筋力検査（3）
——徒手筋力検査の実際1（上肢）
森山英樹　95

1. 肩甲帯 96
2. 肩関節 97
3. 肘関節 98
4. 前腕 99

5. 手関節	100
6. 手指	100
7. 母指・小指	102
Step up ｜ 脊髄髄節レベルと支配筋	104

LECTURE 11 筋力検査（4）
——徒手筋力検査の実際 2（下肢，頭部・頸部，体幹） 森山英樹 105

1. 股関節	106
2. 膝関節	107
3. 足関節・足部	108
4. 足趾	109
5. 頭部・頸部	110
6. 体幹	111

Step up ｜ **1. 肢位別での徒手筋力検査** — 113
　　　1）背臥位でできる検査　113
　　　2）腹臥位でできる検査　113
　　　3）側臥位でできる検査　113
　　　4）座位でできる検査　113
　　　5）立位でできる検査　114
　　2. 肢位別に行ううえでの注意点 — 114

LECTURE 12 感覚検査　田中 亮 115

1. 感覚 — 116
　1）定義　116
　2）感覚と知覚の違い　116

2. 感覚の分類と種類 — 116
　1）体性感覚　116
　　表在感覚／深部感覚／複合感覚
　2）特殊感覚　117
　　視覚／聴覚／味覚／嗅覚／平衡感覚
　3）内臓感覚　118

3. 感覚の経路 — 118
　1）デルマトーム　118
　2）感覚路　118
　　表在感覚／深部感覚
　3）一次体性感覚野　119

4. 感覚検査の注意事項 ... 120
1）感覚検査の目的と意義　120
2）感覚検査の手順　120
導入／環境設定／説明／感覚の判定／結果のフィードバック

5. 感覚検査の方法 ... 120
1）表在感覚の検査方法　120
触覚／温度覚／痛覚
2）深部感覚の検査方法　121
運動覚／位置覚／振動覚
3）複合感覚の検査方法　121
立体感覚／2点識別覚／皮膚書字覚

6. 感覚検査の記録法 ... 122

Step up | 感覚障害が生じる主な疾患 ... 123
1）末梢神経の損傷　123
腕神経叢麻痺／胸郭出口症候群／橈骨神経麻痺／尺骨神経麻痺／総腓骨神経麻痺／腰椎椎間板ヘルニア
2）中枢神経系疾患　123
脳卒中／脊髄損傷／脳腫瘍／頭部外傷

LECTURE 13　反射検査　田中　亮　125

1. 反射 ... 126
1）定義　126
2）反射のメカニズムと反射弓　126

2. 反射の種類 ... 126

3. 反射検査の注意事項 ... 127
1）反射検査の目的と意義　127
2）反射検査の手順　127
導入／環境設定／説明／反射の判定／結果のフィードバック
3）ハンマーの使い方　127

4. 腱反射の検査方法 ... 127
1）顔で観察される腱反射　127
下顎反射
2）上肢で観察される腱反射　128
上腕二頭筋反射／腕橈骨筋反射／上腕三頭筋反射
3）下肢で観察される腱反射　128
膝蓋腱反射／内転筋反射／アキレス腱反射

5. 表在反射の検査方法 ... 129
1）顔で観察される表在反射　129
角膜反射／くしゃみ反射／咽頭反射
2）体幹で観察される表在反射　129
腹壁反射／挙睾筋反射／肛門反射
3）下肢で観察される表在反射　130
足底反射

6. 病的反射の検査方法 130
1）顔で観察される病的反射　130
吸引反射／口尖らし反射／手掌頤反射
2）手指で観察される病的反射　131
ホフマン反射／トレムナー反射／把握反射
3）足趾で観察される病的反射　131
バビンスキー反射／チャドック反射／マリー・フォア反射

7. 反射検査の記録法 132

Step up　代表的な神経・筋の異常と腱反射 133
1）腱反射が低下・消失する疾患　133
筋ジストロフィー／多発性筋炎／糖尿病性ニューロパチー／ギラン・バレー症候群
2）腱反射が亢進する疾患　134
多系統萎縮症／筋萎縮性側索硬化症／多発性硬化症
3）腱反射は正常な疾患　134
パーキンソン病

LECTURE 14　協調性検査
田中 亮　135

1. 協調性 136
1）定義　136
2）運動の制御機構　136
大脳基底核／小脳

2. 運動失調の種類 137
1）測定異常　137
2）反復拮抗運動不能症　137
3）運動分解　137
4）協働収縮不能　137
5）振戦　138
6）時間測定障害　138

3. 運動失調の検査の注意事項 138
1）運動失調の検査の目的と意義　138
2）運動失調の検査の手順　138
導入／環境設定／説明／協調性の判定／結果のフィードバック

4. 運動失調の検査方法 138
1）測定異常　138
鼻指鼻試験／指鼻試験／コップ把握試験／過回内試験／線引き試験／踵膝試験／向こう脛叩打試験／足趾手指試験
2）反復拮抗運動不能症　140
膝打ち試験／手回内・回外試験
3）運動分解　140
4）協働収縮不能　140
5）振戦　140
6）時間測定障害　140

5. 立位時の運動失調の観察 141
1）片足立ち検査　141
2）ロンベルク検査　141
3）マン検査　141

6. 運動失調による歩行の観察 — 141
1）酩酊歩行　141
2）踵打ち歩行　141

7. 協調性検査の記録法 — 141

Step up

1. 運動失調の型 — 143
1）小脳性　143
2）前庭迷路性　143
3）脊髄（後索）性　143
4）末梢神経性　143

2. 小脳失調をきたす代表的な疾患 — 143
1）脊髄小脳変性症　143
2）多系統萎縮症　143
3）小脳出血　144
4）小脳梗塞　144

3. 運動失調に対するトレーニング — 144
1）重錘負荷法　144
2）弾性緊縛帯装着法　144
3）固有受容性神経筋促通法　144
4）フレンケル体操　144

15 ADL・QOL
田中 亮　145

1. ADL — 146
1）定義　146
2）基本的 ADL と生活関連動作　146
3）ICF における ADL の位置づけ　146

2. ADL の評価方法 — 147
1）基本的 ADL　147
　FIM／バーセルインデックス
2）生活関連動作　149
　FAI／老研式活動能力指標
3）その他の評価方法　149

3. QOL — 150
1）定義　150
2）ADL と QOL　150
3）QOL の意義　150

4. QOL の評価方法 — 151
1）包括的 QOL 評価方法　151
　SF-36／WHO/QOL
2）疾患特異的 QOL 評価方法　151
　SS-QOL／RDQ／WOMAC

Step up | その他の国際的な QOL 評価方法 — 154
1）包括的 QOL 評価方法　154
2）疾患特異的 QOL 評価方法　154

TEST 試験 森山英樹 155

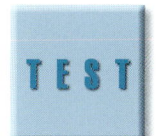

索引 162

15レクチャーシリーズ　理学療法テキスト
理学療法評価学
シラバス

本書では，1～15を収載

	理学療法評価は，治療方針・計画の立案，それらの効果判定のために行われる．理学療法評価では，評価の一連の流れを理解し，それらを信頼性のある技術レベルで実施できるようになることが必要不可欠である．そのため理学療法評価学Ⅰ・Ⅱでは，①理学療法評価の位置づけと基本的な手順を理解する，②理学療法の対象となる疾患・症状のほぼすべてに共通して行われる基本的な評価法を理解し実施できる，③それらを各疾患・症状に適用する具体的な方法を理解し実施できる，④各疾患・症状に特有の理学療法評価を理解し実施できることを目標とし，そのために必要となる知識と技術を学習する．
一般目標	

回数	学習主題	学習目標	学習項目
1	総論（1） ――理学療法評価と障害モデル	理学療法評価の意義・目的，またその構成要素と展開を説明できる．ICIDH, ICFによる障害モデルを説明できる	障害モデル，ICIDH, ICF, 理学療法評価の展開
2	総論（2） ――統合と解釈	トップダウンとボトムアップによる理学療法評価の手順を説明できる．臨床思考過程の基本的な流れを説明できる	トップダウン，ボトムアップ，理学療法評価の手順，臨床思考過程
3	全体像把握 ――診断情報，医療面接，フィジカルアセスメント，ほか	診療記録・診療録について理解する．医療面接の意義を理解し，実施できる．バイタルサインと身体所見について理解し，測定や観察ができる	診療記録，診療録（カルテ），医療面接，バイタルサイン，フィジカルアセスメント
4	形態測定	形態測定の意義，基本的な項目と方法，手順を説明できる．各測定に必要な指標を触診することができる．形態測定を基本的な技術レベルで実施できる	形態測定，身長，体重，体格指数，四肢長，断端長，周径，断端周径
5	関節可動域測定（1） ――関節可動域測定の基本	関節可動域測定の意義と目的を理解する．基本軸，移動軸，参考可動域角度を述べることができる	関節可動域，『関節可動域表示ならびに測定法』
6	関節可動域測定（2） ――関節可動域測定の実技	関節可動域測定の原則を理解する．関節可動域測定の手順を理解し，基本的な技術レベルで実施できる	関節可動域測定，エンドフィール，代償運動
7	関節可動域測定（3） ――関節可動域測定の実際	臨床に即した関節可動域測定を基本的な技術レベルで実施できる．日常動作と関節可動域の関連について理解する	関節可動域測定，日常動作における必要関節可動域
8	筋力検査（1） ――筋力検査の基礎	筋力・筋持久力・筋パワー，筋収縮形態，筋力検査の目的と分類を理解する	筋力，筋持久力，筋パワー，筋力検査
9	筋力検査（2） ――徒手筋力検査の基本	徒手筋力検査の目的・判定基準・基本的手技・手順，徒手筋力検査の結果に影響を及ぼす因子，代償運動を理解する	徒手筋力検査，判定基準，代償運動
10	筋力検査（3） ――徒手筋力検査の実際1（上肢）	上肢の徒手筋力検査が基本的な技術レベルで実施できる	肩甲帯，肩関節，肘関節，前腕，手関節，手指，母指・小指の徒手筋力検査
11	筋力検査（4） ――徒手筋力検査の実際2（下肢，頭部・頸部，体幹）	下肢，頭部・頸部，体幹の徒手筋力検査を基本的な技術レベルで実施できる	股関節，膝関節，足・足部，足趾，頭部・頸部・体幹の徒手筋力検査
12	感覚検査	感覚検査の意義と目的を理解する．感覚検査の種類とそれに適した検査が基本的な技術レベルで実施できる	感覚検査
13	反射検査	反射検査の意義と目的を理解する．反射検査の種類とそれに適した検査が基本的な技術レベルで実施できる	反射検査
14	協調性検査	協調性検査の意義と目的，運動失調を理解する．協調性検査の種類とそれに適した検査が基本的な技術レベルで実施できる	協調性検査，運動失調
15	ADL・QOL	ADLとQOLの概念および分類，ADL評価とQOL評価の方法を理解する	基本的ADL，生活関連動作，FIM, バーセルインデックス，QOL

回数	学習主題	学習目標	学習項目
16	運動器系検査測定法（1）	運動器系疾患の基本的な検査測定の意義と目的を理解する．運動器系疾患の基本的な検査測定が基本的な技術レベルで実施できる	運動器系検査測定
17	運動器系検査測定法（2）	運動器系疾患特有の検査測定の意義と目的を理解する．運動器障害特有の検査測定が基本的な技術レベルで実施できる	整形外科的テスト
18	中枢神経系検査測定法（1）——片麻痺（錐体路障害）	片麻痺の運動の検査方法，機能障害評価，活動制限評価を理解する．片麻痺の検査測定が基本的な技術レベルで実施できる	片麻痺
19	中枢神経系検査測定法（2）——大脳基底核および小脳性運動障害	パーキンソン病・運動失調の運動障害を理解する．パーキンソン病・運動失調の検査測定が基本的な技術レベルで実施できる	パーキンソン病，運動失調
20	中枢神経系検査測定法（3）——高次脳機能	代表的な高次脳機能の概要と評価の目的を理解する．高次脳機能の評価が基本的な技術レベルで実施できる	高次脳機能
21	中枢神経系検査測定法（4）——運動発達	正常運動発達，運動発達検査の目的と手順を理解する．運動発達検査が基本的な技術レベルで実施できる	正常運動発達，運動発達検査
22	中枢神経系検査測定法（5）——摂食・嚥下障害	摂食・嚥下を理解する．摂食・嚥下障害の評価を理解し，基本的な技術レベルで実施できる	摂食・嚥下
23	呼吸器系検査測定法（1）——呼吸不全，医療面接，フィジカルアセスメント	呼吸器系疾患・障害の病態を説明できる．医療面接の意義を理解し，実施できる．フィジカルアセスメントを理解し，実施できる	呼吸不全，医療面接，フィジカルアセスメント
24	呼吸器系検査測定法（2）——運動耐容能，臨床検査所見，画像所見，ほか	呼吸器系疾患・障害に特化した検査・測定項目を理解し，実施できる．臨床検査結果，画像所見を理解し，説明できる	6分間歩行試験，肺機能検査，動脈血ガス，胸部単純X線
25	循環・代謝系検査測定法（1）——循環	循環器系疾患の病態と検査測定法の目的を理解する．各種検査法を選択し，基本的な技術レベルで実施できる	循環系検査測定
26	循環・代謝系検査測定法（2）——栄養・代謝	栄養障害とその評価の方法と意義を理解する．栄養・代謝の検査測定が基本的な技術レベルで実施できる	代謝系検査測定
27	動作分析・歩行分析（1）——座位姿勢・立位姿勢・起立動作	動作分析における力学的視点を習得する．起立動作を力学的視点から理解し，評価できる	重心，重力，床反力，床反力作用点，支持基底面，関節モーメント
28	動作分析・歩行分析（2）——歩き始め・歩行	歩行分析における力学的視点を習得する．歩き始めと歩行を力学的視点から理解し，評価できる	歩行の距離・時間因子，歩行の床反力ベクトルと重心，歩行の関節角度の推移
29	ペーパー・ペイシェント（1）——運動器系疾患	運動器系疾患の具体的症例に対する臨床思考過程を理解する	変形性膝関節症における臨床思考過程
30	ペーパー・ペイシェント（2）——中枢神経系疾患	中枢神経系疾患の具体的症例に対する臨床思考過程を理解する	片麻痺における臨床思考過程

上記は内容の概略を示すものであり，実際の順番と異なる場合があります

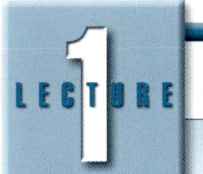

LECTURE 1 総論（1）
理学療法評価と障害モデル

到達目標

・理学療法における評価の意義・目的を理解する．
・評価の構成要素を理解する．
・評価の展開を理解する．
・ICIDH，ICF による障害モデルを理解する．

この講義を理解するために

　理学療法評価は，患者の病状，病態，障害などの特徴や重症度などを調べる過程の総称と考えることができ，障害モデルを理解したうえで問題点を抽出，目標を設定し，実際の治療方針・計画を立案する過程も含まれています．
　したがって，評価は理学療法介入の第一歩であり，かつ今後の展開を左右する指標です．そのため，評価の目的，構成要素を理解し，問題点を抽出し，目標を設定する一連の展開を理解することが不可欠となります．
　さらに，理学療法評価を進めるうえで，障害モデルを理解しておくことが前提となり，本講義にて ICIDH と ICF の障害モデルを学習します．
　この講義の前に，次のことを確認しておきましょう．

　　□ 評価の対象となる，運動器系疾患，中枢神経系疾患，呼吸器系疾患，循環・代謝系疾患の主な病態を確認しておく．
　　□ 評価を進めるうえで基礎となる解剖学と生理学について，復習しておく．
　　□ 評価を学習するにあたり，リハビリテーションと理学療法の関係について，復習しておく．

講義を終えて確認すること

　　□ 理学療法における評価の意義・目的を理解できた．
　　□ 評価の構成要素を理解できた．
　　□ 評価の展開について理解できた．
　　□ ICIDH，ICF による障害モデルを理解できた．

講義

1. 理学療法評価

1) 評価の意義

医学における評価とは，患者の病状，病態などの特徴や重症度などを調べる過程の総称を意味し，診断とは，評価の結果より，健康状態，あるいは病気の種類や重症度などを判断することである．

一方，理学療法評価とは，患者の病状，病態に加え，それらによって生じた障害などの特徴や重症度などを調べる過程の総称と考えることができる．さらには，その障害モデルを理解したうえで問題点を抽出，目標を設定し，実際の治療方針・計画を立案する過程も含まれている．

2) 理学療法の介入

理学療法の介入とは，狭義には，評価のもとになる障害モデルを理解し，問題点を抽出，目標を設定した後，実際の治療方針・計画を立案し，それを実行する過程を指している．それに対し，広義に解釈した場合，患者に対し評価を行う過程も含まれており，さらには治療を実際に実施した後での再評価，治療方針の再検討も含まれている．

3) 理学療法評価の目的

評価の目的は，個々の症例の疾患とその病態，または患者の基本属性を理解し，その重症度，全身状態，精神・心理状態，さらには社会的背景を含めた全体像を把握することである．そして，障害モデルを把握しながら，実際に理学療法の介入を行ううえで，その適応や禁忌を確認し，さらに治療手技や介入方法の選択と，目標設定における指標とすることである．加えて，実際に介入を行い，その後の効果判定や，最終的な予後の推察における指標とすることでもある（表1）．

4) 疾患別の介入と評価

骨折や人工関節置換術後などの運動器系疾患と，脳梗塞や脳出血などの中枢神経系疾患とでは，その病態や障害が異なる．しかし，理学療法介入の大枠は大きく異なることがなく，理学療法評価の目的，その進め方に著しく異なることはない．

一方，評価を行う際，その病態や障害に応じて注意すべき視点や，検査・測定項目がある．したがって，患者と実際に対面する前より，疾患や病態から，注意すべき視点や，適応評価の項目の選択を考えることが重要である．

たとえば，運動器系疾患では，関節可動域（ROM），筋力，疼痛などの検査・測定が中心となり，それらから基本動作や歩行にどのように影響が及んでいるかなどを考える．中枢神経系疾患では，麻痺の程度やその特徴，筋緊張や感覚障害，さらに高次脳機能障害の合併などを総合的に考えることが必要となる．一方，呼吸器系疾患では，息切れなどの自覚症状を問診することが不可欠であり，さらに身体診察を行うこ

評価（evaluation, assessment）
診断（diagnosis）

関節可動域（range of motion: ROM）

身体診察（physical assessment）

表1 理学療法評価の目的

1. 疾患と病態・基本属性の理解
2. 全体像の把握
3. 障害モデルの把握
4. 介入における適応と禁忌の確認
5. 介入方法の選択
6. 目標設定
7. 介入後の効果判定
8. 予後の推察

とが重要となる．

2. 障害モデル

1) 障害モデルの変遷

理学療法評価において，障害モデルを理解しておくことは不可欠である．ここでいう障害モデルとは，障害を理解するための道具であり，行動のためのガイドラインである．また，障害を概念化するためには，実行可能なモデルに関心をもつことが必要であるとされている．

障害モデルの概念は，医学全般における医学モデルから徐々に展開されてきた．

医学モデル (medical model)

医学モデルとは，医学で患者を診断・治療する場合に，患者自身の病状を重視することで病因を探ろうとする概念である．しかし，障害を考える場合，単純に医学モデルにて検討することは困難である．その理由は，医学モデルでは障害をもった患者の社会的不利はその人個人の問題ととらえられるからである．

一方，医学モデルに対し，社会モデルの概念がつくられた．社会モデルでは，障害をもった患者の社会的不利を社会の問題ととらえている．個人の問題ではなく，社会が適切なサービスを提供し，適切に障害者のニードを社会が十分考慮することで，その問題は解決するとの概念である．

社会モデル (social model)

後に，これらの医学モデル，社会モデルなどを踏まえて，障害モデルはICIDH，ICFへと発展した．

2) ICIDH

(1) ICIDH

ICIDHとは，1980年に世界保健機関 (WHO) より発表された障害モデルであり，機能障害と社会的不利の分類である．この背景には，それまでの40〜50年のあいだに，医学の進歩による生命予後の改善，一方，慢性疾患や障害を伴う疾患の増加，戦争や災害による障害者の増加があった．そこで，WHOによって公表されている死因や疾病の国際的な統計基準である「疾病および関連保健問題の国際統計分類」(ICD) に「障害の分類」を含めるべきとの考えより，身体機能の障害による生活機能の障害を分類するというICIDHの概念がつくられた．

世界保健機関 (WHO：World Health Organization)

ICD (International Statistical Classification of Diseases and Related Health Problems；国際疾病分類)
ICIDH (International Classification of Impairments, Disabilities and Handicaps；国際障害分類)

(2) ICIDHの構成要素

ICIDHでは障害を，機能・形態障害，能力低下，社会的不利に分類した．その定義を，次に示す．

①機能・形態障害：心理的，生理的，解剖学的な構造または機能の，何らかの喪失または異常．

機能・形態障害 (impairment)

②能力低下：人間として正常とみなされる方法や範囲で活動していく能力の，(機能・形態障害に起因して起こる) 何らかの制限や欠如．

能力低下 (disability)

③社会的不利：機能低下や能力低下の結果として，その個人に生じた不利益であって，その個人にとって正常な役割 (年齢，性別，社会文化的など) を果たすことが制限されたり妨げられたりすること．

社会的不利 (handicap)

平易には，機能・形態障害とは生物学的機能レベルの障害であり，能力低下とは個人の生活レベルにおける行為の障害を指し，社会的不利とは社会生活レベルの行為や活動の制限といえる．

この障害モデルに疾病または変調を加えたICIDHの障害構造レベルを，図1に示す．

疾病 (disease)
変調 (disorder)

(3) ICIDHによる生活機能と障害モデル

脳血管障害でのICIDHによる生活機能と障害モデル例を図2に示す．右被殻出血

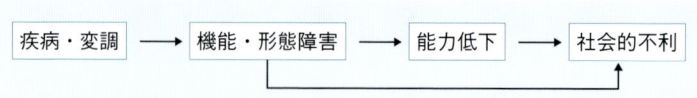

図1 ICIDHの障害構造レベル

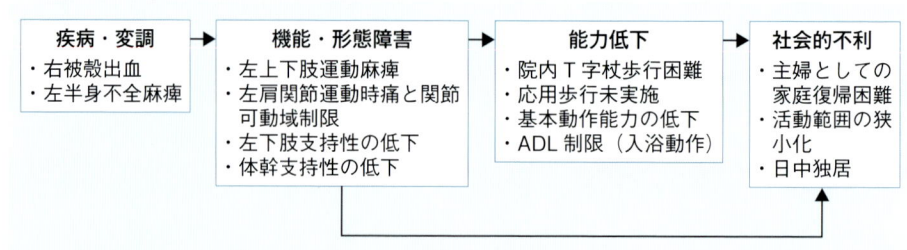

図2 脳血管障害でのICIDHによる生活機能と障害モデル例

という疾病によって左半身不全麻痺という変調が生じ，左上下肢運動麻痺，左肩関節運動時痛と関節可動域制限，左下肢と体幹支持性の低下という機能・形態障害が生じ，院内T字杖歩行困難，応用歩行未実施，基本動作能力の低下，ADL制限（入浴動作）という能力低下が発生し，結果的に主婦としての家庭復帰困難，活動範囲の狭小化，日中独居という社会的不利となっている．

（4）ICIDHの問題点

ICIDH障害モデルは，複数の問題点が指摘されてきた．機能・形態障害，能力低下，社会的不利の相互関係がわかりづらいこと，疾病→機能・形態障害→能力低下→社会的不利といった一方向の概念ではすべてを説明するのが困難なこと，障害全体をマイナスの概念でとらえていることなどである．

3）ICF

（1）ICF

ICF (International Classification of Functioning, Disability and Health；国際生活機能分類)

生活機能 (functioning)
障害 (disability)

WHOは，2001年にICIDHを国際生活機能分類（ICF）に改訂した．ICFは人間の生活機能と障害に関して，アルファベットと数字を組み合わせた方式で分類している．ICIDHから最も大きく変更された点は，ICIDHは身体機能の障害による生活機能の障害を分類するという障害モデルであったが，ICFではこれらに背景因子という観点を加えていることである．ICFの概念を**表2**に示す．

その因子は，大きく「生活機能と障害」と「背景因子」の2分野からなり，生活機能は「心身機能・身体構造」「活動」「参加」の3要素で，背景因子は「環境因子」と「個人因子」の2要素で構成されている．また，障害は，構造の障害を含む「機能障

表2 ICFの概念

	第1部：生活機能と障害		第2部：背景因子	
構成要素	心身機能・身体構造	活動・参加	環境因子	個人因子
領域	心身機能・身体構造	生活・人生領域（課題,行為）	生活機能と障害への外的影響	生活機能と障害への内的影響
構成概念	心身機能の変化（生理的）身体構造の変化（解剖学的）	能力：標準的環境における課題の遂行　実行状況：現在の環境における課題の遂行	物的環境や社会的環境，人々の社会的態度による環境の特徴がもつ促進的あるいは阻害的影響力	個人的な特徴の影響力
肯定的側面	機能的・構造的統合性	活動・参加	促進因子	非該当
	生活機能			
否定的側面	機能障害（構造障害を含む）	活動制限・参加制約	阻害因子	非該当
	障害			

害」「活動の制限」「参加の制約」のすべてを含む包括的な用語として用いられている.

(2) ICF の構成要素

健康との関連において，ICF の構成要素は次のように定義される．

① 心身機能：身体系の生理的機能（心理的機能を含む）．
② 身体構造：器官・肢体とその構成部分などの身体の解剖学的部分．
③ 活動：課題や行為の個人による遂行のこと．
④ 参加：生活・人生場面へのかかわりのこと．
⑤ 背景因子：個人の人生と生活に関する背景全体を表す．環境因子と個人因子の2つの構成要素からなり，ある健康状態にある個人や，その人の健康状況や健康関連状況に影響を及ぼしうるもの．
⑥ 環境因子：人々が生活し，人生を送っている物的な環境や社会的環境，人々の社

心身機能（body functions）
身体構造（body structures）
活動（activities）
参加（participation）
生活・人生場面（life situation）
背景因子（contextual factors）

環境因子（environmental factors）

表3 ICF 第1レベルの分類

分類	章	主な内容
心身機能 (b)	第1章	精神機能
	第2章	感覚機能と痛み
	第3章	音声と発話の機能
	第4章	心血管系，血液系，免疫系，呼吸器系の機能
	第5章	消化器系，代謝系，内分泌系の機能
	第6章	尿路，性，生殖の機能
	第7章	神経筋骨格と運動に関する機能
	第8章	皮膚および関連する構造の機能
身体構造 (s)	第1章	神経系の構造
	第2章	目・耳および関連部位の構造
	第3章	音声と発話にかかわる構造
	第4章	心血管系，免疫系，呼吸器系の構造
	第5章	消化器系，代謝系，内分泌系に関連した構造
	第6章	尿路・性器系および生殖系に関連した構造
	第7章	運動に関連した構造
	第8章	皮膚および関連部位の構造
活動と参加 (d)	第1章	学習と知識の応用
	第2章	一般的な課題と要求
	第3章	コミュニケーション
	第4章	運動，移動
	第5章	セルフケア
	第6章	家庭生活
	第7章	対人関係
	第8章	主要な生活領域
	第9章	コミュニティーライフ，社会生活，市民生活
環境因子 (e)	第1章	生産品と用具
	第2章	自然環境と人間がもたらした環境変化
	第3章	支援と関係
	第4章	態度
	第5章	サービス，制度，政策

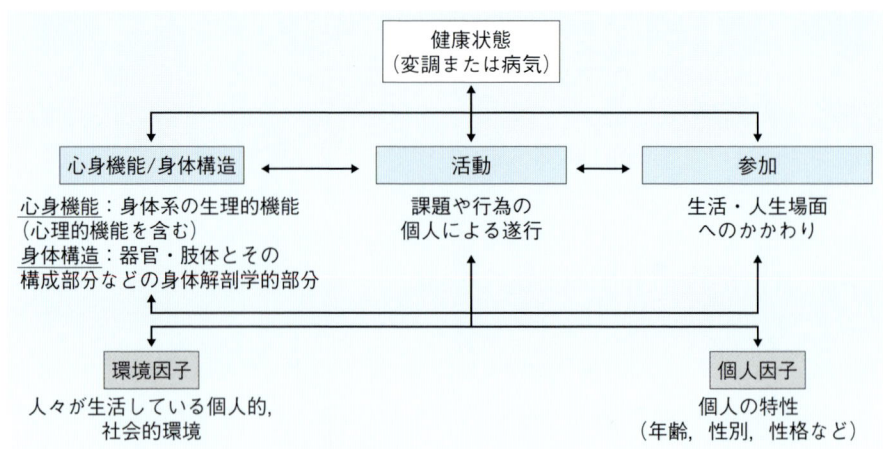

(障害者福祉研究会. ICF 国際生活機能分類—国際障害分類改定版. 中央法規出版：2002. p17[1] 改変)

図3 ICF の構成要素間の相互作用

会的な態度による環境を構成する因子のこと．

⑦個人因子：個人の人生や生活の特別な背景や，健康状態や健康状況以外のその人の特徴からなる．性別，人種，年齢，健康状態，体力，ライフスタイル，習慣，生育歴，困難への対処方法，社会的背景，教育歴，職業，過去および現在の経験（過去や現在の人生の出来事），全体的な行動様式，性格，個人の心理的資質，その他の特質などが含まれる．

⑧機能障害（構造障害を含む）：著しい変異や喪失などといった，心身機能または身体構造上の問題．

⑨活動制限：個人が活動を行うときに生じる難しさのこと．

⑩参加制約：個人が何らかの生活・人生場面にかかわるときに経験する難しさのこと．

(3) ICF の分類

ICF は個人の健康状態を系統的に分類することによって，障害者に関する調査や統計のうえでの標準的な枠組みとして用いる目的もある．したがって，ICF は第1レベルから第4レベルまで約1,400の項目に分類されている．このうち，第1レベルの分類を**表3**に示す．

(4) ICF の相互作用

ICF の構成要素間の相互作用を**図3**[1] に示す．

ICF による障害モデルの考え方は，個人の生活機能は健康状態と背景因子（環境因子と個人因子）とのあいだの，相互作用あるいは複合的な関係にあり，さらに相互作用あるいは複合的な関係は一方向ではなく双方向性であることが重要である．

(5) ICF による生活機能と障害モデル

脳血管障害での ICF による生活機能と障害モデル例を**図4**に示す．右被殻出血，左半身不全麻痺という健康状態が，家族が協力的，日中独居という環境因子と意欲的という個人因子のもと，心身機能・身体構造では左上下肢運動麻痺，左肩関節運動時痛と関節可動域制限，左下肢と体幹支持性の低下という状態で，活動では院内T字杖歩行困難，応用歩行未実施，基本動作能力の低下，ADL 制限（入浴動作）という状態であり，参加としては家庭復帰困難，活動範囲の狭小化という状況になっている．そして，この因子や各要素は相互に関連している．

個人因子（personal factors）

活動制限（activity limitation）
参加制約（participation restriction）

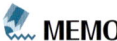**MEMO**
ICF のそれぞれの項目は，b（心身機能），s（身体構造），d（活動/参加），e（環境）に続き，1桁ずつ数字が増えるごとにレベルが細分化された階層構造になっている．

総論（1） 理学療法評価と障害モデル

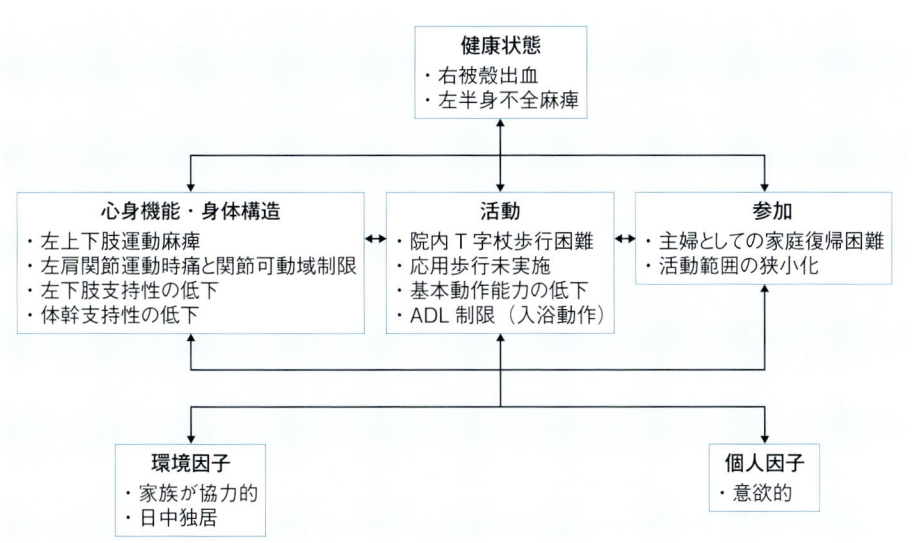

図4 脳血管障害でのICFによる生活機能と障害モデル例

3. 理学療法評価の展開

1) 統合と解釈

理学療法において治療的行為を行うための評価は，全体像を把握することが前提となる．したがって，関節可動域テストや筋力測定は，評価を進めるうえで重要な検査・測定項目ではあるが，評価＝関節可動域テスト・筋力測定ではない．

評価を展開するにあたり，種々の情報を収集し，検査・測定を実施し，それらから患者の全体像を把握し，その障害モデルを理解したうえで問題点を抽出する．そして目標を設定し，実際の治療方針・計画を立案する．これらの展開過程を，「統合と解釈」と称する．

そのため，統合と解釈には，理学療法評価の構成要素の理解に加え，障害モデルの理解，さらに臨床思考過程に基づく評価の展開についての学習が必要である．

2) 評価の構成要素

評価の構成要素には，次の項目が含まれる．

(1) 主に全体像把握のための項目

情報収集，医療面接，バイタルサインと身体所見などに大別される．

①情報収集：診療記録・診療録（カルテ），他職種（医師，看護師，作業療法士，言語聴覚士，管理栄養士，薬剤師，ほか），ほか
②医療面接：主訴，自覚症状，現病歴，既往歴，家族歴，患者背景，ほか
③バイタルサイン：脈拍，呼吸，体温，血圧，意識レベル
④身体所見：視診，触診，打診，聴診

(2) 理学療法士による共通の検査・測定項目

形態，関節可動域，筋力・耐久力，運動耐容能，感覚，反射・反応，筋緊張，協調性，基本動作・歩行能力，ADL・QOLなどに大別される．

①形態測定：身長，体重，体格指数，四肢長（上肢長，上腕長，前腕長，手長，下肢長，大腿長，下腿長，足長，指極長），断端長，周径（上腕周径，前腕周径，大腿周径，下腿周径，胸郭拡張差），断端周径，ほか
②関節可動域測定：肩関節屈曲，肩関節伸展，肩関節外転，肩関節内転，肩関節外旋，肩関節内旋，肩関節水平屈曲，肩関節水平伸展，肘関節屈曲，肘関節伸展，前腕回内，前腕回外，手関節屈曲（掌屈），手関節伸展（背屈），手関節橈屈，手

MEMO
身体所見（physical findings）
視診・触診・打診・聴診で得た，全身的・局所的な所見の総称．
フィジカルアセスメント（physical assessment）
身体所見の観察・評価．

MEMO
ADL（activities of daily living；日常生活活動）
寝起きや移動，トイレや入浴，食事，着替えといった日常生活に必要な最低限の動作のことで，高齢化や障害の程度をはかる指標とされる．
QOL（quality of life；生活の質）
不快に感じることを最大限に軽減し，その人が自分でこれでいいと納得できる生活の質を維持しようとする考え方．

関節尺屈，股関節屈曲，股関節伸展，股関節外転，股関節内転，股関節外旋，股関節内旋，膝関節屈曲，膝関節伸展，足関節底屈，足関節背屈，足関節の外がえし，足部の内がえし，足部の外転，足部の内転，ほか

③筋力・耐久力・運動耐容能検査：粗大筋力（握力，背筋力，腹筋力，肩腕力，脚筋力，運動能力），徒手筋力，ハンドヘルドダイナモメーター，等速性筋力，筋持久力，ほか

④感覚検査：触覚（圧覚），温度覚，痛覚，運動覚，位置覚，振動覚，立体感覚，2点識別覚，皮膚書字覚，ほか

⑤反射検査：角膜反射，くしゃみ反射，咽頭反射，腹壁反射，挙睾筋反射，肛門反射，足底反射，吸引反射，口尖らし反射，手掌頤反射，ホフマン反射，トレムナー反射，把握反射，バビンスキー反射，チャドック反射，マリー・フォア反射，ほか

⑥協調性検査：測定異常，反復拮抗運動不能症，運動分解，協働収縮不能，振戦，時間測定障害，立位時の運動失調，運動失調歩行（酩酊歩行，踵打ち歩行），ほか

⑦ ADL・QOL 評価：基本的 ADL，生活関連動作，健康関連 QOL，ほか

(3) 理学療法士による疾患特有の検査・測定項目

運動器系，中枢神経系，呼吸器系，循環・代謝系，小児系に大別される．

①運動器系：整形外科的テスト，各種運動機能・ADL 評価，バランス評価，ほか

②中枢神経系：全身状態の評価，意識障害の評価，各種反射の評価，筋緊張検査，片麻痺の運動評価，ADL・各種運動機能評価，姿勢・歩行分析，注意機能の評価，半側空間無視の評価，言語機能の評価，失行症の評価，認知機能の評価，姿勢および頸部・体幹機能評価，嚥下筋力評価（舌骨上筋），舌運動評価，ほか

③呼吸器系：フィジカルアセスメント，胸郭拡張差，呼吸筋力，運動耐容能（6分間歩行距離試験，シャトルウォーキングテスト），ADL 評価，健康関連 QOL（CRQ, SGRQ），栄養障害とその評価，ほか

④循環・代謝系：身体計測（体格），バイタルサインとフィジカルアセスメント，運動負荷試験，感覚機能検査，身体活動量，精神症状や心理状態の評価，ADL評価，健康関連 QOL，予後に関する指標，栄養障害とその評価，ほか

⑤小児系：運動発達評価，各種反射の評価，筋緊張検査，姿勢・歩行分析，ADL・各種運動機能評価，言語機能の評価，嚥下機能評価，ほか

⑥その他

(4) 障害像の理解と問題点の抽出

種々の情報収集，医療面接，フィジカルアセスメントなどを実施し，さらに患者に適応した検査・測定結果より，治療指向的に障害像を理解し，問題点を抽出する．

障害像を理解するためには，ICIDH や ICF の概念に基づき，障害を階層化して，箇条書きに示すことが多い．また，関連図を用いることで，障害の関連性が整理しやすくなる．

(5) 目標設定

目標は，疾患の病態やその特徴に加えて，種々の情報，また患者に適応した検査・測定結果から設定する．このときに，医療面接が重要な役割を果たし，特に主訴によって目標が大きく異なることがみられる．

主訴とは，自覚症状に加えて，患者自身の病気や障害の理解と受容に基づいた患者の声である．この主訴を，さらにニード，ホープ，デマンドと分類すると，次のように定義される．

6分間歩行距離試験（6 minutes walking distance test：6MWT）
シャトルウォーキングテスト（the shuttle walking test：SWT）
CRQ（chronic respiratory disease questionnaire）
SGRQ（St.George's respiratory questionnaire）

①ニード：生活を満たすための要求，需要．客観的な必要性．
②ホープ：待ち望んでいるもの．希望．望み．期待．主観的な必要性．
③デマンド：可能であればという要望や希望．願望．主観的な必要性．

したがって，主訴を目標に反映させるためには，ニードを明確にすることが重要である．

次に，目標設定には到達時期を明示することが必要である．この場合，長期目標と短期目標に分けて検討することが多く，その達成レベルと期間を検討する．

長期目標とは，最終的な患者の状態を予測し，そこに適応した目標を設定したものである．一方，短期目標とは，当面の目標を示すことが一般的である．

長期目標と短期目標の関係は，長期目標を立て，その目標達成に向かって短期目標を設定することが多いが，急性期の疾患では長期目標を設定することが困難なこともあり，先に短期目標を設定し，短期目標を積み重ねていく経過のなかで長期目標を決定する場合もある．

長期と短期の期間に関しては，長期を2～3か月以上，短期を1～2週とすることが多くみられるが，患者によってこの期間は異なり，一概に期間を設定できるものではない．

(6) 治療方針・計画の立案

目標を達成できるための治療方針と，その具体的な計画を立案する．ここで，治療方針とは，治療内容の目的とその流れを検討することであり，具体的な治療計画では，種類，頻度，強度，時間が重要な因子となり，状況に応じて治療を行う体位などの設定も行う．

また，治療方針・計画の立案では，中止基準やそのリスクを明確にしておくことが重要である．

■引用文献
1) 障害者福祉研究会．ICF 国際生活機能分類―国際障害分類改定版．中央法規出版；2002．p17．

■参考文献
1) Smart J. Disability: Society, and the Individual. Gaithersburg: Aspen Publishers; 2001.

ニード (need)
ホープ (hope)
デマンド (demand)

MEMO
ニード，ホープ，デマンドの例
(大腿骨頸部骨折の場合)
ニード「一人で歩きたい」
ホープ「早く家に帰りたい」
デマンド「ゴルフがしたい」

長期目標 (long term goal)
短期目標 (short term goal)

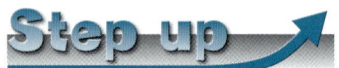

1. 評価指標の信頼性・妥当性

理学療法評価に用いられる検査・測定の各指標は，信頼性と妥当性が求められる．

1）信頼性

信頼性（reliability）とは，反復して測定したときに同じ結果が得られる程度であり，ある特性を測定する使用器具や評価者に対する一貫性を示す．

①安定性（stability）

同一被検者に，同一条件で，同一のテストを行った場合に，同一（傾向）の結果がでるか．

②検査者内信頼性（intra-class reliability）

同じ人が何度か測定したときに同じものの測定値がどの程度異なっているか．

③検査者間信頼性（inter-class reliability）

測定する人が違っているときに同じものの測定値がどの程度異なっているか．

2）妥当性

妥当性（validity）とは，その指標が測定しようとするものを本当に測定している程度であり，検査を行うことでその診断にどれだけ寄与できるかが，その検査の診断能力を示す．

①感度（sensitivity）

高い感度をもつ検査は特定の異常を除外するために有用である．

②特異度（specificity）

高い特異度をもつ検査は異常を検出するために有用である．

③尤度比（likelihood ratio）

ある特定の検査結果により得られた確率の偏位，有病者のなかに所見が存在する確率を，無病者のなかに所見が存在する確率で割ったものであり，最も有用な診断学的特性である．

④ROC 曲線（receiver operating characteristic curve；受信者動作特性曲線）

計測値を意味づけるために重要な指標となる．

2. 定性（質的）検査・定量検査・半定量検査

1）定性（質的）検査

ある症状や状態を調べる場合に，それがあるかないかを調べることに加え，どのような順序や特徴で行われているかを確認する．これを，定性（質的）検査（qualitative test）という．有無に関しては，一般に（－）（＋），陰性陽性で表す．また，観察などをとおした検査は，文章で表記する場合が多い．

理学療法評価で用いられる検査・測定において，有無に関しては反射などがこれに相当する．また，観察による検査では，動作分析や歩行分析，ADL 検査がこれに相当する．

2）定量検査

定量検査（quantitative test）とは，ある症状や状態の量を，正確に測定することであり，数値で表す．

形態測定，関節可動域などがこれに相当する．

3）半定量検査

半定量検査（mid quantitative test）とは，ある症状や状態を調べる場合に，正確な測定でなく，おおよその程度を診る方法であり，一般に（＋）（＋＋）（＋＋＋）などで表す．

筋緊張の評価などがこれに相当する．

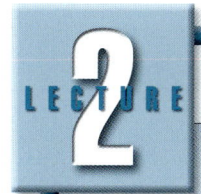

総論（2）
統合と解釈

到達目標

- 理学療法における評価の手順を理解する．
- トップダウンとボトムアップの概念を理解する．
- 臨床思考過程の基本的な流れを理解する．
- 運動器系疾患において具体的なICFでの問題点を理解する．
- 中枢神経系疾患において具体的なICFでの問題点を理解する．

この講義を理解するために

　理学療法評価は，処方箋を受け取った時点より原則開始されます．またその手順には，トップダウンとボトムアップの過程があります．それぞれの概念を理解することが必要で，初めての臨床実習における評価から，実際の臨床現場における評価まで，手順は大きく異なることはありません．経験と知識と技術を習得し，より効率的な評価を行うことが必要です．

　一方，理学療法評価の展開において，臨床思考過程の理解が重要です．最初に，臨床思考過程の基本的な流れを理解しましょう．

　最後に，臨床思考過程に基づくICFでの問題点の整理を，運動器系疾患と中枢神経系疾患において具体的な例により学習しましょう．

　この講義の前に，次のことを確認しておきましょう．

　　□ 理学療法における評価の意義・目的を確認しておく．
　　□ 評価の構成要素と評価の展開について，復習しておく．
　　□ ICFによる障害モデルを確認しておく．

講義を終えて確認すること

　　□ 理学療法における評価の手順を理解できた．
　　□ トップダウンとボトムアップの概念を理解できた．
　　□ 臨床思考過程の基本的な流れを理解できた．
　　□ 具体的な症例において，ICFでの統合と解釈ができた．

講義

1. 評価の手順と過程

1) 評価の手順

理学療法評価は，処方箋を受け取った時点より原則開始される．では，その手順はどのようにとらえるべきであろうか．

評価の手順には，後述するトップダウンとボトムアップがある（**図1**）．これらは，評価の順序づけの違いによる考え方である．しかし，このトップダウンとボトムアップのどちらであっても共通することは，処方箋を受け取った時点で，最初にその診断名から今後の評価の進め方と内容を検討することである．

2) トップダウン

トップダウンでの評価と介入は，第1に，問診と観察により問題と考える動作を選定し，その動作を観察・分析することで，その動作に関連している原因を推察する．第2に，その推察した原因が的確であるかを検査・測定により確認し，問題点を明確化する．第3として，明らかになった問題点に対して実際の理学療法介入を行う過程である．

評価を短時間で実施し，評価を進めながら種々の治療的介入を行える利点があるが，問診や動作観察が的確でなければ，問題となる動作を選出することが困難であり，さらに問題点を明確化することは難しい．

3) ボトムアップ

ボトムアップでの評価と介入は，第1に，診断名と問診から必要と推察される検査・測定を選定する．第2に，その検査・測定を実際に行い，その結果の統合と解釈を行い，問題点を明確化し，その関連を検討する．第3として，明らかになった問題点に対して実際の理学療法介入を行う過程である．

多くの場合，検査・測定項目に漏れがなく，問題点を明確化しやすいことが利点であるが，評価に時間を要し，問題点が明らかになった時点で治療的介入を行うため，時間効率が悪いこともある．

4) 理学療法士としての評価

理学療法士が，実際の臨床場面においてボトムアップで評価を行うことはまれであり，多くの場合はトップダウンで評価と介入を行っている．しかし，最初からトップダウンで評価を実施することは難しい．

トップダウン（top down）
ボトムアップ（bottom up）

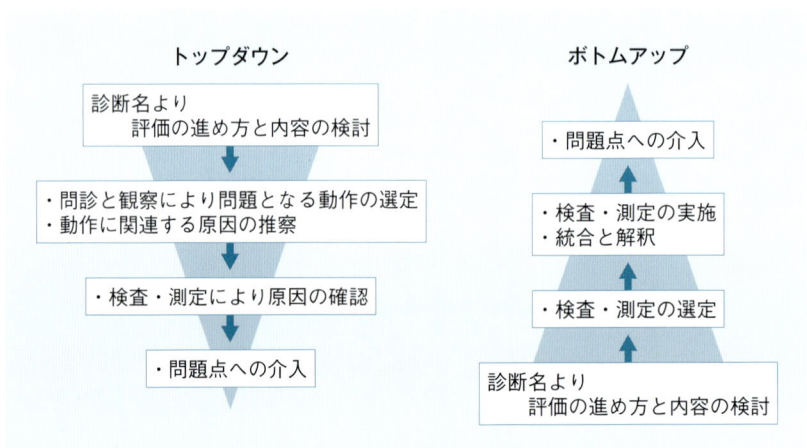

図1　トップダウンとボトムアップによる評価の手順

総論（2） 統合と解釈

初めての臨床実習などにおいては，診断名から評価の手順とその内容を検討し，箇条書きにしてまとめる過程が必要となる．しかし，この過程で多くの時間を要し，さらに検討した検査・測定項目すべてを実施するだけで，膨大な時間を要していることがある．患者への負担などを考慮し，短時間で効率よい評価を進めることが必要となる．

2. 理学療法評価の実際

1）臨床思考過程

臨床医学において，患者の訴えや症状から病態を推測し，必要に応じた情報収集と検査・測定，それらを統合して最良の介入方法を考える過程の呼称は，医師や看護師，理学療法士などの専門職種間や領域によって若干異なる．臨床推論と邦訳されているクリニカルリーズニングや，臨床意思決定や臨床判断などの用語もある．

これに対し，内山[1]は，学生が臨床実習において，主体的に対象者（患者）や臨床実習指導者との関係を考慮した効果的な学習を進める拠りどころとして，「臨床思考過程」を提唱した．その臨床思考過程の基本的な流れを，図2に示す8段階に分類した．

2）評価の意義

臨床思考過程の8段階において，評価や治療的介入は次のようにとらえることができる．

初期評価：第1～第5段階
治療的介入：第5～第7段階
再評価：第7段階
最終評価：第8段階

> **ここがポイント！**
> 理学療法評価はボトムアップからトップダウンへと，多くの経験と知識をもとに移行しなくてはならない．診断名から多くのことを予想し，必要と思われる情報と検査・測定項目の優先順位を考え，治療的介入も含め多くのことを併行しながら行うことが，不可欠となる．

クリニカルリーズニング（clinical reasoning）
臨床意思決定（clinical decision making）
臨床判断（clinical judging）

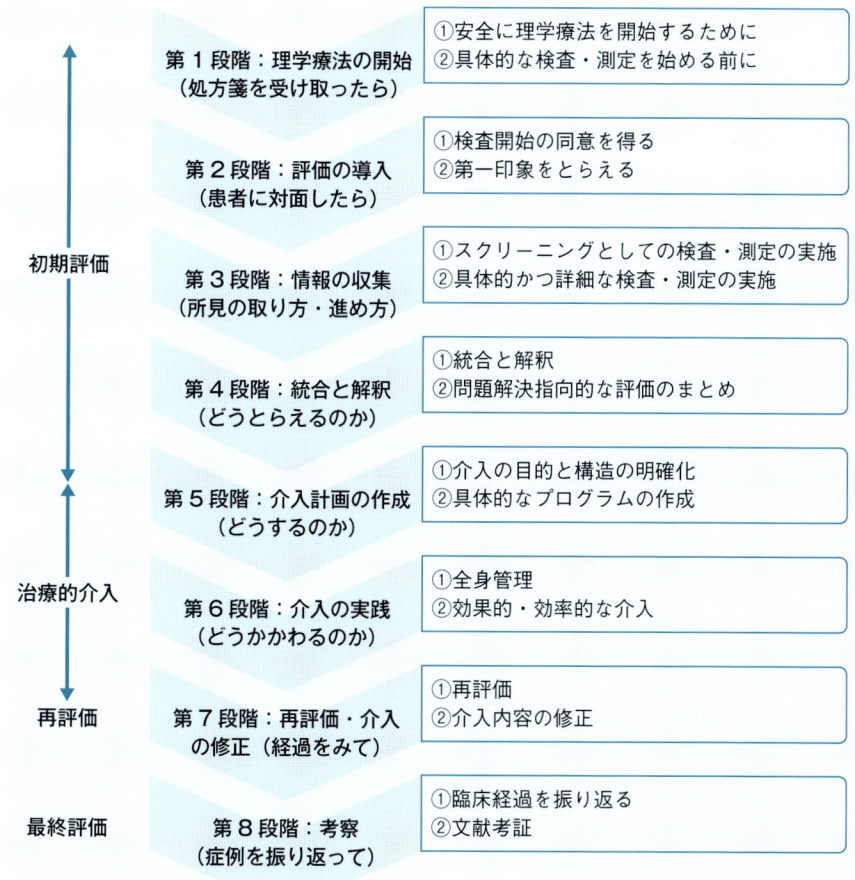

図2 臨床思考過程の基本的な流れ

> **ここがポイント！**
> 臨床思考過程において，初めて評価を実施する場合，多くは膨大な時間を要することがみられるが，経験と知識・技術の蓄積によって初期評価の時点よりトップダウンで対応し，短時間で治療的介入と併行しながら評価を進める．

実際の臨床場面においては，これらの評価と治療的介入を明確に分類することはできない．トップダウンとボトムアップの過程によれば，臨床実習などでは臨床思考過程の8段階の第1から第5段階が初期評価となり，経験の浅い場合の多くはボトムアップで対応する．次に治療的介入から再評価の第5から第7段階は，トップダウンの評価が中心となってくる．

3) 評価の展開

臨床思考過程の8段階において，初期評価の第1〜第5段階での評価の展開を示す．

(1) 第1段階：理学療法の開始（処方箋を受け取ったら）

①安全に理学療法を開始するために，処方内容の理解，診断の告知と理解，全身状態の把握，リスクの確認などを，主治医，看護師，カルテなどからの必要な情報収集より実施する．

②具体的な検査・測定を始める前に，病態を理解し，予測される症状や障害に対する検査・測定項目を選択する．そのためには，病巣の理解，治療経過の理解，大まかな重症度を把握する．

(2) 第2段階：評価の導入（患者に対面したら）

①検査開始の同意を得るために，自己紹介を行い，行為を説明，さらに患者の理解のもと同意を得る．

②第一印象をとらえるために，主訴・体調の確認，言語的および非言語的な反応の確認，全身状態の把握，自然な動作の観察を行う．

(3) 第3段階：情報の収集（所見の取り方・進め方）

①スクリーニングとしての検査・測定の実施目的は，個々の検査・測定を実施する前に全体像をとらえることであり，主訴・ニードの傾聴，姿勢・動作の観察，高次脳機能の概要確認，大まかな能力の把握を行う．

②具体的かつ詳細な検査・測定の実施は，スクリーニングで整理した症状・障害に基づき，機能・能力の正確な計測，動作の分析，ADLなどの調査を行い，ニードを共有化する．

(4) 第4段階：統合と解釈（どうとらえるのか）

①統合と解釈とは，医療面接，観察，検査・測定，調査の結果をまとめる過程であり，各検査結果の解釈，検査項目間の関係の理解，症候障害学的な理解，さらにICFによる整理を行う．

②問題解決指向的に評価をまとめる．統合と解釈によって得られた全体像をもとに，主な課題と長期目標の設定，目標の構造化を問題解決指向的に行う．

(5) 第5段階：介入計画の作成（どうするのか）

①介入の目的と構造を明確化する．そのためには，介入の基本方針を決定し，エビデンスに基づくプログラムを選択し，主治医へ確認し関係職種との調整を行う．

②具体的なプログラムを作成する．医療者間で大枠が共有化された内容を具体化するために，基本事項の決定，安全管理の徹底，介入環境を設定し，各項目の詳細を検討する．

3. ICFでの問題点の整理

運動器系疾患と中枢神経系疾患において，代表的な症例を想定し，ボトムアップからのICFによる問題点の整理を提示する．

1) 運動器系疾患での具体例

(1) 処方内容（20＊＊年＊月＊日）

・患者氏名：□□□□

総論（2）　統合と解釈

- ・年齢：81 歳
- ・性別：女性
- ・診断名：左大腿骨頸部内側骨折
- ・現病歴：自宅トイレにて転倒し受傷．痛みが強く，当日救急外来を受診．上記診断にて入院．本日（受傷後 3 日目）人工骨頭置換術施行．
- ・術式：後側方侵入法により，バイポーラー型人工骨頭置換術．
- ・禁忌：左股関節過屈曲，脱臼肢位（股関節屈曲・内転・内旋の複合肢位）．

バイポーラー（bipolar）型

（2）一般的情報（20＊＊年＊月＊＋1 日）

- ・身長：147.5 cm，体重：40.5 kg，BMI：18.6．
- ・既往歴：2 年前に自宅居間で転倒．右橈骨遠位端骨折（コーレス骨折）受傷．3 週間ギプス固定．その後理学療法を実施し，関節可動域制限などはなし．
- ・趣味嗜好：カラオケ，飲酒（－），喫煙（－）．
- ・主訴：「左股関節が痛い」．
- ・ニード：「一人で歩きたい」．
- ・ホープ：「早く家に帰りたい」．

コーレス骨折（Colles' fracture）

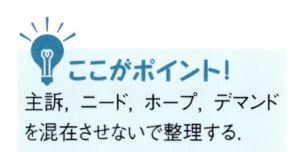

ここがポイント！
主訴，ニード，ホープ，デマンドを混在させないで整理する．

（3）社会的情報（20＊＊年＊月＊＋1 日）

- ・家族構成：息子夫婦，孫との 4 人暮らし．夫は 3 年前に他界．息子の妻は専業主婦．
- ・居住環境：郊外 1 戸建て．居住スペースは 1 階．トイレ，浴室に手すり設置ずみ．
- ・受傷前の生活：身辺動作はほぼ自立．2 年前のコーレス骨折までは，カラオケなどに友達と行っていたが，最近は自宅内で過ごすことが多くなっていた．

（4）他部門からの情報（20＊＊年＊月＊＋1 日）

- ・整形外科主治医：X 線画像所見よりガーデンステージⅢ．術後 2 日目より車椅子移動開始，4〜5 日程度で部分荷重による歩行練習予定．約 3 週間〜1 か月で退院を予定している．
- ・病棟看護師：トイレへの移動，入浴以外は病棟内 ADL はほぼ自立．食事は全量摂取．理解力は良好である．
- ・ソーシャルワーカー：キーパーソンは息子．経済的にも問題なし．自宅退院前に家屋調査実施予定．

ガーデンステージ（Garden stage）

（5）理学療法における検査・測定など（20＊＊年＊月＊＋2〜3 日：理学療法室にて実施）

- ・全体像：車椅子で来室．軽度やせ型．コミュニケーション良好で認知症などはみられない．理学療法に対し，意欲的である．
- ・バイタルサイン：血圧 124/82 mmHg，脈拍数 72 回/分，呼吸数 16 回/分，経皮的動脈血酸素飽和度（SpO_2）98％．
- ・視診/触診：大腿周径に左右差あり（右＜左）．左腸骨稜から大転子部に術創部あり．左大腿部に浮腫，術創部周囲に熱感あり．
- ・感覚：触覚，創部周囲軽度低下．関節覚，異常なし．
- ・疼痛：安静時痛なし．運動時痛，創部にあり．
- ・関節可動域：股関節屈曲 125/95°，伸展（側臥位にて実施）15/10°，他関節はスクリーニングにて正常と判断．
- ・徒手筋力検査（MMT）：股関節屈曲 4/3，伸展（側臥位にて実施）2/2，外転 4/3，膝屈曲 4/3，伸展 4/3，足関節背屈 5/4，底屈 5/2，体幹屈曲 2．上肢はスクリーニングにて正常と判断．
- ・周径（右/左）：大腿周径膝蓋骨上縁 5 cm 上 25.0/27.0 cm，上縁 10 cm 上 26.5/28.5 cm，上縁 15 cm 上 27.0/29.5 cm，下腿周径 23.0/23.5 cm．

- 基本動作：ベッド上起き上がり可能，車椅子の乗り移り近位監視，平行棒内左下肢免荷での立ち上がり可能．歩行未実施．
- 動作分析：ベッド上起き上がりは右側臥位より右肘支持，手指示で端座位となる．平行棒内立ち上がりは，体幹の前傾から両上肢支持で立位となり，立位後は体幹は右に傾斜．
- ADL：車椅子での院内移動自立．歩行，入浴未実施．ズボンの着脱要介助．バーセルインデックス 70 点．

バーセルインデックス（機能的評価；Barthel index）

（6）統合と解釈

　左大腿骨頸部内側骨折，バイポーラー型人工骨頭置換術の症例．受傷前 ADL はほぼ自立しており，認知症などの症状もみられていないことから，術後 2 日目より車椅子移動開始，4〜5 日程度で部分荷重による歩行練習予定．約 3 週間〜1 か月で自宅退院を目指した介入を検討．

　現在，術後の創部疼痛と浮腫が残存し，関節可動域制限と筋力低下につながり，ADL 制限も関与していると予測される．また，脱臼肢位への注意も重要で，ADL 制限因子にもなっている．術後の経過を観察しながら，徐々に部分荷重，歩行練習へと進める．2 週間の短期目標を院内歩行の自立，4 週間の長期目標を自宅復帰とした．

（7）問題点の整理

機能障害（impairments）

a．機能障害

　#1　左股関節運動時痛
　#2　左股関節可動域制限
　#3　左下肢筋力低下
　#4　体幹筋力低下

活動制限（activity limitation）

b．活動制限

　#1　基本動作能力の低下（立ち上がり，移動）
　#2　歩行能力の低下
　#3　脱臼のリスクによる肢位制限
　#4　ADL 制限（トイレへの移動，入浴未実施，ズボンの着脱要介助）

参加制約（participation restriction）

c．参加制約

　#1　活動範囲の狭小化
　#2　自宅退院困難

（8）理学療法目標

- 短期目標（2 週間）：院内歩行の自立
- 長期目標（4 週間）：自宅復帰

2）中枢神経系疾患での具体例

（1）処方内容（20＊＊年＊月＊日）

- 患者氏名：○○○○
- 年齢：68 歳
- 性別：女性
- 診断名：右被殻出血，左半身不全麻痺
- 現病歴：20＊＊年＊-1 月＊日，自宅にて食事中バランスを崩し椅子から転倒，救急車にて近医の脳外科に搬送．GCS：14（E3V5M6），JCS：1．右被殻に約 2cm 大の血腫があり，右被殻出血と診断．保存的治療を受けた後，本日リハビリテーション目的にて当院へ転院．
- リスク管理：運動中の血圧上限 160/100mmHg，脈拍上限 120 回/分．

総論（2） 統合と解釈

（2）一般的情報（20＊＊年＊月△日）
- 身長：151.0cm，体重：44.5kg，BMI：19.5.
- 既往歴：12年前に高血圧の診断，内服にて治療.
- 趣味嗜好：手芸，飲酒（−），喫煙（−）.
- 主訴：「左が思うように動かない」.
- ニード：「一人で歩きたい」.
- ホープ：「退院し，また手芸がしたい」.

（3）社会的情報（20＊＊年＊月△日）
- 家族構成：夫（73歳），次男との3人暮らし．日中は夫と2人.
- 居住環境：マンション5階，エレベーターあり.
- 受傷前の生活：専業主婦，身辺動作はすべて自立.

（4）他部門からの情報（20＊＊年＊月△日）
- リハビリテーション科主治医：血圧に注意してプログラムを実施のこと．血圧は服薬にてコントロール中．3か月にて自宅退院を目標とする.
- 病棟看護師：移動は車椅子，入浴と食事の配膳に介助を要する．同室者との関係は良好.
- 作業療法士：明らかな高次脳機能障害はみられないが，軽度注意力の低下がみられる．ADLは歩行と入浴を除き，ほぼ自立から見守りレベル．専業主婦としての家庭復帰を目標としている.
- 言語聴覚士：言語障害なし．摂食・嚥下障害なし.
- ソーシャルワーカー：キーパーソンは夫．年金生活で，経済的な問題なし．主婦としての家庭復帰を切望している．近日中に，家屋調査予定.

（5）理学療法における検査・測定など（20＊＊年＊月△～▲日：理学療法室にて実施）
- 全体像：車椅子自走にて来室．理解力良好で，話し好き．理学療法に対し積極的な印象.
- バイタルサイン：血圧128/86mmHg，脈拍数78回/分，呼吸数18回/分，経皮的動脈血酸素飽和度（SpO_2）98％.
- 脳血管障害後片麻痺総合評価：SIAS 58点，ブルンストロームステージ上肢stage Ⅲ，手指stage Ⅲ，下肢stage Ⅴ.
- 感覚：表在感覚：触覚上肢5/5，下肢5/5で，ともに左右差なし，深部感覚；位置感覚上肢5/5，下肢5/5で，ともに左右差なし，関節覚上肢5/5，下肢5/5で，ともに左右差なし.
- 筋力：右上下肢MMT 5，左上肢共同運動で測定困難，左下肢MMT 4レベル.
- 関節可動域：右上下肢正常，左肩関節屈曲130°（疼痛あり），外転120°（疼痛あり），そのほかの制限なし.
- 筋緊張：左大胸筋，上腕二頭筋の筋緊張亢進.
- 反射：ホフマン反射陰性，バビンスキー反射陰性.
- 協調性：踵膝テスト陰性.
- 基本動作：ベッド上起き上がり可能，車椅子の乗り移り自立.
- ADL：FIM 103点，バーセルインデックス75点．歩行，階段昇降にて減点．食事，整容などは，右片手動作で自立．入浴一部介助.
- 歩行：平行棒内可能，T字杖歩行近位監視.
- 姿勢分析：座位姿勢で体幹右側屈，左肘関節屈曲，両股関節外転．立位姿勢で胸椎後彎，腰椎前彎，骨盤前傾.
- 動作分析：立ち上がり動作は体幹の前方への体重移動不十分，右側に傾きながら

ここがポイント！
家屋調査を行う場合は簡単な図面を用意しよう（Lecture 3 Step up参照）.

SIAS（stroke impairment assessment set）
ブルンストロームステージ（Brunnstrom stage）

ホフマン反射（Hoffmann reflex）
バビンスキー反応（Babinski reflex）
FIM（機能的自立度評価法；functional independence measure）

左下肢の支持不十分で，右下肢の支持にて立位となる．歩行動作は，平行棒内で右上肢支持，左肘関節屈曲位，左骨盤帯後傾位，左膝関節軽度屈曲位で振り出し不十分．

(6) 統合と解釈

右被殻出血，左半身不全麻痺の発症後1か月目の68歳，女性．ADLは移動を除き，右片手動作でほぼ自立している．左上肢は肩関節に疼痛があり，疼痛の軽減を図りながら補助手レベルまでの機能改善を目標とする．一方，下肢の麻痺は軽度であり，早期にT字杖歩行を院内自立させ，退院に向けた応用歩行の獲得が必要である．したがって，2週間の短期目標をT字杖による院内歩行の自立とし，専業主婦であることを考慮して3か月の長期目標を買い物動作を含めた屋外歩行自立と自宅退院とした．

(7) 問題点の整理

a. 機能障害

　#1　左上下肢運動麻痺
　#2　左肩関節の疼痛と関節可動域制限
　#3　左下肢支持性の低下
　#4　体幹支持性の低下

b. 活動制限

　#1　院内T字杖歩行困難
　#2　応用歩行未実施
　#3　基本動作能力の低下
　#4　ADL制限（入浴動作）

c. 参加制約

　#1　主婦としての家庭復帰困難
　#2　活動範囲の狭小化

(8) 理学療法目標

・短期目標（2週間）：T字杖による院内歩行の自立
・長期目標（3か月）：自宅復帰，屋外歩行自立

4. 記録

評価も含め，患者の経過を診療録に日々記録する．その場合，後に診療録を見て変化を容易に理解できること，また他の医療者が見ても理解できることが前提となる．そのため，内容は簡潔に，さらに共通の医学用語を使用することは当然であり，書式も統一されていることが望ましい．

現在，診療録は問題指向型システムを用い，記録形式はSOAPが多く導入されている．SOAPは診療録の内容を，次のように問題指向的な分類をして記載する．

S（subjective）：主観的情報．主に患者から得た情報であり，症状や経過
O（objective）：客観的情報．検査・測定結果
A（assessment）：評価（統合と解釈）
P（plan）：治療計画・方針，内容

SOAPにおいて，Sには家族など患者以外からの情報も含める．また，Oは事実の記述であり，AはSとOに基づいた判断となる．Pには患者への説明内容も含まれる．

問題指向型システム（problem oriented system：POS）

ここがポイント！
問題指向型というのは，「患者の視点に立ってその患者の問題を解決する」ことである．同じ理学療法を実施した患者であっても抱える問題は必ずしも一致しない．

■引用文献
1）内山　靖．総論．石川　朗ほか（編）．臨床実習フィールドガイド．東京：南江堂；2004．p11-22．

Step up

1. オリエンテーションとインフォームド・コンセント

1) オリエンテーション

　医療機関において，患者に対するオリエンテーション（orientation）とは，病院という日常と異なった環境に患者を順応させるための説明であり，病院やリハビリテーションのしくみや概要，決めごと，リハビリテーションや理学療法の進め方などについて話を行い，理解を求めることである．

　オリエンテーションの主な目的は，患者の不安と緊張を取り除き，今後の理学療法が円滑に進むように，理学療法士と患者の関係を構築することである．したがって，初めて患者と接するときには，自己紹介が最も重要となる．

　自己紹介では，名前に加え，理学療法士としての立場，その職務内容の説明も十分に実施する．理学療法士数は，以前と比べ飛躍的に増加しているが，多くの患者は初めて理学療法士と接することが多い．そのため，その仕事の内容や，リハビリテーションにおける役割などの説明も重要となる．

　患者の多くは，疾病や外傷などによってさまざまな障害をもっており，今後のことに関して不安を抱いていることは当たり前である．そのことをよく理解したうえでオリエンテーションを行い，最初の段階でよい関係を築き上げることが必要である．

2) インフォームド・コンセント

　インフォームド・コンセント（informed consent）とは，元来正しい情報を得たうえでの合意を意味し，この概念が，医療においても導入されてきた．

　医療におけるインフォームド・コンセントとは，投薬，手術，検査などの医療行為や治験などの対象者（患者や被験者）が，治療や臨床試験・治験の内容についてよく説明を受け十分理解したうえで，患者や被験者が自らの自由意思に基づいて医療者と方針において合意することである．この場合，患者や被験者が説明を受けたうえで治療を拒否することもインフォームド・コンセントに含まれる．医療者の説明内容は，対象となる行為の名称・内容・期待されている結果のみではなく，代替治療，副作用や成功率，費用，予後までも含んだ正確な情報である．また，患者・被験者側も納得するまで質問し，説明を求めなければならない．

　理学療法においては，理学療法士がこれから実施する予定の検査，測定，治療行為などを患者や場合によっては家族に説明し，患者はその内容についてよく説明を受け十分理解したうえで，患者自らの自由意思に基づいて理学療法士と今後の方針において合意することである．

　理学療法士が行う説明内容は，理学療法に関連する行為の名称と内容，また期待されている結果や最終的な予後予測も含まれる．そのため，理学療法におけるインフォームド・コンセントでは，医師をはじめ他の職種との意見調整が不可欠であり，理学療法士単独で判断し，説明できないことも多いので注意を要する．また，インフォームド・コンセントは一度で終わることはなく，何度も繰り返される．

　日本理学療法士協会の倫理委員会で刊行している「理学療法士の職業倫理ガイドライン」[1]では，インフォームド・コンセントに関し，表1[1]のように記載されている．

表1　インフォームド・コンセント（説明と同意）

1) 患者および対象者の請求に対し，あるいは請求が無くても必要により，患者および対象者と家族へ，状況を説明する義務がある．
2) 説明においては，医師およびチームメンバー（スタッフ）と協調して連携のうえ，診療や指導の方針と説明の範囲を確認しておかなければならない．
3) 医師から判断を任されている事項については，患者および対象者に協力を求めることで責務に対する働きかけを行い，患者および対象者の同意を得なければならない．
4) 判断能力のある患者や対象者が求める範囲が説明義務となるが，患者や対象者には「知らされない権利」もあることを承知しておく．

（日本理学療法士協会．理学療法士の職業倫理ガイドライン[1]）

2. 医療倫理と守秘義務

1) 医療倫理

医療現場においてインフォームド・コンセントや患者の権利などの意識の変化が生まれ，それに伴って倫理的問題が生じている．そこで，医療現場での正しい判断の筋道や，医療者の行為の正しさを問う判断基準として医療倫理が存在する．

医療倫理においては，その根拠となる自律尊重原則，善行原則，無危害原則，正義原則の四つの原則がある．それぞれ，医学的に解釈すると次のようになる．

- 自律尊重原則：インフォームド・コンセントの根幹であり，患者が自分で決定できるよう，重要な情報の提供，疑問へのていねいな説明を行い，患者の決定を尊重する．
- 善行原則：患者に対して最善をなすことであり，患者の最善の利益とは，医療専門職の考える患者にとっての最善の利益をさすのではなく，その患者の考える最善の利益をも考慮する．
- 無危害原則：患者に対し，危害を引き起こすことを避けることであり，リスク管理がこれにあたる．
- 正義原則：正当な持ち分を公平に各人に与えるとの概念より，限られた医療資源を患者に対し公平に導入することである．

2) 守秘義務

医療における守秘義務とは，医療者・患者関係において知り得た患者に関する秘密を他に漏洩してはならないという医療者の義務のことである．

2005年4月より個人情報保護法が施行され，医療機関においても同様の対応が必要となったが，医療においては以前より法的に厳しい守秘義務が定められている．

日本理学療法士協会による「理学療法士の職業倫理ガイドライン」[1]では，守秘義務に関し，表2[1]のように記載されている．

表2 守秘義務

1) 「理学療法士および作業療法士法第16条」および「刑法第134条」に則り，患者および対象者の秘密を正当な理由なしに第三者に漏らしてはならない．
2) 秘密とは診療や相談指導の過程で知り得た患者および対象者の秘密であり，心身の障害や病状には限らず，その事項が他人に知られないことが本人の利益である限り秘密であることを認識する．
3) 診療録やパソコン・データ，メモ，および会話などについて，漏示の防止に努めなければならない．

(日本理学療法士協会．理学療法士の職業倫理ガイドライン[1])

■引用文献

1) 日本理学療法士協会．理学療法士の職業倫理ガイドライン．http://www.japanpt.or.jp/03_jpta/about_jpta/04_pdf/02-gyomu-03rinrigude.pdf

LECTURE 3

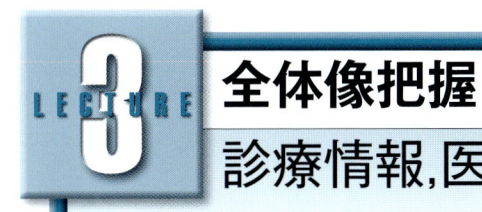

全体像把握
診療情報, 医療面接, フィジカルアセスメント, ほか

到達目標

- 診療記録・診療録（カルテ）の見方を理解する．
- 検査データ，画像所見について理解する．
- 医療面接の意義を理解し，実施できる．
- バイタルサインと身体所見について理解し，測定や観察ができる．

この講義を理解するために

　患者の評価を進めるために，最初にその全体像を把握することが重要です．その理由は，全体像を把握することにより，今後の具体的な検査・測定を実施するうえでの指標が得られるためです．

　全体像を把握するためには，診療記録・診療録（カルテ）からの情報収集から始まります．それらの医療情報のなかでは，検査データ，画像所見などが重要です．そして，他職種から情報を収集し，患者への直接的な医療面接を実施します．また，医療面接は，バイタルサインの確認とフィジカルアセスメントを併行して実施することも重要です．

　この講義の前に，次のことを確認しておきましょう．

- □ 患者の全体像を把握するために，評価の目的・流れを確認しておく．
- □ ICF 分類を復習しておく．
- □ 検査データ，画像所見に関連する，基礎的な生理学と解剖学について復習しておく．

講義を終えて確認すること

- □ 全体像把握の目的を理解できた．
- □ 診療記録・診療録（カルテ）の見方を理解できた．
- □ 検査データ，画像所見について理解できた．
- □ 医療面接の意義を理解し，実施できた．
- □ バイタルサインの確認とフィジカルアセスメントができた．

講義

1. 全体像把握の進め方

患者の評価を進めるために，最初に全体像を把握することが不可欠であり，今後の具体的な検査・測定を実施するうえでの指標となる．

全体像を把握するためには，診療記録・診療録（カルテ）からの情報収集，他部門からの情報収集，そして医療面接を実施し，併行してフィジカルアセスメントを進める．

2. 診療情報

1）診療記録

診療情報とは，診療の過程で，患者の身体状況，病状，治療などについて，医療者が知りえた情報をいう[1]．また，診療記録とは，診療録（カルテ），処方箋，手術記録，看護記録，検査所見記録，X線写真，紹介状，退院した患者にかかわる入院期間中の診療経過の要約，その他の診療の過程で患者の身体状況，病状，治療などについて作成，記録または保存された書類，画像などの記録をいう（**表1**）．このうち，診療録とは，診療に関する経過を記録したものを指し，カルテと呼ばれることが多い．

2）診療記録の見方

最初に氏名，年齢，生年月日，性別など患者の属性を確かめたうえで，傷病名を確認する．また，既往歴を含めた病歴を確認し，さらに今回の診療計画書でおおまかな治療方針を理解する．

診療録には，患者の症状，診断・処置内容などが記載されており，診療経過や合併症，リスクに関することなどを把握する．

看護記録には温度板と記述式があり，温度板には主に体温・血圧・脈拍などのバイタルサインがグラフで記載されている．また記述式には，その日の訴えや症状などの記載がある．看護記録には，患者の日々の状況を確認するためには不可欠な情報が多く含まれ，毎日確認する習慣をもつことが必要である．

一方，診療経過の要約（サマリー）は，おおまかな経過を理解するうえで有効である．

3. 検査データの確認

臨床検査には，代表的なものとして生化学検査，内分泌学的検査，血液・凝固・線溶系検査，免疫血清検査，感染症検査，腫瘍・線維化マーカー，尿検査などがある．これらの検査データのうち，理学療法評価において，特に重要な項目を列挙する．なお，動脈血液ガスに関しては，Lecture 23 で説明する．

1）血液

赤血球数，ヘモグロビン，ヘマトクリット，白血球数を確認する．

ここがポイント！
残念ながら，多くの理学療法士は毎日温度板を確認しているとは言えない．しかし，リスク管理の第一歩はバイタルサインの確認である．日常的に温度板を確認する習慣をつけよう．

赤血球数（red blood cell：RBC）
ヘモグロビン（hemoglobin：Hb）
ヘマトクリット（hematocrit：Ht）
白血球数（white blood cell：WBC）

表1 診療記録

1. 入院中の傷病名の一覧	10. 医師指示表
2. 紹介状（診療情報提供書）・依頼書	11. 各種検査報告書
3. 入院病歴チェックシート（既往歴・家族歴など）	12. 画像所見報告書
4. 入院時所見チェックシート	13. 看護計画書
5. 入院診療計画書	14. 看護記録（温度板・記述式）
6. 診療録（カルテ）	15. 手術看護記録
7. 患者・家族への説明書の控え	16. 診療経過の要約
8. 同意書	17.（退院時サマリー）
9. 手術記録・麻酔記録	18. その他

(1) 赤血球数

基準値は，男性 410〜530，女性 380〜480×10⁴/μL．数値が低いと貧血が疑われる．

(2) ヘモグロビン

基準値は，男性 13.5〜17，女性 11.5〜15g/dL．赤血球の成分で，主に血液中の酸素を運搬し，数値が低いと貧血が疑われる．

(3) ヘマトクリット

基準値は，男性 37〜48，女性 32〜42％．血液中に占める赤血球の容積率で，低い場合は貧血の疑いがある．

(4) 白血球数

基準値は，4,000〜8,670/μL．体内に侵入した病原体を攻撃する細胞で，数値が高いと感染症や白血病などが疑われ，化学療法により白血球数が減少すると感染のリスクが高くなる．

2) 血清脂質検査

総コレステロール，HDL-コレステロール，中性脂肪などを確認する．

(1) 総コレステロール

基準値は，130〜240mg/dL．数値が高いと動脈硬化の原因となり，心筋梗塞や脳梗塞などを誘発しやすい．

総コレステロール（total cholesterol：T-Cho）
HDL-コレステロール（high density lipoprotein cholesterol：HDL-C）
中性脂肪（トリグリセリド，triglyceride；TG）

(2) HDL-コレステロール

基準値は，40mg/dL 以上．血管内に付着する脂肪分を取り除き，動脈硬化を予防するはたらきがあり，善玉コレステロールとも呼ばれている．

(3) 中性脂肪

基準値は，30〜180mg/dL．体内の脂肪の主な成分で，エネルギー源として利用される．過剰な分は，皮下脂肪や内臓脂肪となり，肥満や脂肪肝の原因になる．

3) 腎機能検査

尿蛋白，尿潜血，クレアチニン，尿酸などを確認する．

クレアチニン（creatinine：CRTN）
尿酸（uric acid：UA）

(1) 尿蛋白

正常では（−）．尿中に排泄される蛋白を調べ，腎炎やネフローゼなどの腎臓病の判定に用いる．激しい運動後，過労，発熱時などに陽性になることもある．

(2) 尿潜血

正常では（−）．尿中の血液を検出し，陽性の場合は腎臓病や尿路系の炎症が疑われる．

(3) クレアチニン

基準値は，0.3〜1.1mg/dL．筋肉中のエネルギー源が最終的にクレアチニンに変わって，腎臓より排出される．この数値が高い場合，腎機能障害や腎不全が疑われる．

(4) 尿酸

基準値は，男性 3.4〜7.8，女性 2.8〜5.7mg/dL．細胞の核の成分であるプリン体が分解してできた老廃物であり，濃度が高くなると一部が結晶化し，痛風を引き起こす．

総蛋白（total protein：TP）
AST；aspartate aminotransferase, アスパラギン酸アミノトランスフェラーゼ（または GOT；glutamic-oxaloacetic transaminase, グルタミン酸-オキザロ酢酸トランスアミナーゼ）
ALT；alanine aminotransferase, アラニンアミノトランスフェラーゼ（または GPT；glutamic-pyruvic transaminase, グルタミン酸-ピルビン酸トランスアミナーゼ）
ALP（alkaline phosphatase）
総ビリルビン（total bilirubin：T-Bil）

4) 肝機能検査

総蛋白，血清酵素（AST，ALT，γ-GT，ALP），総ビリルビンなどを確認する．

(1) 総蛋白

基準値は，6.4〜8.2g/dL．血清中の蛋白質の量で，高値は慢性肝炎や肝硬変など，低値は栄養不良や重い肝臓病が疑われる．

(2) 血清酵素

AST の基準値は 10〜30U/L，ALT の基準値は 0〜35U/L．ともに肝臓に多く含ま

れるアミノ酸をつくる酵素で，肝細胞が破壊されると数値が上昇する．γ-GT の基準値は 0～80U/L．高値ではアルコール性肝障害が疑われる．ALP の基準値は 110～340U/L．骨や肝臓などに含まれている酵素で，臓器に障害があると高値になる．主に胆嚢，胆管の障害で上昇する．

(3) 総ビリルビン

基準値は，0.1～1.2mg/dL．老化したヘモグロビンからつくられる色素で，胆汁中に排出される．高値では，肝疾患，胆道系疾患が疑われる．

5) 糖代謝検査

空腹時血糖，ヘモグロビン A1c（HbA1c）などを確認する．

(1) 空腹時血糖

空腹時血糖 (fasting blood sugar：FBS)

基準値は 60～110mg/dL．空腹時の血液中のブドウ糖の数値（血糖値）により，糖尿病をチェックする．

(2) ヘモグロビン A1c

基準値は 4.3～5.8％．HbA1c は 120 日以上血液中にあるため，約 4～8 週前の血糖の状態を調べることができ，糖尿病の診断に有効である．

4. 画像所見の確認

体内の病変に関する情報を，目に見える画像として映しだし診断することを画像診断という．一般的な X 線検査，マンモグラフィー検査（乳房専用 X 線撮影検査），CT 検査（コンピューター断層撮影検査），MRI 検査（磁気共鳴画像撮影法），RI 検査（シンチグラフィー検査），超音波検査（エコー検査），PET 検査などがある．これらのうち，理学療法評価で重要な，X 線検査，CT 検査，MRI 検査について解説する．

CT（computed tomography）
MRI（magnetic resonance imaging）
RI（radioisotope）

1) X 線検査

X 線検査では，照射された X 線が人体を通しフィルムに達する過程で，X 線の通しやすさが組織によって異なる性質を利用し，陰影の濃度差で判別する．陰影の濃度は，X 線減弱度の大きいものから，①骨，②筋，心臓，血液，水，③脂肪，④空気の 4 つに大別でき，X 線減弱度の大きい骨，心臓や筋は白く写り，空気を含んだ肺は黒く写る．骨折・骨病変の X 線（**図 1**）や，胸部 X 線（**図 2**）が代表的である．

濃度（density）

2) CT 検査

身体に X 線を照射し，通過した X 線量の差をデータとして集め，コンピューターで処理することにより身体の内部を画像化し，診断することを CT 検査という．CT を用いると，単純 X 線画像に比べ，臓器・組織ごとの違いを判断することが可能であり，さらに横断面での画像が得られる利点がある．頭部 CT（**図 3**）や，胸部 CT（**図 4**）が代表的である．

3) MRI 検査

MRI 検査は，強力な磁石でできた筒の中に患者が入り，核磁気共鳴現象を利用して体の臓器や血管を撮影する検査である．X 線を使用しないため，放射線被曝がなく，コンピューターを用いているため後処理がしやすい．頭部 MRI（**図 5**）や脊椎 MRI（**図 6**）が代表的である．

5. 他職種からの情報

全体像を把握するうえで，他職種からの情報収集は有益であり，また，これから実施する医療面接や検査・測定結果を解釈するうえでも不可欠である．

対象は，主治医，看護師，作業療法士，言語聴覚士，管理栄養士，薬剤師，ケース

3 全体像把握　診療情報，医療面接，フィジカルアセスメント，ほか

ワーカーなどであるが，施設や患者の状況によって異なる．
　主治医に確認する情報としては，診断名，原因，病態，画像所見，予後，治療方針，薬剤，リスクなどである．このなかで，病態と予後そして治療方針は，理学療法としての介入に大きくかかわっており，重要な項目である．看護師からの情報収集は，看護方針や病棟でのADLに関することが中心となり，問診と対応させて情報収集する．作業療法士，言語聴覚士には，患者への介入状況を確認する．そのほかに，ケースワーカーからは，患者の家族や経済面など社会的背景を可能な範囲で確認す

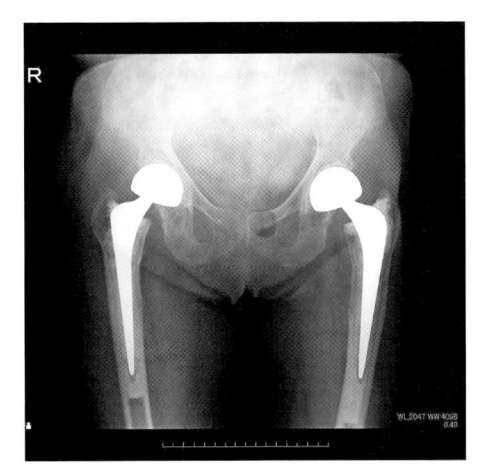

図1　骨折・骨病変のX線画像

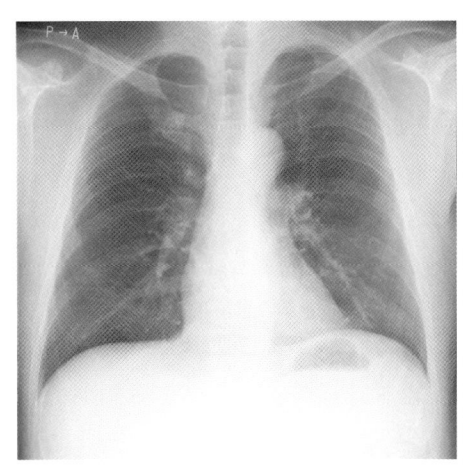

図2　胸部X線画像

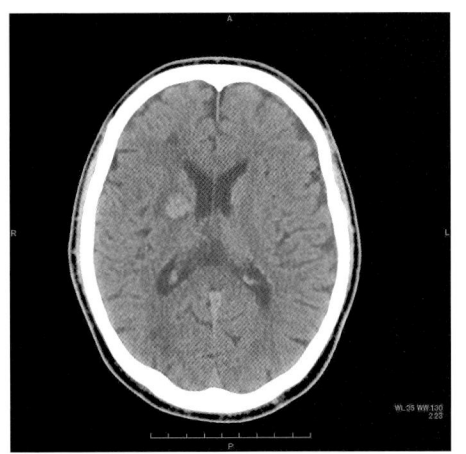

図3　頭部CT画像

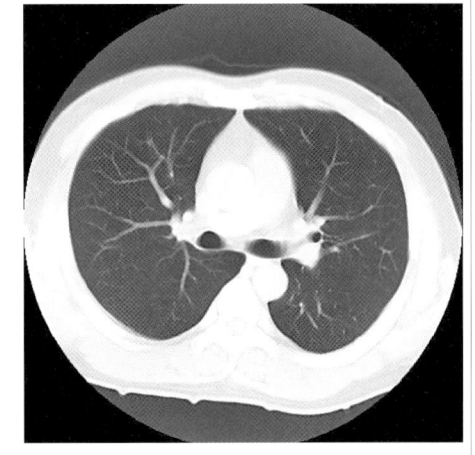

図4　胸部CT画像

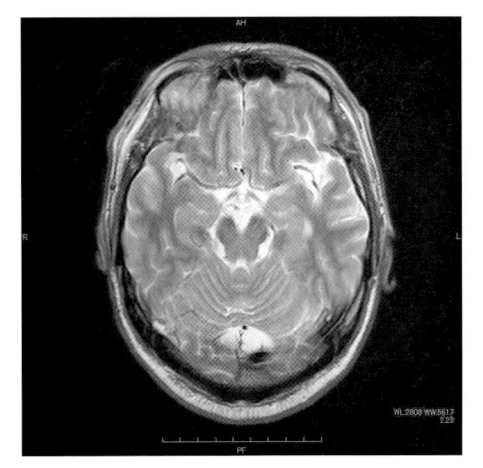

図5　頭部MRI画像

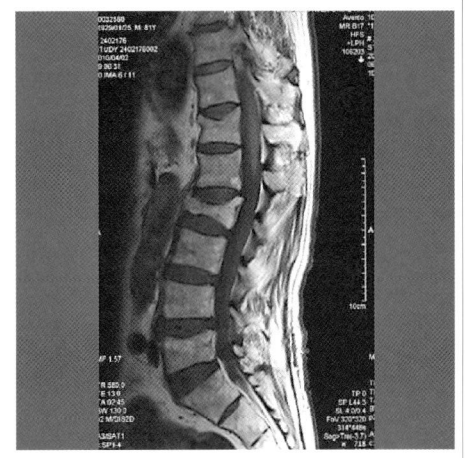

図6　脊椎MRI画像

表2 部門別情報収集項目

医師	リスク管理，リハビリテーション中止基準の有無，全般的な目標など
看護師	病棟での様子，夜間状況やリハビリテーション以外の時間の過ごし方，他患者とのコミュニケーションの有無，ADL，目標など
作業療法士	上肢機能の目標，ADL目標，趣味嗜好，問題点とそれに対するアプローチ，目標など
言語聴覚士	嚥下や言語機能，問題点とそれに対するアプローチ，目標など
MSW	経済状況や身体障害者手帳・介護保険の申請の有無，家族状況，問題点など
栄養士	食形態やカロリー，禁食，制限，目標体重など
家族	入院前ADLなど

る．また，身体障害者手帳の申請など，社会資源に関する情報も収集する（**表2**）．

6. 医療面接

1）医療面接

医療面接とは，患者と医療者間において，良好な関係をつくりあげるために行われるすべてのコミュニケーションを指す．

以前は，問診や病歴聴取と呼ばれた．多くが一問一答形式で，「はい」「いいえ」で回答を求める直接的な質問（閉鎖的質問：クローズドクエスチョン）が主であり，医療者の都合が優先され，評価に必要な情報のみを聞き出していることが多くみられた．その場合，患者の心配，不安，疑問などが十分に確認できない．したがって，患者とのコミュニケーションのなかから信頼関係を築き，的確な情報を得て評価を進めることが，医療面接である．

2）医療面接の目的と進め方

医療面接の主な目的は，情報収集，患者・医療者間の信頼関係の構築，患者の教育と動機づけに分類される．

情報収集では，**表3**に示す項目の内容について確認する．しかし，単に項目を埋めるために，最初から閉鎖的質問を用いないようにする．挨拶と自己紹介，面接の目的の確認と同意を得た後，「今日はどうなさいましたか？」などの自由的質問（オープンクエスチョン）から始め，患者の幅広い訴えを集める．そこで話される内容は，主訴と現病歴に関することが多い．

徐々に信頼関係をつくりながら，何のために聞く必要があるのかを説明したうえで，既往歴・家族歴・患者背景なども確認する．また，情報収集で漏れていることは，クローズドクエスチョンで確認をする．

医療面接の最後には，今後の理学療法介入の説明と合意を得る．それによって，患者の教育と動機づけが行われる．

7. バイタルサインの測定とフィジカルアセスメント

1）バイタルサインと身体所見の関係

バイタルサインとは，生物が生きている状態を示す指標であり，生命徴候とも呼ぶ．意識レベル，脈拍，呼吸，体温，血圧が主要な指標となる．

フィジカルアセスメントとは，視診・触診・打診・聴診で得た，全身的・局所的な所見の総称である身体所見から，患者の症状を分析することであり，身体観察とも呼ばれる．

急性の症状は，主にバイタルサインへ反映され，慢性の症状は，主に身体所見に現れる．これは，慢性期は代償されてバイタルサインは戻り，それに伴う身体の変化が生じているものが身体所見として観察されるからである．

表3 情報収集項目

1. 主訴
2. 自覚症状
3. 現病歴
4. 既往歴
5. 家族歴
6. 患者背景

バイタルサイン（vital sign）

フィジカルアセスメント（physical assessment）
身体所見（physical findings）

2) バイタルサイン

(1) 意識レベル

意識レベルの評価には，GCS（**表4**）[2]かJCS（**表5**）[3,4]を用いる．JCSは3-3-9度方式とも呼ばれ，日本では一般的に使用されている．

(2) 脈拍数

示指，中指，薬指の3指で，通常橈骨動脈に沿って軽くあてて測定する．基本は1分測定を行うが，場合によっては15秒や30秒で測定し，1分値の記録に直す．不整脈の有無についても確認する．

正常値：新生児　120～160回/分
　　　　乳児　　120～140回/分
　　　　学童児　85～90回/分
　　　　成人　　60～80回/分

意識レベル
（level of consciousness）
GCS（Glasgow Coma Scale）
JCS（Japan Coma Scale）

脈拍数（pulse rate）

表4　GCS（Glasgow Coma Scale；Glasgow昏睡尺度）

1. 開眼（eye opening, E）	E
自発的に開眼	4
呼びかけにより開眼	3
痛み刺激により開眼	2
なし	1
2. 最良言語反応（best verbal response, V）	V
見当識あり	5
混乱した会話	4
不適当な発語	3
理解不明の音声	2
なし	1
3. 最良運動反応（best motor response, M）	M
命令に応じて可	6
疼痛部へ	5
逃避反応として	4
異常な屈曲運動	3
伸展反応（除脳姿勢）	2
なし	1

正常ではE，V，Mの合計が15点，深昏睡では3点となる．
（太田富雄ほか．第3回脳卒中の外科研究会講演集 1975：61-69[2]）

表5　JCS（Japan Coma Scale；日本昏睡尺度）

Ⅲ．刺激しても覚醒しない状態（3桁の点数で表現） （deep coma, coma, semicoma）
300．痛み刺激にまったく反応しない 200．痛み刺激で少し手足を動かしたり顔をしかめる 100．痛み刺激に対し，払いのけるような動作をする
Ⅱ．刺激すると覚醒する状態（2桁の点数で表現） （stupor, lethary, hypersomnia, somnolence, drowsiness）
30．痛み刺激を加えつつ呼びかけを繰り返すと辛うじて開眼する 20．大きな声または体を揺さぶることにより開眼する 10．普通の呼びかけで容易に開眼する
Ⅰ．刺激しないでも覚醒している状態（1桁の点数で表現） （delirium, confusion, senselessness）
3．自分の名前，生年月日が言えない 2．見当識障害がある 1．意識清明とは言えない

注　R：Restlessness（不穏），I：Incontinence（失禁），A：Apallic stateまたはAkinetic mutism
たとえば「30R」または「30　不穏」とか，「20I」または「20　失禁」として表す．
（Teasdale G, et al. Lancet 1974；2：81-84[3]，脳卒中合同ガイドライン委員会．脳卒中治療ガイドライン2009[4]）

高齢者　60～70回/分
頻脈：　成人　　100回/分以上
徐脈：　成人　　50回/分以下

(3) 呼吸数

呼吸数 (respiratory rate)

呼吸数は，臥位にて測定することが多い．膝を軽く立て，腹部の動きで確認する．患者が意識すると，正確に測定できない．そのため，脈拍数測定に継続して実施するなど，患者に悟られないようにする．基本は1分測定であり，15秒など短時間では誤差が大きくなるため，可能な限り30秒以上で測定する．

正常値：新生児　40～60回/分
　　　　乳児　　30～40回/分
　　　　幼児　　25～30回/分
　　　　学童児　18～22回/分
　　　　成人　　14～18回/分
頻呼吸：成人　　25回/分以上
徐呼吸：成人　　9回/分以下

(4) 体温

体温 (temperature)

通常，腋窩にて測定する．腋窩体温の正常値は36.0～37.0℃であり，体温の上昇は感染に伴った全身の炎症を主に反映している．その生理学的意義は，体内に侵入した細菌類の増殖至適温度域よりも体温を上げ，それらの増殖を抑え，免疫系の活性化を促すことである．また，体温が1℃上昇すると，脈拍数が約20回/分増加することに注意する．

(5) 血圧

血圧 (blood pressure)

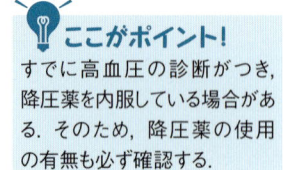

通常，上腕動脈にて測定する．正常値は収縮期血圧（最高血圧）130mmHg未満，拡張期血圧（最低血圧）85mmHg未満であり，現在の高血圧の基準は，収縮期血圧140mmHg以上，拡張期血圧90mmHg以上である．日本高血圧学会の基準を，**表6**[5]に示す．

💡 **ここがポイント！**
すでに高血圧の診断がつき，降圧薬を内服している場合がある．そのため，降圧薬の使用の有無も必ず確認する．

3) フィジカルアセスメント

(1) 視診

視診とは，目で見て患者を観察することである．入室してくる様子や歩き方から始まり，表情，体型，四肢・体幹の形状や変形，浮腫，栄養状態，チアノーゼ，皮膚の色・乾燥度などを診る．

チアノーゼ (cyanosis)

視診のポイントは，最初から細部の観察をするのではなく，体全体，表情といったおおまかなところより開始する．さらに，視診で気がついた点を，次の触診で再確認する．

表6　成人における血圧値の分類（mmHg）

分類	収縮期血圧		拡張期血圧
至適血圧	<120	かつ	<80
正常血圧	<130	かつ	<85
正常高値血圧	130～139	または	85～89
Ⅰ度高血圧	140～159	または	90～99
Ⅱ度高血圧	160～179	または	100～109
Ⅲ度高血圧	≧180	または	≧110
（孤立性）収縮期高血圧	≧140	かつ	<90

（日本高血圧学会高血圧治療ガイドライン作成委員会〈編集〉．高血圧治療ガイドライン2009[5]）

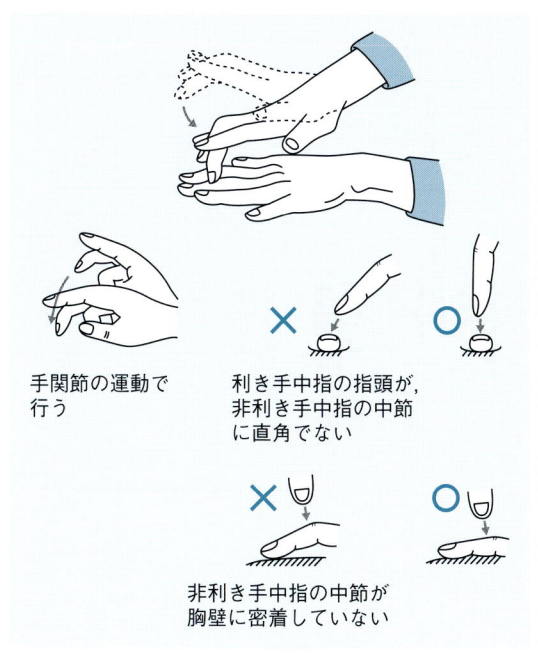

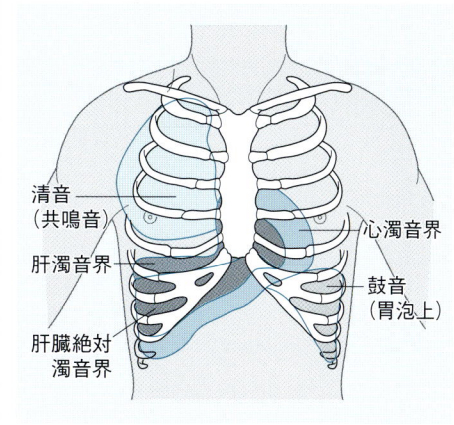

図7 打診

図8 部位による打診音の違い

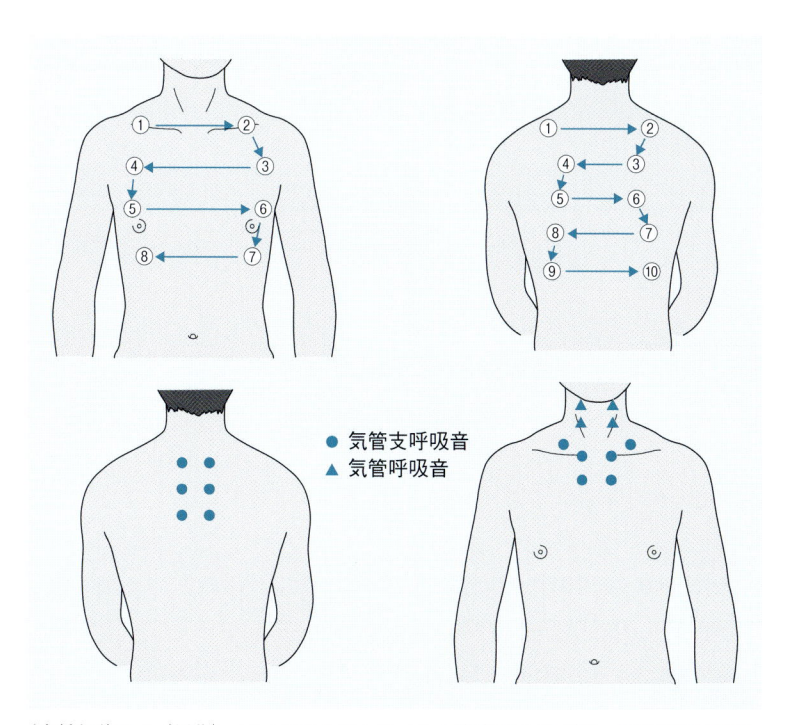

（高橋仁美ほか〈編著〉．フィジカルアセスメント徹底ガイド 呼吸．中山書店；2009．p51[6]）をもとに作成）

図9 聴診部位

（2）触診

触診とは，実際に手で触って患者を確認することである．熱感や冷感などの皮膚温，硬さや弾力，腫瘤の有無，圧痛の有無などを診る．

骨・関節や筋の触診は運動器系疾患の診断に，また筋緊張の確認は中枢神経系疾患の診断には不可欠である．一方，動脈の拍動の触診は全身の血管病変のスクリーニングとして有用であり，胸郭でブツブツとした振動のラトリングを確認すると，痰の貯留が予測できる．

ラトリング（rattling）

（3）打診

打診とは，胸部や腹部，四肢・体幹を叩打することで，内部の状態を推察し，叩打

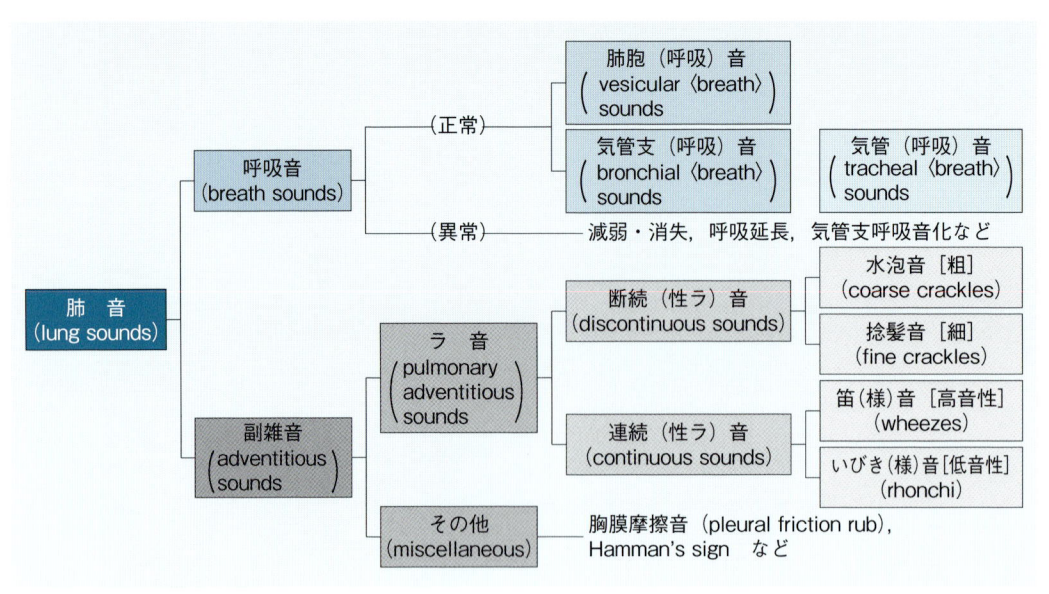

図10 肺音の分類（国際肺音学会による）

（三上理一郎．日医師会誌 1988；94：2050-2054[7]）

痛を確認する．

胸部の打診は指指打診法を用い，胸郭の空気含量を推測して病態を判断する．方法は，①非利き手中指の第1，2指節を，肋骨に平行に肋間に密着させ，②利き手の中指の指先を用いて，非利き手の遠位指節間関節を1～2回叩き，③右鎖骨上から左右対称に，順次下方に進み，④胸骨左右縁から背側に向かって横隔膜の位置を確認する，となる（図7）．

打診にて，清音（共鳴音），鼓音，濁音の違いにより，心臓と肝臓の位置と肺の境界や，横隔膜の高さと呼吸時の動きが推察できる（図8）．

(4) 聴診

聴診とは，聴診器（ステート）で音を聞いて異常がないかを確認することである．心音，肺音，腸管蠕動音などを聴取する．胸部上方から下方へと，前面・側面・背面を左右対称に聴診を進めていく（図9）[6]．

肺音の聴診は，換気に伴い肺内で発生する音を聴診器を用いて聴取し，音調や発生部位，呼気と吸気の呼吸位相などから，その所見を病態学的に判断する．肺音は，正常呼吸音と副雑音に分類され，副雑音はさらに細かく分類される（図10）[7]．

> **ここがポイント！**
> 肺には空気が入っているため，胸部を打診すると「ポコポコ」といった鼓音がする錯覚を起こす．しかし，肺には空気に加えて血液が含まれているため，正常な胸部の打診では清音が生じる．

■引用文献

1) 診療情報の提供に関する指針，第2版．日本医師会雑誌 2002；128 (10)：付録．
2) 太田富雄ほか．急性期意識障害の新しい grading とその表現法（いわゆる 3-3-9 度方式）．第3回脳卒中の外科研究会講演集 1975：61-69．
3) Teasdale G, et al. Assessment of coma and impaired consciousness. A practical scale. *Lancet* 1974；2：81-84．
4) 脳卒中合同ガイドライン委員会．脳卒中治療ガイドライン 2009．http://www.jsts.gr.jp/guideline/341.pdf
5) 日本高血圧学会高血圧治療ガイドライン作成委員会（編集）．血圧測定と臨床評価．高血圧治療ガイドライン 2009．日本高血圧学会；2009．http://minds.jcqhc.or.jp/n/med/4/med0019/G0000180/0015
6) 高橋仁美．聴診．高橋仁美ほか（編著）．フィジカルアセスメント徹底ガイド 呼吸．東京：中山書店；2009．p51．
7) 三上理一郎．ラ音の分類と命名．日医師会誌 1988；94：2050-2054．

Step up

1. 手術記録の見方

1) 手術記録

　手術記録（operation record）は，術者が術後に記載し，患者氏名，属性，術者，助手，麻酔科医，術前診断，術後診断，病理診断，手術術式，手術時間，麻酔時間，出血量，輸血量，術中操作，所見などが含まれている．

　手術後，患者に対し理学療法を実施するうえで，リスク管理の面より手術記録から情報を得ることは不可欠である．一方，手術に関する情報は，手術記録からだけでは不十分であり，術前指示書，術患者連絡書（申し送り書），麻酔記録，術中看護記録，術後指示書なども重要である．特に，術直後からの理学療法では，理学療法士と術者や担当看護師間において，術中経過に関する申し送りと確認が前提となるが，加えて麻酔記録，術中看護記録から情報を得ることが必要となる．

　また，理学療法を実施するうえで，リスク管理と後療法プログラムの決定に手術記録が直接関与する．整形外科疾患の関節置換術後の対象者例では，主治医より情報を得る場合，その根拠は術中の脱臼肢位，角度，筋の処理方法などの所見による．

2) 手術記録の見方

　手術記録中の術中経過・操作，所見に関し，特に下記の項目について確認することが重要である．また，整形外科疾患における手術では，特にX線写真での確認も併用する．

　一般に手術は，現疾患，病態，年齢などにより術式は異なる．したがって，術中経過のなかでも，手術手技・操作の確認が，理学療法上のリスク管理と後療法プログラムに直接結びつく．一般外科の悪性腫瘍摘出術の場合には，進入方法，切除方法，リンパ節郭清などを確認し，整形外科疾患の場合には，進入方法，人工関節などの特殊使用材料・機器，セメントの有無，筋・骨処理法，さらに脱臼肢位・角度などの確認が重要となる．

　手術記録中の術中経過・操作，所見の確認ポイントは次の通りである．
① 麻酔：全身麻酔，腰椎麻酔，硬膜外麻酔，仙骨麻酔，静脈麻酔，局所麻酔，浸潤麻酔，ほか
② 体位：仰臥位，左右半腹臥位，腹臥位，ジャックナイフ位，左右側臥位，砕石位，ほか
③ 切開・開頭・開腹・開胸，ほか
④ 切開・開頭・開腹・開胸時所見
⑤ 手術手技・操作：進入方法，切除方法，リンパ節郭清，筋・骨処理法，脱臼肢位・角度，特殊使用材料・機器，ドレナージ，ドレーン（挿入部，径），ほか
⑥ 病理提出物
⑦ 縫合・閉頭・閉腹・閉胸，ほか
⑧ その他

2. 家屋調査のポイント

1) 家屋調査

　患者が自宅で生活をするうえで，種々の環境を整える必要があり，そのため患者宅への訪問調査を実施する．その内容は，自宅の構造や自宅での患者の動作を確認し，さらに自宅周囲の環境の確認を行う．そして，自宅復帰に向けた今後の理学療法の介入内容を再検討し，自宅退院に向け住宅改修や環境調整の必要性を提案，サービスの利用を検討・確認する．家屋調査には，リハビリテーションスタッフのほか，看護師，医療相談員，ケアマネージャー，工務店のスタッフ，地域包括支援センターの職員，保健師などがかかわる．

2) 住宅改修の流れ

① 方針を検討するまでの確認事項
・患者：年齢・性別，家族構成（患者の役割），理解力・障害の受容，身障者手帳の有無，自宅での基本動作能力（物につかまるなどの確認），歩行能力（物につかまる・杖の使用の確認），ADL動作（自助具などの使用の確認），住宅改修の目的とニードなど

・家族：介護者，キーパーソン，経済面，障害（疾患）についての理解，住宅改修の目的とニードなど
・障害（疾患）：特徴，病歴，予後（治癒・進行性・症状の固定，ほか）
②家屋調査確認事項
・周辺環境
・家屋状況：持ち家・借家，一戸建・集合住宅，構造，築年数，ほか
・実地調査：図面・実測，ほか
③社会福祉（公的融資・給付）などに関する確認事項
・経済面
・物品面（日常生活用具），ほか
④方針を決定するまでに必要なこと
・福祉機器・日常生活用具などの紹介
・バリアフリー住宅・ハンディキャップ対応住宅の見学
・工務店などの見積もり
⑤方針の決定
⑥改修工事中の確認事項
・改造内容・工期などの確認
・対象者の身体状況の確認
⑦改修工事後の確認事項
・患者：使用状況（短期・長期），使用感（満足度，ほか）
・家族：使用状況（短期・長期），使用感（満足度，ほか）
・改造費用など

3）家屋調査の実際

家屋調査には，デジタルカメラ，方眼紙，メジャーなどを持参する．あらかじめ，家屋の図面を家族に用意してもらうと，調査が容易となる．

家屋の周辺環境，玄関・居間・寝室・トイレ・浴室などの各段差や大きさを実測する．日本家屋は，一般的に畳のサイズが基本となっている．畳には縦横比が2：1になっている長方形の1畳サイズと，これを横半分にした正方形の半畳サイズの2種類があり，大きさは3尺×6尺（910mm×1,820mm）のものが基本となる．したがって，1cm方眼紙に記録する場合は，1/90のスケールで記入すると，2マスが1畳となる．

4）自宅平面図を描いてみよう

家屋調査の報告書をまとめる練習として，事前に自宅平面図を方眼紙に1/90のスケールで記入してみるとよい．トイレや浴室のサイズをイメージすることが重要である（図1）．

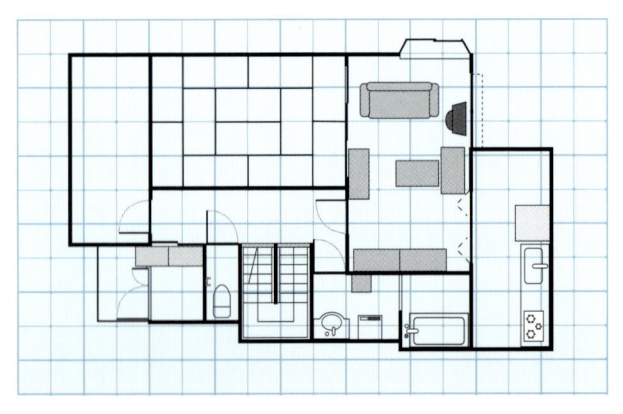

図1 方眼紙の記入例

LECTURE 4 形態測定

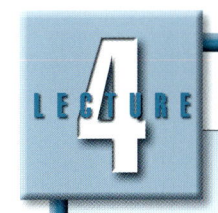

到達目標

- 形態測定の意義，項目，手順を理解する．
- 測定に必要なランドマークを触診できる．
- 形態測定を，基本的な技術レベルで実施する．

この講義を理解するために

　身体の各部の大きさ，長さ，太さ，重さなどを，測定器具を用いて測ることを，形態測定といいます．この講義では，まず形態測定の意義と分類について学習します．そして，臨床で行われる形態測定として代表的な，身長，体重，四肢長，周径の意義と具体的な手順を学びます．そのうえで，それらを実際に行い，適切に実施できる技術を身につけます．

　形態測定を学ぶにあたり，以下の項目について確認・整理しておきましょう．

- □ 全身の骨，関節名，各関節の構造を復習しておく．
- □ 切断ならびに義肢について基本的な内容を学習しておく．

講義を終えて確認すること

- □ 形態測定の意義，項目，手順を理解できた．
- □ 測定に必要なランドマークを触診できた．
- □ 形態測定を，基本的な技術レベルで，健常者に実施できた．

講義

形態測定（anthropometric measurement）

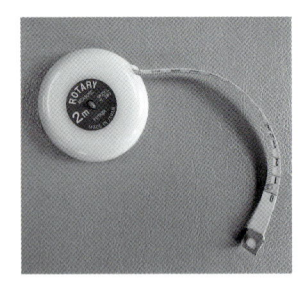

図1　メジャー

1. 形態測定

1）形態測定の意義

形態測定とは，身体各部の形態（大きさ，長さ，太さ，重さなど）を，測定器具（メジャー〔図1〕，身長計，体重計など）により測ることである．

形態測定は，身体の発育・栄養状態，体格の判定，四肢の長さ（四肢長）や太さ（四肢周径）の比較，筋の萎縮や肥大の比較，浮腫の程度の把握，義肢・装具の製作，車椅子の処方・作製に不可欠な測定である．

2）分類

形態測定は，長育，幅育，量育，周育に分類される．その他，身長と体重から算出する体格指数がある．

(1) 長育

身体の長軸にそった測定値で，身長，座高，上肢長，上腕長，前腕長，手長，下肢長，大腿長，下腿長，足長，指極長がある．

(2) 幅育

身体の長軸と直角に交わる方向の測定値で，肩幅，胸幅，胸厚，腰幅，足幅，手幅がある．

(3) 量育

身体の量的測定値で，体重，皮脂厚がある．

(4) 周育

身体の周囲を測定するもので，頭囲，頸囲，胸囲，腹囲，腰囲，殿囲，上腕囲，前腕囲，大腿囲，下腿囲などがある．

3）目的

①体格など形態の把握（標準値や参考値との比較）
②経時的変化の確認（因子の考察）
③左右の比較
④治療前後の測定による効果判定
⑤形態異常が運動に与える影響の考察

4）注意事項

形態測定にあたって共通に注意する事項は，以下の通りである．

①測定は同一種目については，1人の検査者が行うのが望ましい．
②測定時刻は，運動負荷の影響や日内変動の影響を考慮して，同一時刻にすることが望ましい．
③測定部は，原則として露出させる．冬季における室温のコントロール，あるいはプライバシーに対する配慮が必要である．
④測定にあたっては，はじめに測定の目的を被検者によく説明する．

2. 身長

身体発育の最も基本的な長育の発育指標であり，身体的作業能力と関係する．また，測定値は他の測定値と関連し，体質，体格，栄養指数などを算出する際の基本となる．

1）測定方法

身長計またはメジャーを用いて測定する．裸足で，30～40°前方開角位で直立し，顎を引いた姿勢で，自然な直立姿勢をとらせる．頭は耳眼水平位に保つ．膝を伸ば

MEMO
耳眼水平位
眼高点（眼のくぼみの下縁）と，耳珠点（耳角の上縁）を結ぶ線が水平位である．

し，踵，殿部，背部の3点を尺柱につけた姿勢で，床面より頭頂点までの垂直距離を測定する．単位はcmで，0.1cmまで記録する．

2) 測定上の注意点

①日内変動がある（1〜2cm）ため，測定時刻は午前10時ごろが望ましい．
②身長計がない場合は，壁を背にした直立位をとってもらい頭頂に直角定規を当て，床からの距離をメジャーを用いて測定する．
③起立不能者では，背臥位でメジャーにて測定する．
④両下肢切断者の場合は，術前に身長を計測しておき，義足作製時の参考とする．
⑤高齢者では，骨粗鬆症や椎骨・椎間板の退行変性により，若いころよりも身長は低下する．
⑥乳児の場合は，乳児用身長計を用いて背臥位で解剖学的基本肢位をとらせ，頭頂から足底までの直線距離を測る．
⑦小児の場合は成長曲線を参考にする．

ここがポイント！
両下肢切断者においては，義肢長を術前身長より若干短くすることが多い．

3. 体重

体重は，身体の発育を総括した指標であり，栄養状況，小児の発育状況，部分荷重練習時の測定などに利用する．

1) 測定方法

体重計を用いて測定する．静かに体重計の秤台の中央部に立たせ，軽い普通の呼吸を行わせ，身体を動揺させないように静止姿勢をとらせる．針が静止したところで数値を読み取る．原則として裸で測定するが，必要なら衣服の重さを別に測定し，測定値を補正するとよい．なお，部分荷重練習時には着衣のまま測る．単位はkgで，0.1kgまで記録する．

2) 測定上の注意点

①日内変動があるため，測定時刻は中央値に近い値が得られる午前10時ごろが望ましい．
②測定前約1時間は飲食を避け，排尿，排便後に測定する．
③裸体の場合，室内温度に注意する．
④測定前に体重計の検定をしておく．デジタル式の高精度（最小目盛り20g）で小型の機器もあるため，精密な値を得たいときには便利である．
⑤体重計にのることができないときは，車椅子のままで測定できる体重計を用いる．測定後，車椅子の重さを差し引けば体重が求められる．
⑥乳児の場合は乳児用の体重計を用い，単位はgとする．
⑦小児の場合は成長曲線を参考にする．

4. 体格指数

体格指数は，身長と体重から算出する．BMI，ブローカ法，ケトレー法，カウプ指数，丹治指数などがある．

このうちBMIは，体格指数のなかで，最も臨床で用いられる．肥満（体型）指数ともいわれる．体重（kg）/身長（m）^{2}で算出する．BMIの判定は，18.5未満（低体重），18.5〜25.0未満（普通体重），25.0〜30.0未満（肥満1度），30.0〜35.0未満（肥満2度），35.0〜40.0未満（肥満3度），40.0以上（肥満4度）とする．BMIは体脂肪率と相関が高く，標準（理想）体重とされる「22」は，日本人で最も生活習慣病の発症や死亡率が低いとされている．

BMI（body mass index）
ブローカ（Broca）法
ケトレー（Quetelet）法
カウプ（Kaup）指数

気をつけよう！
BMIの計算では，身長の単位が「m」となっている点に注意する．

> **ここがポイント!**
> 一般に上肢長や下肢長（棘果長・転子果長）の長さを四肢長と呼び，上腕長や下腿長など肢節ごとの長さを肢節長と呼ぶ．

> **MEMO**
> ランドマーク（landmark）
> 指標，測定点のこと．メルクマール（merkmal）と呼ぶこともある．

> **試してみよう**
> 骨格標本と見比べながら，測定点を確実に触診できるように，健常者で学習しておく．

上前腸骨棘（ASIS：anterior superior illiac spine）

5. 四肢長

1) 目的

四肢長（図2）は，左右の上肢および下肢の長さである．四肢長を測定することによって，①左右の比較，②全体的なバランス，③骨折の転移や偽関節の有無，④骨盤の傾きや腰椎の前彎・側彎，⑤関節拘縮の有無，⑥四肢切断における断端長，⑦脚長差の有無，といった身体情報を得ることができる．

2) ランドマーク

四肢長は，以下のランドマークを基準にして測定する．ランドマークは，主に骨の突起，骨端，切痕など動かないものが用いられ，皮膚の上から確実に触れることができる．

(1) 肩峰

上腕骨頭の上方で，やや段差のある上に硬い骨の凸起として触れる．触診がしにくいときは，肩甲棘から外側にたどっていき，前方にカーブした部位が肩峰角である．そこから前方に触診していくと内側にカーブする部位があり，そこが前端となる．肩峰の前後径は5cm程度あるため，前後中央下端をランドマークとするとよい．なお，肩峰外側端は肩甲骨の位置で変化するため，肩峰角をランドマークとするとよい．

(2) 上腕骨外側上顆

上腕骨外側上顆は，肘頭の外側に位置している．肘伸展位では筋が覆い隠すため，肘屈曲位で触診する．その後，最外側部を触診した状態でゆっくりと肘を伸展し，覆った筋の上でいったん指を離し，再び同位置を筋の上から触診して確認する．

(3) 橈骨茎状突起

橈骨茎状突起は，前腕遠位外側に位置し，橈骨外側下端部で鈍い凸起として触れる．橈骨末端の隆起部ではなく，橈骨の最下端をランドマークとする．

(4) 上前腸骨棘

上前腸骨棘は，腸骨の最前方に位置する．骨盤の形状から下方へ触診していき，最初に触れた部位をランドマークとする．

(5) 大転子

母指を上前腸骨棘の上に置いて，他の指を後方に移す．大腿外側上部で下から上に触診していくと大転子に触れる．股関節を軽く屈曲・伸展，もしくは内外旋するとわかりやすい．大転子の後側は触診しやすいが，大転子の前側部と外側部は，中殿筋と大腿筋膜張筋で覆われていて触診しづらい．

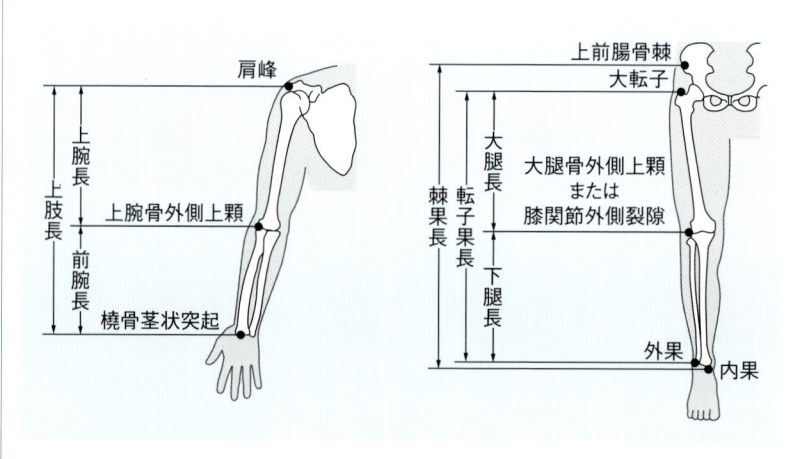

図2 四肢長とランドマーク

(6) 大腿骨外側上顆
大腿外側を下方に触診していくと，骨の凸起に触れる．膝関節を軽く屈曲するとよくわかり，その最先端部をランドマークとする．

(7) 膝関節外側裂隙
座位をとらせた後，膝屈曲30°にすると，前方部分（膝蓋骨下端部）で大腿骨顆と脛骨顆の間隙が最も大きくなる．この部位を触診した後，間隙に沿って関節面外側部（前後径の中点）を探しランドマークとする．なお，測定時は膝伸展位であるため，一度立位をとらせ皮膚のズレを確認した後，ランドマークを再度確認する．

(8) 外果
外果は，腓骨下端部の四角形に膨隆した部分である．測定誤差を生じさせないために，中央よりも下端や上端をランドマークとしたほうがよい．

(9) 内果
内果は，脛骨下端部の最も膨隆した部位である．測定誤差を生じさせないために，中央よりも下端や上端をランドマークとしたほうがよい．

(10) 坐骨結節
一度座位をとらせ，体重を支持する部分の感覚を被検者自身に確認させる．次に立位をとらせ体幹を前屈させ，骨盤を前傾させる．後方に移動した坐骨結節は容易に触診できるため，被検者にその部位感覚を確認させるとよい．なお，測定時には直立位をとらせる．

3) 測定方法と測定上の注意点
①メジャーを用いて測定する．
②単位はcmで，原則として0.1cm単位での記録を用いるが，臨床では誤差を考慮して0.5cm単位で記録する場合もある．
③計測は3回行い，その平均値を記録する．
④事前にランドマークを確認し，必要なら皮膚鉛筆でマークをつける．
⑤ランドマークそのものに厚みがあるため，自身で上縁・中央・下縁など基準を常に一定にして測定の再現性を向上させる．
⑥メジャーの当て方は，先端部分（0cm）を一方のランドマークに置いて検査者の母指を押しつける．次に，もう一方のランドマーク上に母指の爪先がくるようにしてメジャーの反対側を当てることで，測定上の誤差を減らすことができる．
⑦メジャーをランドマークに直接当て，メジャーによじれや緩みがないように直線距離を測定する．
⑧可能な限り異常姿勢や代償運動を矯正した肢位とし，経時的に比較できるように，測定肢位も記録する．
⑨病的症状のない1.0〜1.5cmの左右差は正常範囲とされる場合もある．

(1) 上肢長
座位または立位で，上肢を体側に下垂し，肘関節伸展，前腕回外，手関節中間位（解剖学的肢位）とする．「肩峰から橈骨茎状突起まで」あるいは「肩峰から第3指先端まで」の長さを測定する（図3）．肩関節内旋，肘関節屈曲・伸展の程度によって，測定値が変化するため注意する．

(2) 上腕長
上腕長の測定肢位は上肢長と同じで，「肩峰から上腕骨外側上顆まで」の長さを測定する（図4）．肩関節内旋によって測定値が変化するため注意する．

(3) 前腕長
前腕長の測定肢位は上肢長と同じで，「上腕骨外側上顆から橈骨茎状突起まで」の

皮膚鉛筆
（スキンペンシル；dermatograph）

💡 ここがポイント！
四肢長は，最短距離を測定することが原則である．そのため，たとえば，肘関節屈曲拘縮のある患者の上肢長を測定する場合，上腕長と前腕長の合計値を上肢長としない．これにより，対側の肘関節に拘縮がない場合，左右差が生じることになる．

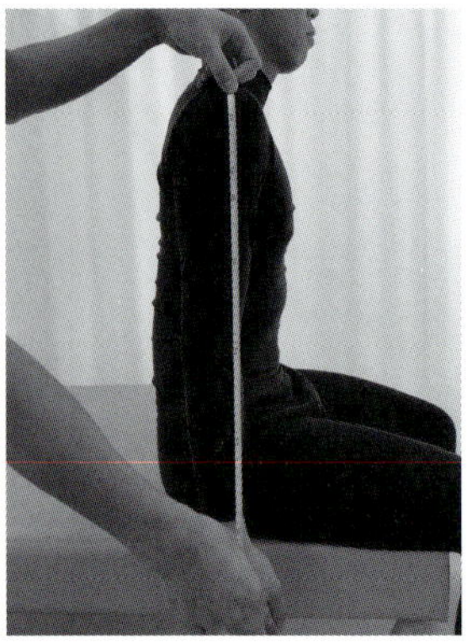

図3　上肢長の測定 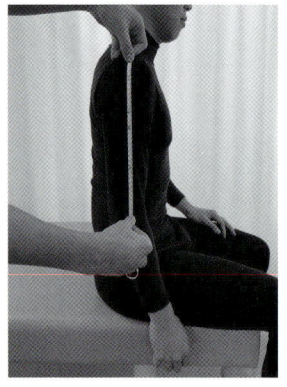　　図4　上腕長の測定 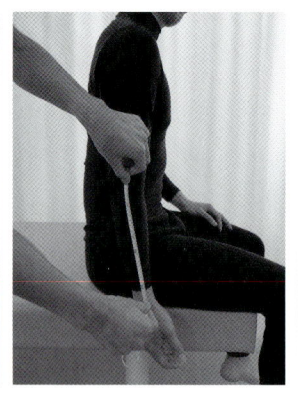　　図5　前腕長の測定 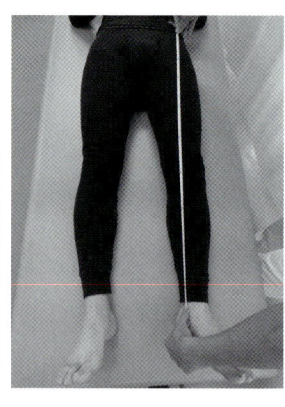　　図6　棘果長の測定

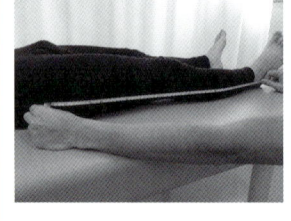

図7　転子果長の測定 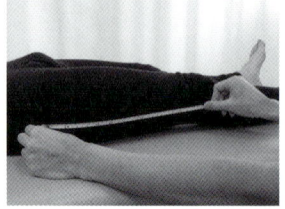　　図8　大腿長の測定 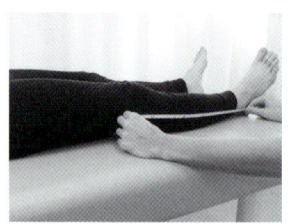　　図9　下腿長の測定

棘果長（spino-malleolus distance：SMD）
転子果長（trochanto-malleolus distance：TMD）

ここがポイント！
棘果長に左右差があり，転子果長に左右差がない場合は，大腿骨頭の位置の異常，大腿骨頸部骨折，大腿骨頸体角の異常（内反股，外反股），股関節の内転拘縮など，大転子から上前腸骨棘のあいだ，すなわち股関節に原因があると考える．一方，棘果長，転子果長ともに左右差がある場合は，膝関節の屈曲拘縮が原因となる（対側を正常とした場合）．

ここがポイント！
どの程度の脚長差が跛行を起こすかについて諸説あるが，通常3cm以上とする．

長さを測定する（図5）．前腕回内によって測定値が変化するため注意する．

（4）手長
手指を伸展位とし，「橈骨茎状突起と尺骨茎状突起を結ぶ線の中点から第3指先端まで」の長さを測定する．

（5）下肢長
下肢長には，棘果長と転子果長の2種類がある．下肢長の計測において，大腿周径（後述）の左右差が大きいと誤差が大きくなる．その場合は，上前腸骨棘から外果までの長さか，転子果長を測定する．

a．棘果長
棘果長は，背臥位で骨盤を水平，下肢を伸展，股関節を内外旋中間位とする．「上前腸骨棘から内果まで」の長さを測定する（図6）．股関節の内外旋・内外転によって測定値が変化するため注意する．棘果長で左右差がないにもかかわらず，骨盤傾斜，股関節内転，屈曲拘縮により，脚長差があるようにみえることがある．このような場合，臍から内果まで（臍果長），もしくは剣状突起から内果までの測定で左右差が確認できる．これを「見かけの脚長差」という．

b．転子果長
転子果長の測定肢位は棘果長と同じで，「大転子から外果まで」の長さを測定する（図7）．股関節の内外旋によって測定値が変化するため注意する．

（6）大腿長
大腿長の測定肢位は下肢長と同じで，「大転子から大腿骨外側上顆まで」あるいは「大転子から膝関節外側裂隙まで」の長さを測定する（図8）．股関節の内外転によって測定値が変化するため注意する．

（7）下腿長
下腿長の測定肢位は下肢長と同じで，「大腿骨外側上顆から外果まで」あるいは「膝関節外側裂隙から外果まで」の長さを測定する（図9）．上肢長と同様に，大腿長と下腿長の合計値が，転子果長でないことに注意する．

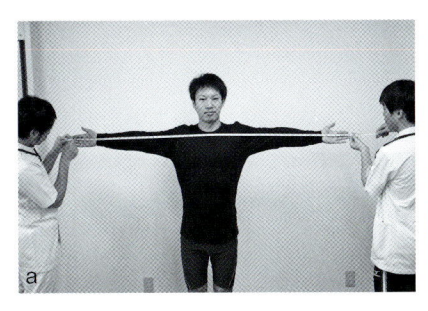

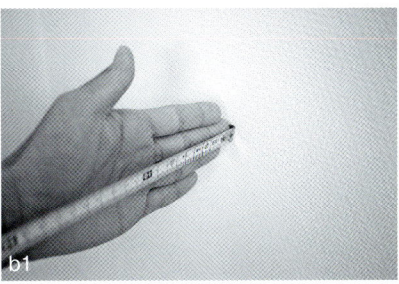

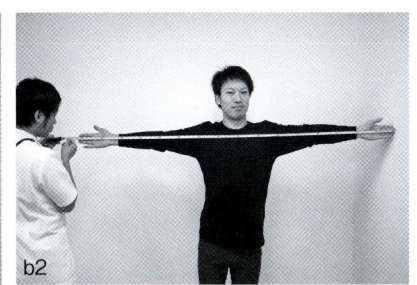

図 10 指極長の測定方法
a：検査者2人でメジャーを使い計測する．b1：鋼製のメジャーのテープ先端のツメを壁に指で押しつけ固定する．b2：b1で固定した反対側を検査者が測定する．

(8) 足長

足関節底背屈中間位とし，「踵後端から第2趾あるいは最も長い足趾まで」の長さを測定する．

(9) 指極長

指極長は，身長にほぼ比例し，両下肢切断者など，身長測定のできない場合の身長の推定に役立つ．ただし，最近の若者は指極長のほうが長い傾向がある．

立位または臥位で両上肢を伸展し，肩関節90°外転した位置で，両第3指先端の距離を指極測定器あるいはメジャーを用いて計測する．

実際の測定は，指極測定器は手に入りにくいこともあり，検査者が2人でメジャーを用いて測定する方法や，一側の第3指を壁にあてて対側の第3指までの距離を測る方法，壁に方眼紙などで印をつけておく方法などがとられる（図10）．また，1人で測定する場合は，一方の第3指先端から胸骨上部の頸切痕まで測定し，再度，頸切痕から他方の第3指先端まで測定する．

6. 断端長

断端長（図11）は，義肢装着に有効な断端の長さを知るために必要なものであり，以下の測定項目がある．

①上肢実用長：上肢切断者における義手製作に必要とされる数値で，義手のフックまたはハンド型の母指先端までの長さである．「健側上肢の腋窩下縁から母指先端まで」の長さを測定する．

②上腕断端長（図11a）：「腋窩下縁から断端先端まで」の長さを測定する．断端長が健側の30％未満を肩関節離断，30〜50％を短断端，31〜90％を標準断端，91％以上を肘関節離断と呼ぶ．

③前腕断端長（図11b）：「上腕骨外側上顆から断端先端まで」の長さを測定する．断端長が健側の35％未満を極短断端，35〜55％を短断端，56〜100％を長断端と呼ぶ．

④下肢実用長：義足製作において義足長を決定するのに用いられる．「健側の坐骨結節から足底あるいは床面まで」の長さを測定する．

⑤大腿断端長（図11c）：「坐骨結節から断端先端まで」の長さを測定する．成人の場合，小転子の直下の切断で坐骨結節と同レベルを転子下切断，坐骨結節から5cm以下の切断を極短断端，坐骨結節から5〜10cmの切断を短断端と呼ぶ．

⑥下腿断端長（図11d）：以前は「膝関節裂隙から断端先端まで」が用いられていたが，現在は「膝蓋腱中央点から断端先端まで」の長さを測定する．膝関節外側裂隙から3.5cm以下を短断端，15cmまでを標準断端，15cm以上を長断端と呼ぶ．

指極長（span）

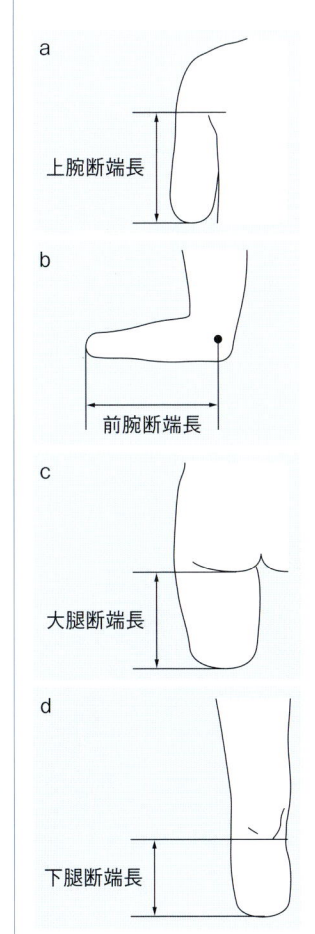

図11 断端長

膝蓋腱中央点（mid patella tendon：MPT）

7. 周径

1) 目的

周径（図12）は，四肢の肥厚や体幹の太さを数値で表すものである．周径を測定することによって，①身体の栄養状態（肥満度を含む），②筋萎縮の程度または筋線維の発達状態，③四肢の腫脹の状態，④切断肢の成熟度，⑤呼吸機能状態，といった身体情報を得ることができる．

2) 測定方法と測定上の注意点

①メジャーを用いて測定する．
②単位はcmで，原則として0.1cm単位での記録を用いるが，臨床では誤差を考慮して0.5cm単位で記録する場合もある．
③計測は3回行い，その平均値を記録する．
④メジャーは，長軸に対して直角に当てる．
⑤メジャーを締める強さは，測定する部位を一度メジャーで軽く締めてから緩めることで，一定の張力になりやすい．また，軽く締めたときにできた皮膚の皺がもとに戻った状態を参考にしてもよい．
⑥メジャーの目盛りは，上部に印刷されているため，メジャーの0点の下部と測定点の上部を接触させた状態で測定することで，誤差を減らすことができる．
⑦測定誤差を最小にするために，被検者から承諾を得て，測定箇所に事前に皮膚鉛筆でマークをつける．
⑧病的症状のない1.0〜1.5cmの左右差は正常範囲とされる場合もある．
⑨下腿骨折や循環障害などで浮腫が生じた患者の場合，たとえば，外果から3cm遠位というように，指標を決めて測定することで，毎回同じ部位の周径を測定することができる．

(1) 上腕周径

上腕周径には，肘伸展位上腕周径と肘屈曲位上腕周径がある．上腕周径の屈伸による差を重視する場合は，まず屈曲位の測定を行った後，伸展位で測定を行う．

a. 肘伸展位上腕周径

掌側面を内側に向け，肘および指を伸展した体側下垂位とする．上肢の諸筋を弛緩させ，上腕二頭筋の最大膨隆部を測定する（図13）．検査者は側方から計測部位を確認するとよい．このとき，三角筋や上腕三頭筋の最大膨隆部の測定とならないようにする．

b. 肘屈曲位上腕周径

肘伸展位上腕周径測定の後にメジャーをやや緩めてから，肘を力強く屈曲させ，その上腕二頭筋が最大に膨隆した部分を測定する（図14）．肘伸展位上腕周径と肘屈曲位上腕周径との差が少ないときは筋萎縮を疑う．

(2) 前腕周径

前腕周径には，最大前腕周径と最小前腕周径がある．

a. 最大前腕周径

測定肢位は上腕周径と同じで，前腕部の最も太い部位で前腕の最大膨隆部を測定する（図15）．

b. 最小前腕周径

前腕の最小周径部を測定する（図16）．一般的には，橈骨茎状突起と尺骨茎状突起の直上部となることが多い．

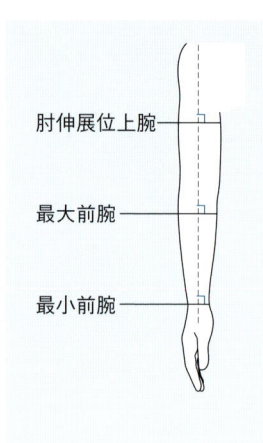

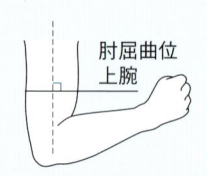

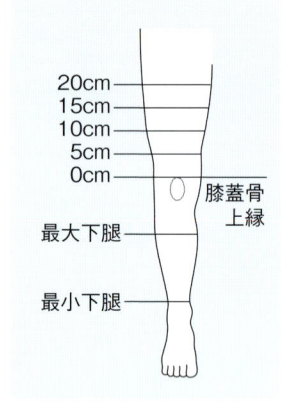

図12 四肢周径

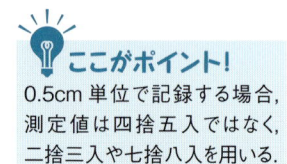

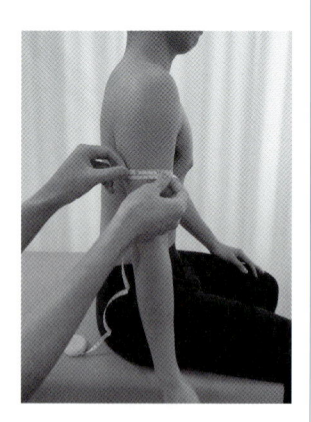

ここがポイント！
0.5cm単位で記録する場合，測定値は四捨五入ではなく，二捨三入や七捨八入を用いる．

図13 肘伸展位上腕周径の測定

図14 肘屈曲位上腕周径の測定　図15 最大前腕周径の測定　図16 最小前腕周径の測定

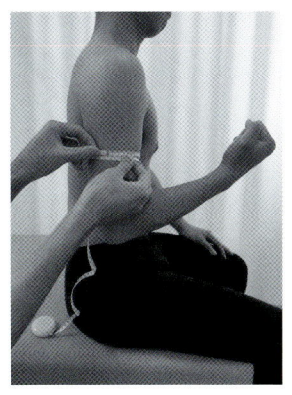

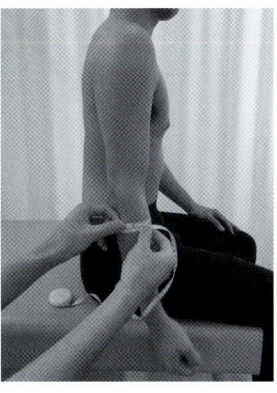

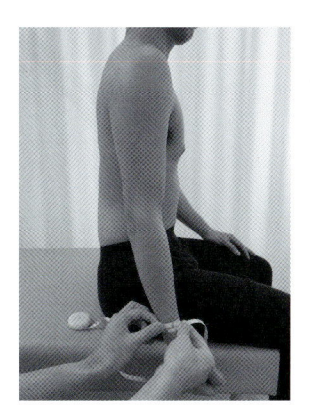

（3）大腿周径

下肢をやや開排位にして，膝関節は伸展位とし，膝蓋骨上縁，膝蓋骨上縁から5cm上方，10cm上方，15cm上方，20cm上方を測定する（**図17**）．

（4）下腿周径

下腿周径には，最大下腿周径と最小下腿周径がある．

a. 最大下腿周径

測定肢位は大腿周径と同じで，下腿の最大膨隆部を測定する（**図18**）．また，膝関節屈曲位で測定することで圧迫の影響を少なくできる．最大下腿周径は，足部の慢性症状としての浮腫や，症状が長期化した場合の下腿周囲筋の萎縮を反映する．

b. 最小下腿周径

内果と外果の直上で最も細い部位を測定する（**図19**）．また，膝関節屈曲位で測定することで圧迫の影響を少なくできる．最小下腿周径は，足部の慢性症状としての浮腫や，足関節の急性外傷後などの腫脹を反映する．

（5）胸郭拡張差

背臥位または座位で，腋窩高，剣状突起高，第10肋骨高の各部位における最大吸気時と，最大呼気時の周径を測定し，その差（吸息時周径－呼息時周径）を求める．肩を反らせたり，胸を張ったりせず，自然な姿勢で計測する．検査者は，前方から計測部位を確認するとよい．また，背臥位や座位のみでなく，立位で測定することで姿勢の影響を考察することもある．

8. 断端周径

切断端の周径は，断端の浮腫，成熟状態やソケットとの適合状態を知るために測定する．測定はできるだけ1週に1回程度測る．測定部位は以下の通りである．断端の測定にあたっては，測定間隔に従って印をつけるとよい．なお，断端周径の場合，長断端であれば測定の間隔は粗くなり（3cmあるいは5cmなど），短断端であれば測定間隔は細かくなる（1cmや2cmなど）場合もある．

①上腕切断者の上腕周径：腋窩下縁から断端先端までを2.5cm間隔で測定する．
②前腕切断者の前腕周径：上腕骨外側上顆から断端先端までを2.5cm間隔で測定する．
③大腿切断者の大腿周径：坐骨結節から断端先端までを5cm間隔で測定する．
④下腿切断者の下腿周径：膝蓋腱中央点または膝関節外側裂隙から，断端先端までを5cm間隔で測定する．

■参考文献
1）伊藤俊一ほか（編）．形態測定・反射検査．東京：三輪書店；2007．
2）奈良　勲ほか（編）．図解理学療法検査・測定ガイド，第2版．東京：文光堂；2009．

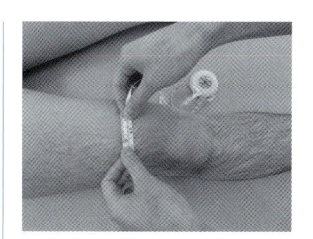

図17　大腿周径の測定

ここがポイント！
膝蓋骨上縁は膝関節の腫脹の程度を，膝蓋骨上縁から5～10cmは内側広筋の萎縮を，膝蓋骨上縁から10～15cmは外側広筋の萎縮を，膝蓋骨上縁から15～20cmは大腿部全体の萎縮を反映する．

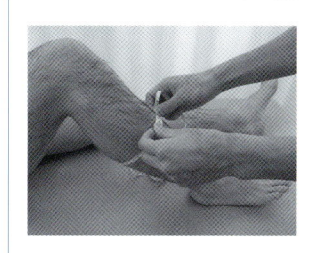

図18　最大下腿周径の測定

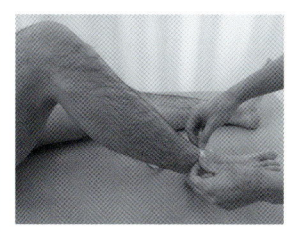

図19　最小下腿周径の測定

ここがポイント！
腋窩高での拡張差は，健常中高年者では2.5～3.0cm以上，剣状突起高での拡張差は，健常中高年者では3.0～4.0cm以上，健常成人では5.0cm以上，第10肋骨高での拡張差は，健常中高年者では3.0～5.0cm以上が指標とされている．

Step up

1. ウエスト / ヒップ比

腹囲と殿囲から算出し，体の中で体脂肪がどの部分に分布しているかを示す値である．

腹囲は，第12肋骨先端と腸骨稜の中間を通る水平線で，安静呼吸の呼気の終わりで最も細くなったときに測定する．殿囲は，殿部の最大突出部で上前腸骨棘と大転子のあいだで，メジャーが水平になるようにして測定する．ともに単位はcmとし，0.1cmまで記録する．

計算式は，腹囲（ウエスト周囲長）(cm)／殿囲（ヒップ周囲長）(cm)である．肥満の分類の基準にも用いられ，男性1.0以上，女性0.9以上が「内臓脂肪型肥満（リンゴ型肥満）」，男性1.0未満，女性0.9未満が「皮下脂肪型肥満（洋ナシ型肥満）」とされる．

内臓脂肪型肥満は，腹部に脂肪が多いタイプで，上半身に多くの脂肪がつくため，リンゴ型肥満と呼ばれる．中年以降の男性に多くみられるが，閉経後の女性にも多い．このタイプの肥満では，糖尿病，高血圧，脂質異常症などの生活習慣病が発生しやすいとされる．

皮下脂肪型肥満は，皮下組織に脂肪が多いタイプで，殿部や大腿部を中心に下半身に多くの脂肪がつくため，洋ナシ型肥満と呼ばれる．女性に多くみられる．この部分につく脂肪は，妊娠や出産のときのエネルギー源ともなるため，むやみに減らすのは健康的でないともされる．

なお，腹囲が男性85cm，女性90cm以上になると，内臓脂肪蓄積の可能性が高くなるとされている．

メタボリックシンドロームの診断基準

腹囲が，男性85cm以上，女性90cm以上に加え，以下の2つ以上を満たすものをメタボリックシンドロームとする．

①収縮期血圧130mmHg以上，または，拡張期血圧85mmHg以上
②空腹時血糖110mg/dL以上
③中性脂肪150mg/dL以上，または，HDLコレステロール40mg/dL以下

2. 皮脂厚測定

スキンホールド式皮脂厚計やキャリパーを用いる．2点法と3点法があり，前者では上腕三頭筋と肩甲下部の皮下脂肪厚を，後者ではこれらに加えて腹部の皮下脂肪厚を測定する．上腕三頭筋では，上腕背部の肩峰と肘頭の中間点で，つまむ方向は上腕長軸に平行の位置とする．肩甲下部では，肩甲骨内側縁に沿って肩甲骨下角の下を測定点とする．腹部では，臍の横で，つまむ方向は縦とする．測定点に皮脂厚計のつまみを当てて，数回測定し，数値がほぼ同じであることを確認してから単位はmmで読み取る．2点法の場合，簡易的に以下の計算方法により，上腕三頭筋皮下脂肪厚と肩甲下部の皮下脂肪厚の加算値から体密度を計算し，体重に占める脂肪の割合である体脂肪率を求める．

体脂肪率の判定は，男性15未満・女性20未満（低い），男性15〜20未満・女性20〜25未満（適性），男性20〜25未満・女性25〜30未満（やや高い），男性25以上・女性30以上（高い）とする．

見た目のやせと肥満が，体脂肪率と相関しない場合もあるので，体格指数の結果とあわせて判断することが望ましい．なお，最近では体脂肪計が普及し，簡便に体脂肪の測定ができるようになっている．

1) 体密度の計算方法

成人男子：体密度 =1.0913 − 0.00116×（上腕三頭筋皮下脂肪厚＋肩甲下部皮下脂肪厚）
成人女子：体密度 =1.0897 − 0.00133×（上腕三頭筋皮下脂肪厚＋肩甲下部皮下脂肪厚）

2) 体脂肪率の計算方法

体脂肪率 =（4.570/体密度 − 4.142）×100

LECTURE 5

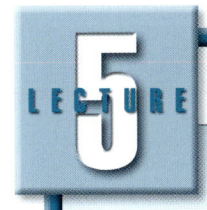

関節可動域測定（1）
関節可動域測定の基本

到達目標

・関節可動域測定の意義と目的について理解する．
・『関節可動域表示ならびに測定法』を理解する．
・各関節における関節可動域測定法について理解する．

この講義を理解するために

　関節が動きうる範囲である関節可動域を理解することは，理学療法全般において必要とされます．そして，関節可動域を測定することは，障害程度を評価する手段として最も基本的で，かつ重要なものです．この講義では，関節可動域測定の意義と目的を学び，そのうえで，関節可動域測定の基本である『関節可動域表示ならびに測定法』を学習します．

　『関節可動域表示ならびに測定法』では，関節可動域表示ならびに測定法の原則を学ぶとともに，各関節における関節可動域測定法（基本軸，移動軸，測定肢位および注意点，参考可動域角度）を理解します．

　関節可動域測定の基本を学ぶにあたり，以下の項目について確認・整理しておきましょう．

　　□ 全身の関節名，各関節の構造を復習しておく．
　　□ 全身の関節運動を復習しておく．

講義を終えて確認すること

　　□ 自動的関節可動域と他動的関節可動域の特徴を説明できる．
　　□ 関節可動域測定の目的について理解できた．
　　□ 『関節可動域表示ならびに測定法』の原則について理解できた．
　　□ 基本軸，移動軸，測定肢位および注意点，参考可動域角度を述べることができる．

講義

1. 関節可動域と関節可動域測定

1) 関節可動域

関節可動域(ROM)は，四肢および体幹の関節が自動的または他動的に矢状面，前額面，水平面内で，動きうる範囲である．

自動的関節可動域(自動ROM)は，被検者が自分の力で関節を動かした際のROMである．被検者の意思，筋力，筋収縮力，協調性，拮抗筋の影響を受けるが，疼痛や関節可動域制限(ROM制限)による日常生活の諸動作を推測するための有用な情報となり，実際の身体状況を把握できる．一方，他動的関節可動域(他動ROM)は，被検者の関節を検査者などが他動的に動かした際のROMである．関節の構築学的異常や，関節包，靱帯，筋などの軟部組織の伸張性についての情報を得ることができる．

2) 関節可動域測定

関節可動域測定(ROM-T)は，関節の最大可動範囲を測定し，その測定値でそれらの関節の可動域(運動範囲)を表現する方法であり，骨・関節はもちろん，筋・神経系に障害を有する人の障害程度を評価する手段として，最も基本的かつ重要なものである．

ROM-Tには，自動的関節可動域測定(自動ROM-T)と他動的関節可動域測定(他動ROM-T)がある．

一般的に，臨床では，他動ROMを測定するが，疾患によっては自動ROMを優先したり，自動ROMと他動ROMを比較したりする場合もある．

3) 関節可動域測定の目的

ROM制限は，ADLに多くの支障をきたす．被検者の現時点での状態を知り，治療介入による経時的な改善度を知るために，ROMを知ることが重要であり，次のことが目的となる．

①関節の運動範囲を判定する．
②障害の程度を把握する．
③関節の動きを阻害している因子を特定する．
④治療効果を判定する．
⑤前回の測定値と比較することで，現在の治療が適切であるか否かを判定する．
⑥定期的に測定し，その経過を検討することで，予後を予測する．
⑦ROMが改善することで，被検者のモチベーションを引き出す心理的効果がある．
⑧筋力検査の判定材料となる．
⑨記録を，学術的資料として活用できる．

2. 関節可動域表示ならびに測定法

ROMは，角度を数量的に表示する．その出発肢位(基本的肢位)の角度の取り方によってさまざまな表示法があったが，現在では，日本整形外科学会と日本リハビリテーション医学会による『関節可動域表示ならびに測定法』[1]が広く用いられている．

『関節可動域表示ならびに測定法』

Ⅰ. 関節可動域表示ならびに測定法の原則

1. 関節可動域表示ならびに測定法の目的

日本整形外科学会と日本リハビリテーション医学会が制定する関節可動域表示ならびに測定法は，整形外科医，リハビリテーション医ばかりでなく，医療，福祉，行政

その他の関連職種の人々をも含めて，関節可動域を共通の基盤で理解するためのものである．したがって，実用的でわかりやすいことが重要であり，高い精度が要求される計測，特殊な臨床評価，詳細な研究のためには，それぞれの目的に応じた測定方法を検討する必要がある．

2. 基本肢位

Neutral Zero Method を採用しているので，Neutral Zero Starting Position が基本肢位であり，おおむね解剖学的肢位と一致する．ただし，肩関節水平屈曲・伸展については肩関節外転 90°の肢位，肩関節外旋・内旋については肩関節外転 0°で肘関節 90°屈曲位，前腕の回外・回内については手掌面が矢状面にある肢位，股関節外旋・内旋については股関節屈曲 90°で膝関節屈曲 90°の肢位をそれぞれ基本肢位とする．

3. 関節の運動

1) 関節の運動は直交する 3 平面，すなわち前額面，矢状面，水平面を基本面とする運動である．ただし，肩関節の外旋・内旋，前腕の回外・回内，股関節の外旋・内旋，頸部と胸腰部の回旋は，基本肢位の軸を中心とした回旋運動である．また，足部の内がえし・外がえし，母指の対立は複合した運動である．

2) 関節可動域測定とその表示で使用する関節運動とその名称を以下に示す．なお，下記の基本的名称以外によく用いられている用語があれば（）内に併記する．

(1) 屈曲と伸展

多くは矢状面の運動で，基本肢位にある隣接する 2 つの部位が近づく動きが屈曲，遠ざかる動きが伸展である．ただし，肩関節，頸部・体幹に関しては，前方への動きが屈曲，後方への動きが伸展である．また，手関節，手指，足関節，足指に関しては，手掌または足底への動きが屈曲，手背または足背への動きが伸展である．

(2) 外転と内転

多くは前額面の運動で，体幹や手指の軸から遠ざかる動きが外転，近づく動きが内転である．

(3) 外旋と内旋

肩関節および股関節に関しては，上腕軸または大腿軸を中心として外方へ回旋する動きが外旋，内方へ回旋する動きが内旋である．

(4) 回外と回内

前腕に関しては，前腕軸を中心にして外方に回旋する動き（手掌が上を向く動き）が回外，内方に回旋する動き（手掌が下を向く動き）が回内である．

(5) 水平屈曲と水平伸展

水平面の運動で，肩関節を 90°外転して前方への動きが水平屈曲，後方への動きが水平伸展である．

(6) 挙上と引き下げ（下制）

肩甲帯の前額面の運動で，上方への動きが挙上，下方への動きが引き下げ（下制）である．

(7) 右側屈・左側屈

頸部，体幹の前額面の運動で，右方向への動きが右側屈，左方向への動きが左側屈である．

(8) 右回旋と左回旋

頸部と胸腰部に関しては右方に回旋する動きが右回旋，左方に回旋する動きが左回旋である．

(9) 橈屈と尺屈

手関節の手掌面の運動で，橈側への動きが橈屈，尺側への動きが尺屈である．

MEMO
Neutral Zero Method, Neutral Zero Starting Position
関節のすべての運動は，定義されたゼロの出発点の位置（Neutral Zero Starting Position）から測定する方法（Neutral Zero Method）で測定される．1936年，Cave と Roberts によって発表された原則である．

（10）母指の橈側外転と尺側内転

母指の手掌面の運動で，母指の基本軸から遠ざかる動き（橈側への動き）が橈側外転，母指の基本軸に近づく動き（尺側への動き）が尺側内転である．

（11）掌側外転と掌側内転

母指の手掌面に垂直な平面の運動で，母指の基本軸から遠ざかる動き（手掌方向への動き）が掌側外転，基本軸に近づく動き（背側方向への動き）が掌側内転である．

（12）対立

母指の対立は，外転，屈曲，回旋の3要素が複合した運動であり，母指で小指の先端または基部を触れる動きである．

（13）中指の橈側外転と尺側外転

中指の手掌面の運動で，中指の基本軸から橈側へ遠ざかる動きが橈側外転，尺側へ遠ざかる動きが尺側外転である．

（14）外がえしと内がえし

足部の運動で，足底が外方を向く動き（足部の回内，外転，背屈の複合した運動）が外がえし，足底が内方を向く動き（足部の回外，内転，底屈の複合した運動）が内がえしである．

足部長軸を中心とする回旋運動は回外，回内と呼ぶべきであるが，実際は，単独の回旋運動は生じえないので，複合した運動として外がえし，内がえしとした．また，外反，内反という用語も用いるが，これらは足部の変形を意味しており，関節可動域測定時に関節運動の名称としては使用しない．

4. 関節可動域の測定方法

1) 関節可動域は，他動運動でも自動運動でも測定できるが，原則として他動運動による測定値を表記する．自動運動による測定値を用いる場合は，そのむね明記する〔5の2）の（1）参照〕．
2) 角度計は十分な長さの柄がついているものを使用し，通常は5°刻みで測定する．
3) 基本軸，移動軸は，四肢や体幹において外見上わかりやすい部位を選んで設定されており，運動学上のものとは必ずしも一致しない．また，手指および足指では角度計の当てやすさを考慮して，原則として背側に角度計を当てる．
4) 基本軸と移動軸の交点を角度計の中心に合わせる．また，関節の運動に応じて，角度計の中心を移動させてもよい．必要に応じて移動軸を平行移動させてもよい．
5) 多関節筋が関与する場合，原則としてその影響を除いた肢位で測定する．たとえば，股関節屈曲の測定では，膝関節を屈曲しハムストリングスをゆるめた肢位で行う．
6) 肢位は「測定肢位および注意点」の記載に従うが，記載のないものは肢位を限定しない．変形，拘縮などで所定の肢位がとれない場合は，測定肢位がわかるように明記すれば異なる肢位を用いてもよい〔5の2）の（2）参照〕．
7) 筋や腱の短縮を評価する目的で多関節筋を緊張させた肢位で関節可動域を測定する場合は，測定方法がわかるように明記すれば多関節筋を緊張させた肢位を用いてもよい〔5の2）の（3）参照〕．

5. 測定値の表示

1) 関節可動域の測定値は，基本肢位を0°として表示する．たとえば，股関節の可動域が屈曲位20°から70°であるならば，この表現は以下の2通りとなる．
   (1) 股関節の関節可動域は屈曲20°から70°（または屈曲20°〜70°）
   (2) 股関節の関節可動域は屈曲は70°，伸展は−20°
2) 関節可動域の測定に際し，症例によって異なる測定法を用いる場合や，その他関節可動域に影響を与える特記すべき事項がある場合は，測定値とともにその旨併記する．

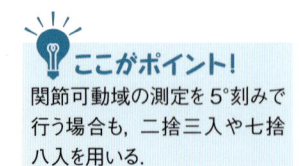

> **ここがポイント！**
> 関節可動域の測定を5°刻みで行う場合も，二捨三入や七捨八入を用いる．

(1) 自動運動を用いて測定する場合は，その測定値を（ ）で囲んで表示するか，「自動」または「active」などと明記する．
(2) 異なる肢位を用いて測定する場合は，「背臥位」「座位」などと具体的に肢位を明記する．
(3) 多関節筋を緊張させた肢位を用いて測定する場合は，その測定値を〈 〉で囲んで表示するが，「膝伸展位」などと具体的に明記する．
(4) 疼痛などが測定値に影響を与える場合は，「痛み」「pain」などと明記する．

6. 参考可動域

関節可動域は年齢，性，肢位，個体による変動が大きいので，正常値は定めず参考可動域として記載した．関節可動域の異常を判定する場合は，健側上下肢の関節可動域，参考可動域，（附）関節可動域の参考値一覧表，年齢，性，測定肢位，測定方法などを十分考慮して判定する必要がある．

Ⅱ. 上肢測定

部位名	運動方向	参考可動域角度	基本軸	移動軸	測定肢位および注意点	参考図
肩甲帯 shoulder girdle	屈曲 flexion	20	両側の肩峰を結ぶ線	頭頂と肩峰を結ぶ線		
	伸展 extension	20				
	挙上 elevation	20	両側の肩峰を結ぶ線	肩峰と胸骨上縁を結ぶ線	前面から測定する*	
	引き下げ（下制）depression	10				
肩 shoulder（肩甲帯の動きを含む）	屈曲（前方挙上）forward flexion	180	肩峰を通る床への垂直線（立位または座位）	上腕骨	前腕は中間位とする 体幹が動かないように固定する 脊柱が前後屈しないように注意する	
	伸展（後方挙上）backward extension	50				
	外転（側方挙上）abduction	180	肩峰を通る床への垂直線（立位または座位）	上腕骨	体幹の側屈が起こらないように90°以上になったら前腕を回外することを原則とする	
	内転 adduction	0			⇨［Ⅵ．その他の検査法］参照	
	外旋 external rotation	60	肘を通る前額面への垂直線	尺骨	上腕を体幹に接して，肘関節を前方90°に屈曲した肢位で行う 前腕は中間位とする	
	内旋 internal rotation	80			⇨［Ⅵ．その他の検査法］参照	
	水平屈曲 horizontal flexion (horizontal adduction)	135	肩峰を通る矢状面への垂直線	上腕骨	肩関節を90°外転位とする	
	水平伸展 horizontal extension (horizontal abduction)	30				

*執筆者補足　肩甲帯の挙上と引き下げは，前面から測定する場合もある．

部位名	運動方向	参考可動域角度	基本軸	移動軸	測定肢位および注意点	参考図
肘 elbow	屈曲 flexion	145	上腕骨	橈骨	前腕は回外位とする	
	伸展 extension	5				
前腕 forearm	回内 pronation	90	上腕骨	手指を伸展した手掌面	肩の回旋が入らないように肘を90°に屈曲する	
	回外 supination	90				
手 wrist	屈曲（掌屈） flexion (palmarflexion)	90	橈骨	第2中手骨	前腕は中間位とする	
	伸展（背屈） extension (dorsiflexion)	70				
	橈屈 radial deviation	25	前腕の中央線	第3中手骨	前腕を回内位で行う	
	尺屈 ulnar deviation	55				

Ⅲ．手指測定

部位名	運動方向	参考可動域角度	基本軸	移動軸	測定肢位および注意点	参考図
母指 thumb	橈側外転 radial abduction	60	示指（橈骨の延長上）	母指	運動は手掌面とする 以下の手指の運動は，原則として手指の背側に角度計を当てる	
	尺側内転 ulnar adduction	0				
	掌側外転 palmar abduction	90			運動は手掌面に直角な面とする	
	掌側内転 palmar adduction	0				
	屈曲（MCP） flexion	60	第1中手骨	第1基節骨		
	伸展（MCP） extension	10				
	屈曲（IP） flexion	80	第1基節骨	第1末節骨		
	伸展（IP） extension	10				

5 関節可動域測定（1） 関節可動域測定の基本

部位名	運動方向	参考可動域角度	基本軸	移動軸	測定肢位および注意点	参考図
指 fingers	屈曲（MCP） flextion	90	第2～5中手骨	第2～5基節骨	⇨［Ⅵ. その他の検査法］参照	
	伸展（MCP） extension	45				
	屈曲（PIP） flexion	100	第2～5基節骨	第2～5中節骨		
	伸展（PIP） extension	0				
	屈曲（DIP） flexion	80	第2～5中節骨	第2～5末節骨		
	伸展（DIP） extension	0			DIPは10°の過伸展をとりうる	
	外転 abduction		第3中手骨延長線	第2, 4, 5指軸	中指の運動は橈側外転，尺側外転とする	
	内転 adduction				⇨［Ⅵ. その他の検査法］参照	

Ⅳ．下肢測定

部位名	運動方向	参考可動域角度	基本軸	移動軸	測定肢位および注意点	参考図
股 hip	屈曲 flexion	125	体幹と平行な線	大腿骨（大転子と大腿骨外顆の中心を結ぶ線）	骨盤と脊柱を十分に固定する 屈曲は背臥位，膝屈曲位で行う 伸展は腹臥位，膝伸展位で行う	
	伸展 extension	15				
	外転 abduction	45	両側の上前腸骨棘を結ぶ線への垂直線	大腿中央線（上前腸骨棘より膝蓋骨中心を結ぶ線）	背臥位で骨盤を固定する 下肢は外旋しないようにする 内転の場合は，反対側の下肢を屈曲挙上してその下を通して内転させる	
	内転 adduction	20				
	外旋 external rotation	45	膝蓋骨より下ろした垂直線	下腿中央線（膝蓋骨中心より足関節内外果中央を結ぶ線）	背臥位で，股関節と膝関節を90°屈曲位にして行う 骨盤の代償を少なくする	
	内旋 internal rotation	45				
膝 knee	屈曲 flexion	130	大腿骨	腓骨（腓骨頭と外果を結ぶ線）	屈曲は股関節を屈曲位で行う	
	伸展 extension	0				
足 ankle	屈曲（底屈） flexion (plantar flexion)	45	腓骨への垂直線	第5中足骨	膝関節を屈曲位で行う	
	伸展（背屈） extension (dorsiflexion)	20				

部位名	運動方向	参考可動域角度	基本軸	移動軸	測定肢位および注意点	参考図
足部 foot	外がえし eversion	20	下腿軸への垂直線	足底面	膝関節を屈曲位で行う	
	内がえし inversion	30				
	外転 abduction	10	第1，第2中足骨のあいだの中央線	同左	足底で足の外縁または内縁で行うこともある	
	内転 adduction	20				
母指（趾） great toe	屈曲（MTP） flexion	35	第1中足骨	第1基節骨		
	伸展（MTP） extension	60				
	屈曲（IP） flexion	60	第1基節骨	第1末節骨		
	伸展（IP） extension	0				
足指 toes	屈曲（MTP） flexion	35	第2〜5中足骨	第2〜5基節骨		
	伸展（MTP） extension	40				
	屈曲（PIP） flexion	35	第2〜5基節骨	第2〜5中節骨		
	伸展（PIP） extension	0				
	屈曲（DIP） flexion	50	第2〜5中節骨	第2〜5末節骨		
	伸展（DIP） extension	0				

V．体幹測定

部位名	運動方向		参考可動域角度	基本軸	移動軸	測定肢位および注意点	参考図
頸部 cervical spines	屈曲（前屈） flexion		60	肩峰を通る床への垂直線	外耳孔と頭頂を結ぶ線	頭部体幹の側面で行う 原則として腰かけ座位とする	
	伸展（後屈） extension		50				
	回旋 rotation	左回旋	60	両側の肩峰を結ぶ線への垂直線	鼻梁と後頭結節を結ぶ線	腰かけ座位で行う	
		右回旋	60				
	側屈 lateral bending	左側屈	50	第7頸椎棘突起と第1仙椎の棘突起を結ぶ線	頭頂と第7頸椎棘突起を結ぶ線	体幹の背面で行う 腰かけ座位とする	
		右側屈	50				

部位名	運動方向		参考可動域角度	基本軸	移動軸	測定肢位および注意点	参考図
胸腰部 thoracic and lumbar spines	屈曲（前屈）flexion		45	仙骨後面	第1胸椎棘突起と第5腰椎棘突起を結ぶ線	体幹側面より行う 立位，腰かけ座位または側臥位で行う 股関節の運動が入らないように行う ⇨［Ⅵ．その他の検査法］参照	
	伸展（後屈）extension		30				
	回旋 rotation	左回旋	40	両側の後上腸骨棘を結ぶ線	両側の肩峰を結ぶ線	座位で骨盤を固定して行う	
		右回旋	40				
	側屈 lateral bending	左側屈	50	ヤコビー（Jacoby）線の中点にたてた垂直線	第1胸椎棘突起と第5腰椎棘突起を結ぶ線	体幹の背面で行う 腰かけ座位または立位で行う	
		右側屈	50				

Ⅵ．その他の検査法

部位名	運動方向	参考可動域角度	基本軸	移動軸	測定肢位および注意点	参考図
肩 shoulder（肩甲骨の動きを含む）	外旋 external rotation	90	肘を通る前額面への垂直線	尺骨	前腕は中間位とする 肩関節は90°外転し，かつ肘関節は90°屈曲した肢位で行う	
	内旋 internal rotation	70				
	内転 adduction	75	肩峰を通る床への垂直線	上腕骨	20°または45°肩関節屈曲位で行う 立位で行う	
母指 thumb	対立 opposition				母指先端と小指基部（または先端）との距離（cm）で表示する	
指 fingers	外転 abduction		第3中手骨延長線	2, 4, 5指軸	中指先端と2, 4, 5指先端との距離（cm）で表示する	
	内転 adduction					
	屈曲 flexion				指尖と近位手掌皮線（proximal palmar crease）または遠位手掌皮線（distal palmar crease）との距離（cm）で表示する	

部位名	運動方向	参考可動域角度	基本軸	移動軸	測定肢位および注意点	参考図
胸腰部 thoracic and lumbar spines	屈曲 flexion				最大屈曲は，指先と床とのあいだの距離（cm）で表示する	

VII. 顎関節計測

顎関節 temporo-mandibular joint	開口位で上顎の正中線で上歯と下歯の先端とのあいだの距離（cm）で表示する 左右偏位（lateral deviation）は上顎の正中線を軸として下歯列の動きの距離を左右とも cm で表示する 参考値は上下第1切歯列対向縁線間の距離5.0cm，左右偏位は1.0cm である

（附）関節可動域の参考値一覧表

関節可動域は，人種，性別，年齢等による個人差も大きい．また，検査肢位等により変化があるので，ここに参考値の一覧表を付した．

部位名および運動方向	注1	注2	注3	注4	注5
肩					
屈曲	130	150	170	180	173
伸展	80	40	30	60	72
外転	180	150	170	180	184
内転	45	30		75	0
内旋	90	40	60	80	
肩外転90°				70	81
外旋	40	90	80	60	
肩外転90°				90	103
肘					
屈曲	150	150	135	150	146
伸展	0	0	0	0	4
前腕					
回内	50	80	75	80	87
回外	90	80	85	80	93
手					
伸展	90	60	65	70	80
屈曲		70	70	80	86
尺屈	30	30	40	30	
橈屈	15	20	20	20	
母指					
外転（橈側）	50		55	70	
屈曲					
CM				15	
MCP	50	60	50	50	
IP	90	80	75	80	
伸展					
CM				20	
MCP	10		5	0	
IP	10		20	20	
指					
屈曲					
MCP			90	90	90
PIP			100	100	100
DIP	90	70	70	90	
伸展					
MCP	45			45	
PIP				0	
DIP				0	

5 関節可動域測定（1） 関節可動域測定の基本

部位名および運動方向	注1	注2	注3	注4	注5
股					
屈曲	120	100	110	120	132
伸展	20	30	30	30	15
外転	55	40	50	45	46
内転	45	20	30	30	23
内旋				45	38
外旋				45	46
膝					
屈曲	145	120	135	135	154
伸展	10			10	0
足					
伸展（背屈）	15	20	15	20	26
屈曲（底屈）	50	40	50	50	57
母指（趾）					
屈曲					
MTP		30	35	45	
IP		30		90	
伸展					
MTP		50	70	70	
IP		0		0	
足指					
屈曲					
MTP		30		40	
PIP		40		35	
DIP		50		60	
伸展					
MTP					
PIP					
DIP					
頸部					
屈曲		30		45	
伸展		30		45	
側屈		40		45	
回旋		30		60	
胸腰部					
屈曲		90		80	
伸展		30		20〜30	
側屈		20		35	
回旋		30		45	

注：1. A System of Joint Measurements, William A. Clake, Mayo Clinic, 1920.
　2. The Committee on Medical Rating of Physical Impairment, Journal of American Medical Association, 1958.
　3. The Committee of California Medical Association and Industrial Accident Commission of the State of California, 1960.
　4. The Committee on Joint Motion, American Academy of Orthopaedic Surgeons, 1965.
　5. 渡辺英夫ほか：健康日本人における四肢関節可動域について．年齢による変化．日整会誌 1979；53：275-291.
　なお，5の渡辺らによる日本人の可動域は，10歳以上80歳未満の平均値をとったものである．
　（日本リハビリテーション医学会．関節可動域表示ならびに測定法．リハ医学 1995；32（4）：207-217[1]）

■引用文献

1) 日本リハビリテーション医学会．関節可動域表示ならびに測定法．リハ医学 1995；32（4）：207-217.

Step up

1. 拘縮と強直

　従来，ROM制限は強直（ankylosis）と拘縮（contracture）とに分類され，前者は関節端，関節軟骨，関節包，靱帯などの関節構成体そのものの変化（関節包内の病変）により，後者は皮膚，皮下組織，筋，神経などの関節周囲に存在する関節構成体以外の軟部組織の変化（関節包外の病変）により生じる運動障害と定義されていた．

　しかし先天性の骨癒合症や軟骨破壊後の骨性強直などの例外を除いては，関節周囲軟部組織と関節構成体の変化が合併している場合が多く，拘縮と強直を厳密に区別することは困難である．そのため，現在では，他動ROMがほとんど，もしくは完全に消失した状態を強直と呼び，それ以外を拘縮とするのが一般的である．

2. 拘縮の分類

　拘縮は，先天性内反足などの先天性拘縮と，後天的な原因で発生する後天性拘縮に区別される．後天性拘縮については，ホッファ（Hoffa）の分類が使用されている．ホッファの分類は古典的であり，拘縮の病態や発生機序の解明が進んできている現在では問題点もあるが，これに代わるべき分類法が確立されていないためここに紹介する．

1）皮膚性拘縮
　皮膚の火傷，創傷，炎症などによる瘢痕性拘縮が大部分である．

2）結合織性拘縮
　皮下組織，靱帯，腱などの結合組織の収縮によるものである．

3）筋性拘縮
　筋の短縮，萎縮が原因とされ，関節が特定の肢位で長期間固定されて生じた拘縮である．筋の疾患，損傷のあとに瘢痕を形成して生じる拘縮，筋の阻血で生じるフォルクマン（Volkmann）拘縮（阻血性拘縮）も含む．

4）神経性拘縮
　拘縮の原因が神経疾患に由来するものをいい，①疼痛を回避するために反射性および逃避性に強制肢位を長くとる場合に生じる反射性拘縮，②中枢神経系の疾患，損傷により，痙性麻痺をきたし，筋緊張亢進のために生じる拘縮とされる痙性拘縮，③脊髄，末梢神経系の損傷，疾病によって弛緩性麻痺をきたし，拘縮を起こしたものである弛緩性麻痺性拘縮の3つがある．

5）関節性拘縮
　関節構成体軟部組織すなわち，滑膜，関節包，靱帯などが炎症，損傷によって収縮したものとされる．しかし，これらの組織は結合組織であるため，結合織性拘縮にも分類できる．

3. 強直の分類

　拘縮と同様に，強直も先天性骨癒合症のような先天性強直と，後天的な原因で発生する後天性強直に区別される．後天性強直は，結合組織の問題によって生じた線維性強直と，軟骨破壊後の骨性強直に分類される．

1）線維性強直
　関節の対向面の一部または全部が結合組織で癒合したもので，一部の場合は多少なりとも他動ROMが残っていることもある．原因はさまざまであるが，その多くは拘縮が進行した結果，生じたものである．線維性強直における結合組織の変化は非可逆的であると考えられ，観血的治療以外に改善は見込めない．

2）骨性強直
　関節リウマチなどで軟骨が破壊された後に発生することがあり，関節の対向面が骨組織で結合され，両骨端間の骨梁は連続して1本の骨のようになるものである．

■参考文献
1) 沖田　実．関節可動域制限とは．沖田　実（編）．関節可動域制限―病態の理解と治療の考え方．東京：三輪書店；2008. pp2-17.
2) 安藤徳彦．関節拘縮の発生機序．上田　敏ほか（編）．リハビリテーション基礎医学，第2版．東京：医学書院；1994. pp213-222.

LECTURE 6

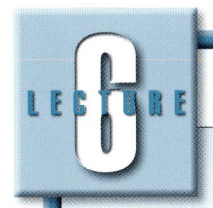

関節可動域測定(2)
関節可動域測定の実技

到達目標

- 関節可動域測定の原則を理解する．
- 関節可動域測定の手順を理解し，基本的な技術レベルで実施する．
- 関節可動域測定の注意事項と禁忌事項を理解する．
- 関節可動域測定で起こりやすい代償運動を理解する．
- エンドフィールについて理解する．

この講義を理解するために

　この講義では，前回の講義で学習した『関節可動域表示ならびに測定法』をもとに，具体的手順を学びます．関節可動域測定を適切に実施するためには，正確に関節可動域を測定でき，その結果を正しく解釈できるようになる必要があります．そのためには，正しい手順を理解することはもちろんのこと，測定の際に起こりやすい代償運動，対象者の状態（年齢や疾患），エンドフィールの理解が欠かせません．ここでは，これらを学び，関節可動域測定全般の一連の流れを実施できるようにします．

　関節可動域測定の実技を学ぶにあたり，以下の項目について確認・整理しておきましょう．

- □ Lecture 5 の関節可動域測定の基本を復習しておく．
- □ 理学療法の対象となる運動器系疾患と中枢神経系疾患について基本的な内容を学習しておく．

講義を終えて確認すること

- □ 関節可動域測定の原則を理解できた．
- □ 関節可動域測定の手順に沿って，健常者の可動域を測定できた．
- □ 運動器系疾患，中枢神経系疾患，高齢者に特有の注意事項と禁忌事項を理解できた．
- □ 関節可動域測定で起こりやすい代償運動を理解できた．
- □ 正常な（生理的）エンドフィールと異常なエンドフィールの分類とその例を説明できる．
- □ 関節可動域の制限因子について理解できた．

講義

1. 関節可動域測定の原則

1) 基本的肢位

ROM-Tにおける基本的肢位とは，①関節を0°の開始肢位にする，②ROMの全運動範囲を動かすことができる，③関節の近位を固定できる，という条件をもつものであり，必ずしも解剖学的肢位を0°としていない．

2) 測定器具
(1) ゴニオメーター（角度計）

ROMを測定する器具には，一般的にゴニオメーターがある（図1）．さまざまな形状のものが市販されているが，大きく万能型と特殊型に分けられる．万能型には，金属製とプラスチック製のものがある．万能型は，2本の腕木（固定軸と移動軸）をもち，一方（固定軸）に丸形もしくは半円形の分度計がついた形状をしている．分度計は左右から0～180°の目盛りがつけられていて，左右どちらからも読みとることができるようになっている．特殊型は特定の関節を測定するために使用されるもので，指関節測定用としての三関節角度計がその例である．

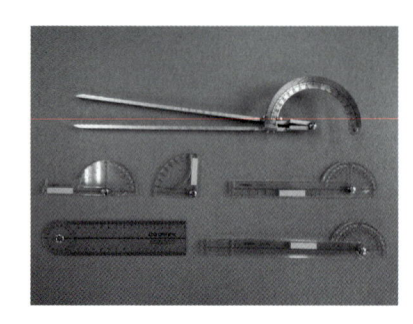

図1　ゴニオメーター

(2) メジャー（巻尺）

メジャー（Lecture 4の図1参照）は，2点間の直線もしくは曲線上の距離を測定し，関節の可動範囲として表記する場合に用いられる．特に，複合した関節の動き（肩関節，脊椎など）を簡便に測ることができ，臨床上有用な値として利用されている．

3) 関節可動域測定の原則

①ROMは，自動ROMでも他動ROMでも測定できるが，原則的には他動ROMとする．自動ROMを用いる場合は，その旨を記載する．
②ゴニオメーターの腕木の長さは，測定部位の長さに合うものを使用する．
③基本軸を固定する．
④基本軸と移動軸の交点をゴニオメーターの中心に合わせる．関節の運動に応じて，ゴニオメーターの中心を移動させてもよい．また，移動軸を平行移動させてもよい．
⑤測定結果は，誤差を考慮し，通常は5°刻みで測定し，それ以下は四捨五入する．
⑥ROMは個人差が大きく，『関節可動域表示ならびに測定法』の参考可動域角度が正常値というわけではない．

2. 関節可動域測定の手順

1) 検査前準備

①担当医からの情報，カルテからの情報，画像所見などを確認する．関節運動により症状（疼痛や神経症状など）が悪化する，または悪化する可能性が考えられる場合は，ROM-Tが禁忌となることがある．
②問診および障害となっている関節運動を観察・分析し，検査すべき評価項目を決定する．
③測定する順序を肢位別に計画する（肢位の変換はできるかぎり少なくする）．

ここがポイント！
臨床においては，環境や被検者の状態により基本的肢位をとれない場合がある．その場合は，必ずその肢位を詳細に記録する．特に経過観察においては，初期評価時とその後の評価を比較するために，同じ肢位で測定しなければならない．

ここがポイント！
基本的肢位にはいくつかの肢位がある．1回の測定時間で複数の関節や動きを測定しようとするときは，被検者が不必要な動きをしないですむように，同一の肢位で可能なすべての測定を行えるように計画を立てるべきである．

ゴニオメーター（goniometer）

ここがポイント！
ゴニオメーターは，使い慣れたものを用意する必要がある．個人のゴニオメーターをもつのもよい．1人でROM-Tを行うことを考えると，片手で操作できるものがよい．またROM-Tを単独で行うことは少ないので，他の検査器具，たとえば，感覚検査器具や打腱器なども準備しておくとよい．

ここがポイント！
2点間の距離が近い場合，メジャーを用いずに，指の幅（1横指，2横指など）で代用して測定する場合があるが，指の幅には個人差があるため，メジャーを用いたほうがよい．

④ゴニオメーター，タオル，記録用紙を準備する．

2) 被検者に対するオリエンテーション
① 被検者にオリエンテーションを行い，安楽な姿勢をとらせる．初対面の場合や疼痛が強い場合は，被検者がリラックスできるように十分なオリエンテーションが必要である．
② 自己紹介と評価目的，体位変換，触診および測定部位の露出について説明する．
③ ROM-T の目的と方法を，あらかじめわかりやすく説明する．
④ ゴニオメーターの説明と実演をする．
⑤ 測定肢位の説明と実演をする．
⑥ 被検者が理解したことを確認し，了解を得る．

3) 検査
① 検査は『関節可動域表示ならびに測定法』に従うことが一般的である．
② 正確を期するためと測定部位の状態（腫脹，発赤，変形など）を観察するために，できるかぎり測定部位を露出させる（プライバシーや室温に配慮する）．
③ 左右差のある疾患では，非障害側を最初に検査する．そうすることで，不安感を軽減させることができ，障害側の比較基準となる．また，被検者の運動レベルの把握も可能となるだけでなく，その後の測定での動きの理解にもつながる．
④ 障害側の測定では自動 ROM，他動 ROM の順に行う．自動 ROM を確認することで筋力の程度，疼痛の有無と出現角度，おおよその可動範囲を知ることができる．他動 ROM を行う際に筋緊張が高い場合は，リラクセーションをはかってから，ゆっくりと関節運動を行い測定する．
⑤ 開始肢位にゴニオメーターを当て目盛りを読み記録する．そして，関節を他動的にゆっくりと最終域まで動かし，ゴニオメーターを当てその値を読み記録する．その際，エンドフィール（後述）も確認する．疼痛のあるときには，どの範囲で疼痛が生じるか記録する．
⑥ 逃避的な動きがある場合は，先に疼痛の評価を行う．
⑦ 測定している部位のみではなく，被検者の表情やしぐさなども確認する．
⑧ 角度を読み取る際には，ゴニオメーターの目盛りと目線は，できるかぎり同じ高さにする．

4) 記録
記録用紙にはさまざまなものがあるが，同一紙に数回の測定値が記録でき，前後の比較ができる形式が望ましい（**表1，2**）．記録に含まれるべき基本的項目は，以下の通りである．
① 被検者の氏名・年齢・性別，検査者の氏名，測定日と時間，測定場所．
② 使用したゴニオメーターの種類．
③ 基本的肢位か否か，またはその説明と測定方法．
④ 測定は，数値のみを記入し，°（度）は記入しないほうがよい．
⑤ 被検者が訴えた主観的情報（不快感や疼痛など）と，検査中に検査者が観察した客観的情報（防御的筋スパズムや軋轢音など）．
⑥ 疼痛が生じた場合，その部位と程度を必ず記録する．なお臨床においては，記載時に数字の末尾に「p」（pain；疼痛の略）と付記することが多い．

5) その他
① 自動 ROM もしくは他動 ROM 中に疼痛のない正常な ROM があれば，ROM は「正常」，「N」（normal）または「正常範囲」，「WNL」（within normal limit）と記録する．

ここがポイント！
被検者の身体に触れる際には，指先に力を入れないよう注意し，接触面を広くすることで不安感が軽減し，リラックスした状態を得られることが多い．防御性筋収縮が起こらないようにゆっくりと関節を動かす．

ここがポイント！
ゴニオメーターの当て方は，被検者の身体に軽く触れる程度でよい．関節の運動を妨げたり，圧迫したりしない．

ここがポイント！
一般に，上肢の測定は，下肢の測定より信頼性が高いとされている．しかし，たとえば肩関節は最も可動域が広い球関節で，複雑な解剖学的特性をもつ．そのため測定に際しては，解剖学的知識に基づく配慮が必要となる．

ここがポイント！
両側運動での比較では，より代償運動が確認しやすくなる．

ここがポイント！
上肢の測定を座位で行う場合は，両下肢を床に接地させるなど，固定性・安定性を高めた肢位で行う．

表1 上肢の関節可動域評価表

氏名：　　　　様（　歳　男・女）　　疾患名：　　　　　　　障害部位　左・右（　　）

左		検査者	右	
年　月　日	年　月　日	検査日	年　月　日	年　月　日
Passive（Active）	Passive（Active）		Passive（Active）	Passive（Active）
		肩甲帯　屈曲 0〜20		
		伸展 0〜20		
		挙上 0〜20		
		引き下げ 0〜10		
		肩　屈曲 0〜180		
		伸展 0〜50		
		外転 0〜180		
		内転 0		
		外旋 0〜60		
		内旋 0〜80		
		水平屈曲 0〜135		
		水平伸展 0〜30		
		肘　屈曲 0〜145		
		伸展 0〜5		
		前腕　回外 0〜90		
		回内 0〜90		
		手　屈曲 0〜90		
		伸展 0〜70		
		橈屈 0〜25		
		尺屈 0〜55		
		母指　橈側外転 0〜60		
		尺側内転 0		
		掌側外転 0〜90		
		掌側内転 0		
		MCP 屈曲 0〜60		
		MCP 伸展 0〜10		
		IP 屈曲 0〜80		
		IP 伸展 0〜10		
II	II	MCP 屈曲 0〜90	II	II
III	III		III	III
IV	IV		IV	IV
V	V		V	V
II	II	MCP 伸展 0〜45	II	II
III	III		III	III
IV	IV		IV	IV
V	V		V	V
II	II	PIP 屈曲 0〜100	II	II
III	III		III	III
IV	IV		IV	IV
V	V		V	V
II	II	手指　PIP 伸展 0	II	II
III	III		III	III
IV	IV		IV	IV
V	V		V	V
II	II	DIP 屈曲 0〜80	II	II
III	III		III	III
IV	IV		IV	IV
V	V		V	V
II	II	DIP 伸展 0	II	II
III	III		III	III
IV	IV		IV	IV
V	V		V	V

表2 下肢・体幹の関節可動域評価表

氏名：　　　　　様（　歳　男・女）　疾患名：　　　　　障害部位　左・右（　　）

左		検査者	右	
年　月　日	年　月　日	検査日	年　月　日	年　月　日
Passive（Active）	Passive（Active）		Passive（Active）	Passive（Active）
		股　屈曲 0〜125		
		伸展 0〜15		
		外転 0〜45		
		内転 0〜20		
		外旋 0〜45		
		内旋 0〜45		
		膝　屈曲 0〜130		
		伸展 0		
		足部　底屈 0〜45		
		背屈 0〜20		
		外がえし 0〜20		
		内がえし 0〜30		
		外転 0〜10		
		内転 0〜20		
		母趾　MTP 屈曲 0〜35		
		MTP 伸展 0〜60		
		IP 屈曲 0〜60		
		IP 伸展 0		
Ⅱ	Ⅱ	MTP 屈曲 0〜35	Ⅱ	Ⅱ
Ⅲ	Ⅲ		Ⅲ	Ⅲ
Ⅳ	Ⅳ		Ⅳ	Ⅳ
Ⅴ	Ⅴ		Ⅴ	Ⅴ
Ⅱ	Ⅱ	MTP 伸展 0〜40	Ⅱ	Ⅱ
Ⅲ	Ⅲ		Ⅲ	Ⅲ
Ⅳ	Ⅳ		Ⅳ	Ⅳ
Ⅴ	Ⅴ		Ⅴ	Ⅴ
Ⅱ	Ⅱ	PIP 屈曲 0〜35	Ⅱ	Ⅱ
Ⅲ	Ⅲ		Ⅲ	Ⅲ
Ⅳ	Ⅳ		Ⅳ	Ⅳ
Ⅴ	Ⅴ		Ⅴ	Ⅴ
Ⅱ	Ⅱ	足趾　PIP 伸展 0	Ⅱ	Ⅱ
Ⅲ	Ⅲ		Ⅲ	Ⅲ
Ⅳ	Ⅳ		Ⅳ	Ⅳ
Ⅴ	Ⅴ		Ⅴ	Ⅴ
Ⅱ	Ⅱ	DIP 屈曲 0〜50	Ⅱ	Ⅱ
Ⅲ	Ⅲ		Ⅲ	Ⅲ
Ⅳ	Ⅳ		Ⅳ	Ⅳ
Ⅴ	Ⅴ		Ⅴ	Ⅴ
Ⅱ	Ⅱ	DIP 伸展 0	Ⅱ	Ⅱ
Ⅲ	Ⅲ		Ⅲ	Ⅲ
Ⅳ	Ⅳ		Ⅳ	Ⅳ
Ⅴ	Ⅴ		Ⅴ	Ⅴ
		頸部　屈曲 0〜60		
		伸展 0〜50		
		回旋 0〜60		
		側屈 0〜50		
		体幹　屈曲 0〜45		
		伸展 0〜30		
		回旋 0〜40		
		側屈 0〜50		

LECTURE 6

②参考値，左右差，年齢，性別，測定肢位，測定方法を十分考慮し判定する．
③一側のみではなく，両側を測定し，左右差を検討する．
④他動 ROM のみでなく，自動 ROM との角度差などの有無も検討する．
⑤2関節（多関節）筋が関与するときには，測定肢位により，関節の可動範囲に違いが出る場合がある．そのため，筋が短縮している場合は，その短縮の度合いを関節角度で表すために，筋が緊張する肢位（起始と停止が遠くなる肢位）と緊張しない肢位で測定する．

📖 **調べてみよう**
2関節（多関節）筋の影響による ROM の差について調べてみよう．

3. 関節可動域測定の留意点

1）注意事項，禁忌事項
（1）運動器系疾患がある場合
①頸椎病変を有する関節リウマチや頸髄症の場合は，頸部の運動が頸髄に悪影響を及ぼすおそれがあるため注意する．
②観血的治療後の測定では，手術方法，皮膚切開部位，切離筋，移植骨の有無，術後の禁忌肢位，禁忌となる運動，術中 ROM，神経損傷の有無などに関する情報を収集しておく．
③股関節の人工骨頭置換術の場合は，術後禁忌肢位は手術の侵入路によって異なるため，注意すべき運動方向も異なる．後側方侵入路では，股関節外旋筋群を切離して人工骨頭の接合が行われるので，屈曲・内転・内旋が組み合わされた過度な運動は脱臼の危険性を高める．前側方侵入路では，股関節外転筋を部分的に切離するため，脱臼肢位は股関節伸展・軽度内転（または外転）・外旋である．また，術後早期には，皮膚創部の伸張痛を訴えることも多いため，皮膚や軟部組織の治癒期間を考慮する．

（2）中枢神経系疾患がある場合
①姿勢による筋緊張変化に配慮する．
②弛緩性麻痺を呈する中枢神経系疾患では，筋緊張低下によって過可動性を呈する場合がある．
③肩関節の脱臼や亜脱臼の把握と，ない場合でも，特に測定の際には配慮する．
④高次脳機能障害に配慮する．
⑤重度感覚障害に配慮する．
⑥肩手症候群，視床痛，肩痛などの疼痛を分析する．

（3）高齢の場合
①加齢に伴い，骨・関節には形態変化が生じる．代表的なものに，変形性脊椎症，変形性関節症，骨粗鬆症がある．
②年齢相当の軟部組織の短縮に配慮する．
③将来的に阻害因子となる可能性を検討する．
④股関節外旋，膝関節屈曲を除く四肢の関節のほとんどの運動方向は，15歳以降に減少する傾向がある[1,2]．
⑤60歳以上の高齢者で ROM 制限が比較的大きいものは，肩関節屈曲・外転・外旋・内旋，肘関節伸展，手関節掌屈，股関節外転，足関節底屈である[1,2]．
⑥体幹の ROM 制限の影響に留意する（体幹 ROM の拡大は，ADL 改善に直結する場合がある）．

📖 **調べてみよう**
関節拘縮と関節強直について調べてみよう．

代償運動（ごまかし運動；trick motion）

2）代償運動
代償運動は，主に固定が不十分なことに起因し，目的とする（＝測定しようとする）関節以外の関節運動が同時に起こることである．代償運動を観察，触診から見分

4. エンドフィール

関節を他動的に動かしたときにROMの最終域で，それ以上の運動に対する抵抗として検査者が感じる抵抗感を，エンドフィールという．エンドフィールは，正常関節でも感じられるものと，疼痛やROM制限に関連した異常なものに分けられる．

エンドフィールはあくまでも検査者が関節を動かしたときに感じる抵抗感であり，絶対的な指標ではない．しかし，臨床経験を重ね，それぞれのエンドフィールの違いを感じ取れるようになると，問題点の把握がより的確になり，画像所見（X線，CT，MRIなど）とあわせて総合的に検討することで，適切な理学療法プログラムの立案に結びつく．

1) 正常な（生理的）エンドフィール

正常なエンドフィールには，軟部組織性，結合組織性，骨性がある．これらを理解することで，ROM制限因子を特定する手助けとなる．

(1) 軟部組織性

背臥位での膝関節屈曲などで，大腿後面と下腿後面の軟部組織どうしが接触し止まる感じの柔らかな抵抗感である．

(2) 結合組織性

関節包（股関節内旋など），筋（股関節伸展位での膝関節屈曲など），靱帯（前腕回外など）の伸張による制限で，弾性もしくは柔軟性のある抵抗感であるが，組織の太さによって異なる．多くの関節で感じられるエンドフィールである．

(3) 骨性

肘関節伸展で肘頭が肘頭窩に入り込み，骨と骨との接触によって止まる感じで，抵抗感が大きく，突然起こり，それ以上の動きは得られない抵抗感である．

2) 異常なエンドフィール

病的状態で感じられる異常なエンドフィールには，その制限因子として考えられる組織や状態によって，軟部組織性，結合組織性，骨性，虚性，ばね様遮断に分けられる．疼痛によるROM制限の場合，急性期であればエンドフィールを感じる前に，防御性筋収縮や筋スパズムによる抵抗感があり，エンドフィールとは異なる．

(1) 軟部組織性

筋スパズムにより通常のROMよりも早くまたは遅く起こるビクッとした感じで，疼痛や筋硬結もある．軟部組織の浮腫により正常可動域まで可動しない，滑膜炎により何かが介在している感じがする抵抗感である．

(2) 結合組織性

筋緊張の増加や関節包，筋，靱帯の短縮により，早期から感じられ，正常可動域まで可動しないが，ゆっくりとした伸張で若干延長する抵抗感である．

(3) 骨性

関節遊離体（関節鼠など），骨関節炎，化骨性筋炎などにより，通常制限されない角度での終止感である．疼痛を伴うことが多い．

(4) 虚性

まだ可動可能な角度で疼痛が生じ，限界域までの空きを感じる終止感である．これは急性関節炎，滑液包炎，腫瘍，心理的防御反応があるときなどに認められる．疼痛によりROMの最終域に至ることがないので，真のエンドフィールではない．

(5) ばね様遮断

半月板が関節内に挟み込まれたような場合の最終域で跳ね返るような（ゴム板が挟

エンドフィール (end feel；最終域感，運動終末感，終末抵抗感)

MEMO
筋スパズム
有痛性の持続的筋収縮．普通，筋が極度に短縮することで誘発され，他動的伸張で止まる．ときに生化学的異常が原因で起こる．

MEMO
筋硬結
触診に際して，筋が結節あるいはバンド様に硬く触れる有痛性の病的状態である．

虚性（empty feel）

まっているような）終止感である．

5. 判定基準

1) 関節可動域を決定する条件

生理的範囲において円滑な関節運動ができるためには，関節の構造（関節軟骨，関節包，靱帯など）に異常がないこと，関節周囲の軟部組織に異常（筋の短縮など）がないこと，関節運動に関与する動筋の筋力が十分であること，拮抗筋に十分な伸張性を有すること，関節運動で疼痛を生じないことが必要である．

日常生活との関係を考える場合は，自動ROMが有用な情報となりうる．測定関節の可動域の程度を把握するだけでなく，測定関節の可動性と隣接関節との関係についても検討しなければならない．日常動作に必要なROM（Lecture 7 Step up 参照）を考慮しながら，ROM制限が動作に及ぼす影響を明らかにし，運動・動作指導の方法について検討する．

2) 関節可動域の異常

ROMの異常には，ROMが制限される場合と過剰になる場合がある．また年齢，性別，肢位，個体による変動が大きいことを考慮する．エンドフィール，参考可動域との比較，左右差の比較を行う．

確定診断後のROM-Tにおいては，疾患の理解をふまえてROM制限が現疾患によるものであるか，不動などの廃用によるものであるのか，さらに，いずれの要因が多く占めているか注意深く検討するべきである．また，疾患特有のROM制限や関節の不安定性に起因する異常可動性についても評価するべきである．

3) 関節可動域の制限因子

ROM制限の因子は，いくつかの因子が複合して起こることが多く，それらは，関節構造に起因するものと，機能的因子に起因するものに大別される．関節構造に起因するものには，脱臼，骨棘，関節内遊離体，関節強直などがある．機能的因子に起因するものには，皮膚，筋，腱，関節包などの関節周囲の軟部組織による短縮，関節拘縮，中枢神経疾患による痙性，固縮や疼痛によるものなどがある．これらをふまえ，画像所見や筋力検査など他の結果をもとに，ROMの異常の原因を総合的に判断する．

■引用文献
1) 渡辺英夫ほか．健康日本人における四肢関節可動域について―年齢による変化．日整会誌 1979；53：1-17．
2) 岡部とし子ほか．各年代における健康人の関節可動域について―性別による変化．総合リハ 1980；8：41-56．

■参考文献
1) 伊藤俊一ほか（編）．ROM測定，第2版．東京：三輪書店；2010．
2) Cynthia CN, et al. 木村哲彦（監訳）．関節可動域測定法 可動域測定の手引き，改訂第2版．東京：協同医書出版社；2002．
3) 日本リハビリテーション医学会．関節可動域表示ならびに測定法．リハ医学 1995；32（4）：207-217．

6 関節可動域測定(2) 関節可動域測定の実技

Step up

代償運動の実技

前述した通り，代償運動を含めた測定結果は，ROM を過剰に見積もることにつながる．代償運動を見分けることができるようになるためには，代償運動を模倣し，正しい運動との違いを体感するとよい．

以下に，代表的な代償運動を示す．

1) 肩関節屈曲
体幹の後傾や伸展，腰椎前彎での代償に注意する（図1）．

2) 肩関節伸展
体幹の前傾や屈曲での代償に注意する（図2）．

3) 肩関節外転
体幹の側屈での代償に注意する（図3）．

4) 肩関節外旋
体幹の回旋での代償に注意する（図4）．

5) 肩関節内旋
体幹の回旋での代償に注意する（図5）．

6) 前腕回内
肩関節の内旋，外転での代償に注意する（図6）．

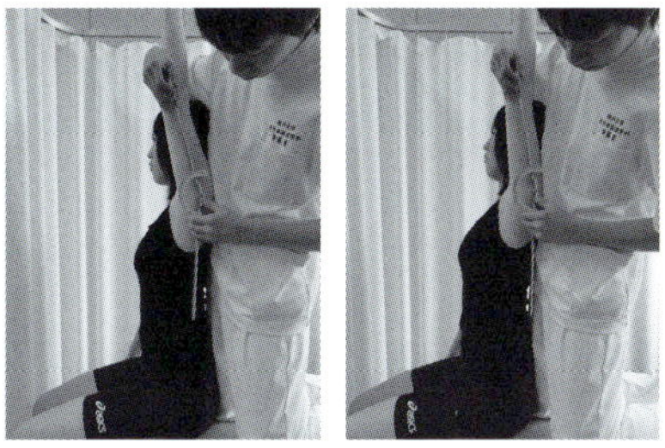

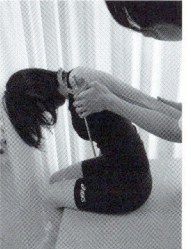

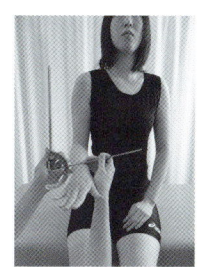

a：正常運動　　b：代償運動
図1　肩関節屈曲

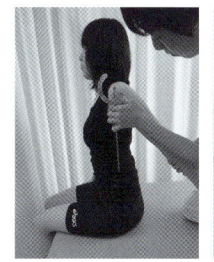

a：正常運動　　b：代償運動
図2　肩関節伸展

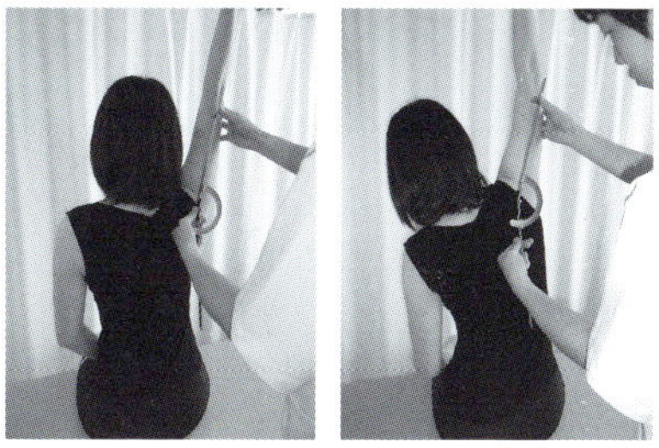

a：正常運動　　b：代償運動
図3　肩関節外転

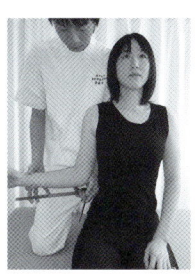

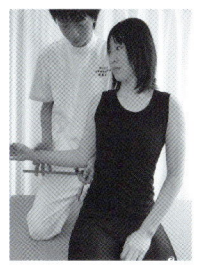

a：正常運動　　b：代償運動
図4　肩関節外旋

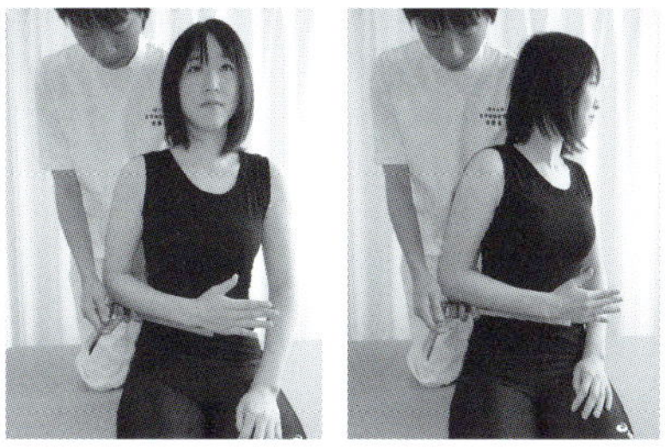

a：正常運動　　b：代償運動
図5　肩関節内旋

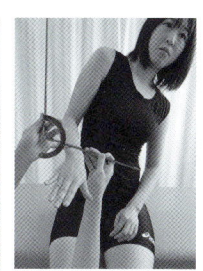

a：正常運動　　b：代償運動
図6　前腕回内

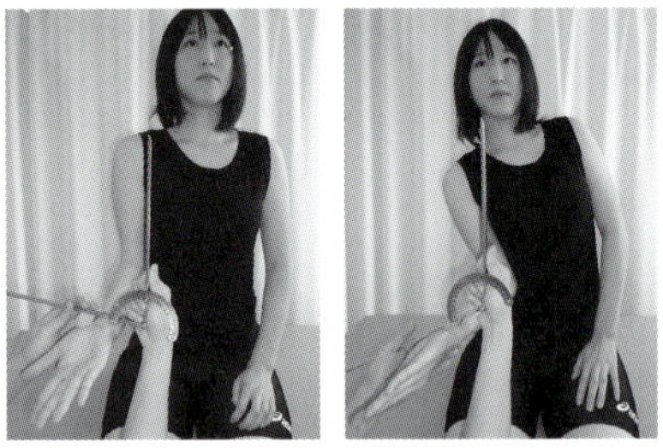

a：正常運動　　　b：代償運動　　　　a：正常運動　　　b：代償運動
図7　前腕回外　　　　　　　　　　図8　股関節屈曲

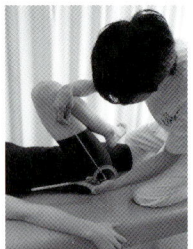

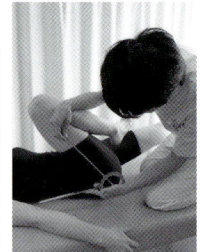

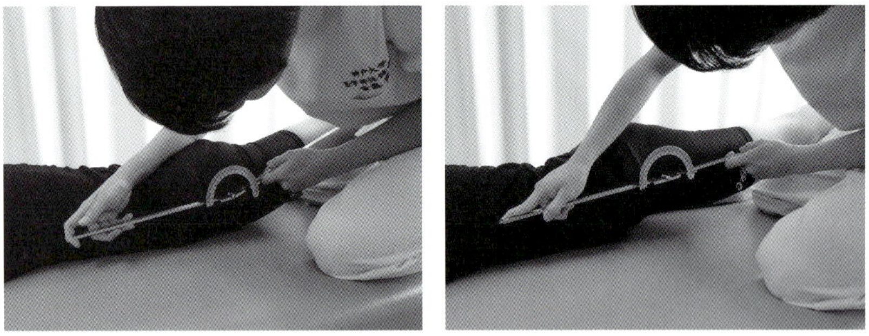

a：正常運動　　　　　　　　　　　b：代償運動
図9　股関節伸展

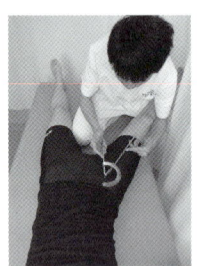

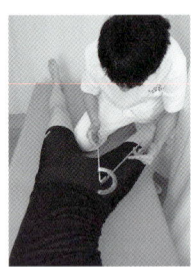

a：正常運動　　　b：代償運動　　　a：正常運動　　　b：代償運動
図10　股関節外転　　　　　　　　図11　股関節内転

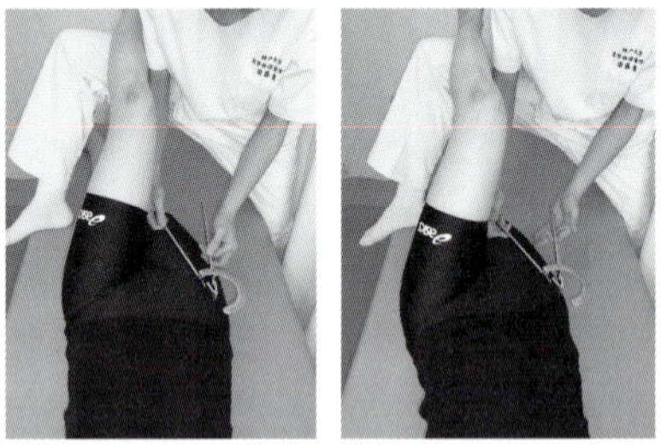

7）前腕回外
肩関節の外旋，内転での代償に注意する（図7）．

8）股関節屈曲
骨盤後傾による対側下肢の浮き上がりに注意する（図8）．

9）股関節伸展
骨盤の前傾と回旋での代償に注意する（図9）．

10）股関節外転
骨盤の側方挙上，股関節の内旋・外旋での代償に注意する（図10）．

11）股関節内転
骨盤の下制，股関節の内旋・外旋での代償に注意する（図11）．

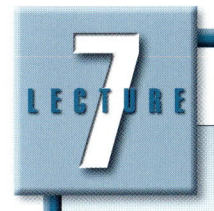

LECTURE 7 関節可動域測定(3)
関節可動域測定の実際

到達目標

- 『関節可動域表示ならびに測定法』を実施する際の注意点を理解する．
- 臨床に即した関節可動域測定を，基本的な技術レベルで実施する．
- 日常動作と関節可動域の関連について理解する．

この講義を理解するために

　関節可動域測定は，原則として『関節可動域表示ならびに測定法』に従って行います．この講義では，『関節可動域表示ならびに測定法』のうち，特に実施の際に気をつけるべきポイント，そして『関節可動域表示ならびに測定法』とは異なりますが，臨床で頻繁に行われている方法を実際に行い，適切に実施できる技術を身につけます．そのためには，あらかじめ『関節可動域表示ならびに測定法』を完全に理解している必要があります．

　また，被検者にとって，関節可動域の制限そのものが問題となるわけではなく，関節可動域の制限によって，日常生活に支障をきたすことが問題となるという視点をもつことが大事です．

　関節可動域測定の実際を学ぶにあたり，以下の項目について確認・整理しておきましょう．

- □ Lecture 5 の関節可動域測定の基本を復習しておく．
- □ Lecture 6 の関節可動域測定の実技の基本を復習しておく．

講義を終えて確認すること

- □ 『関節可動域表示ならびに測定法』を実施する際の注意点を理解できた．
- □ 臨床に即した関節可動域測定を実施できた．
- □ 日常動作と関節可動域の関連について理解できた．

講義

調べてみよう
関節を任意に選択し，その関節の可動域制限が生じた場合に困難となる日常動作を考えてみよう．

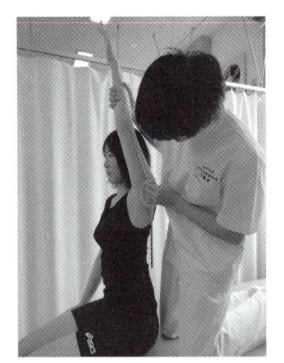

a：座位

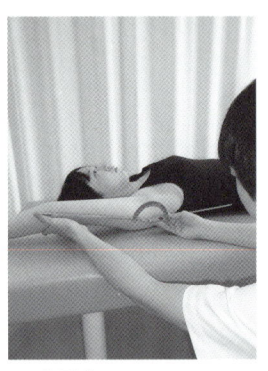

b：背臥位

図1　肩関節屈曲

1. 上肢測定

1) 肩関節屈曲
『関節可動域表示ならびに測定法』（以下，基本法）では，立位または座位（図1a）にて行うが，背臥位（図1b）で行う方法もある．背臥位では，基本軸を体幹の中腋窩線として測定する．座位よりも安定性がよく，リラックスしやすくなる．また，体幹伸展や後傾の代償を抑制できるが，脊柱前彎による胸郭の浮き上がりに注意する．腰椎前彎の代償がみられる場合は，両膝関節を屈曲位とすることで抑制できる．なお，肘関節屈曲位での測定では大円筋，上腕三頭筋長頭の緊張が強まるため，肘関節伸展位と屈曲位の測定値を比較することで，制限因子の特定に役立つ．

2) 肩関節伸展
基本法では，立位または座位（図2a）にて行うが，腹臥位（図2b）で行う方法もある．腹臥位では，基本軸を体幹の中腋窩線として測定する．座位よりも安定性がよく，リラックスしやすくなる．また，体幹の屈曲や前傾の代償を抑制できるが，体幹回旋による代償に注意する．なお，体幹回旋の代償がみられる場合は，頸部を対側へ回旋させた肢位をとることで代償を抑制できる．

3) 肩関節外転
基本法では，立位または座位（図3a）にて行うが，背臥位（図3b）で行う方法もある．背臥位では，基本軸を胸骨と平行な線として測定する．座位よりも安定性がよく，リラックスしやすくなる．また，側屈による代償を抑制できるが，肩甲上腕リズムの確認が不十分となることに注意する．

4) 肩関節内転
基本法では，立位または座位（図4a）にて行うが，背臥位（図4b）で行う方法もある．背臥位では，基本軸を胸骨と平行な線として測定する．座位よりも安定性がよく，リラックスしやすくなる．また，側屈による代償を抑制できる．

5) 肩関節外旋
基本法では，座位（図5a）または立位と，その他の検査法にある背臥位（図5b）で行う方法の2種類がある．前者では参考可動域が60°，後者では90°であることに注意する．運動方向と肢位を変化させることで，軟部組織性の制限因子の推測に役立つ．背臥位での測定では，肩関節回旋軸と上腕骨長軸が同じとなるようにタオルなどで調整する．

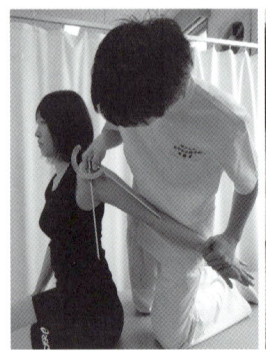

a：座位　　b：腹臥位

図2　肩関節伸展

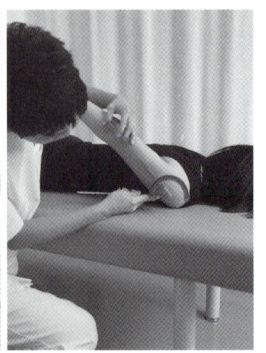

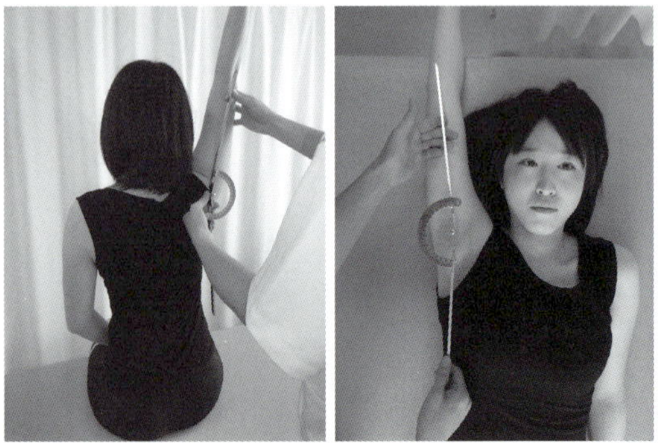

a：座位　　b：背臥位

図3　肩関節外転

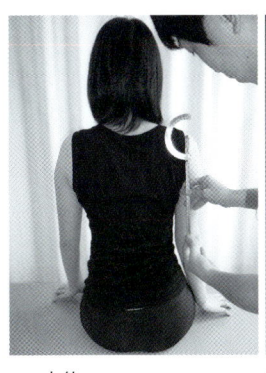

a：座位　　　　　b：背臥位

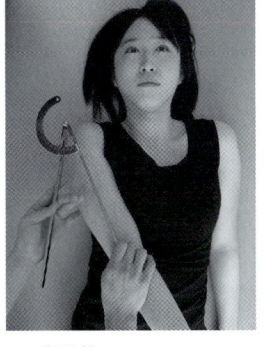

図4　肩関節内転

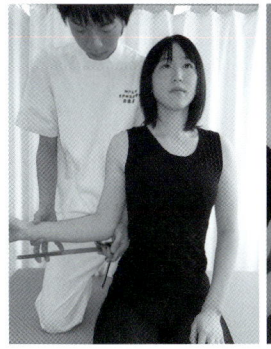

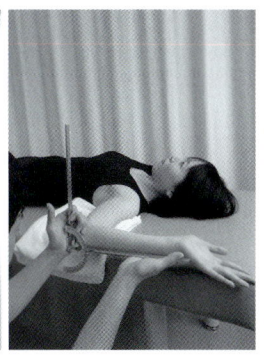

a：座位　　　　　b：背臥位

図5　肩関節外旋

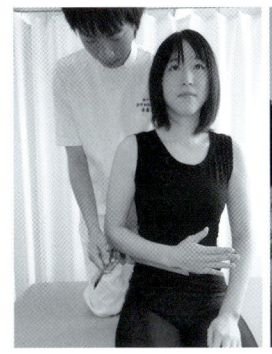

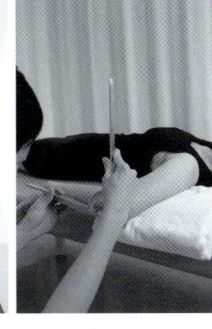

a：座位　　　　　b：背臥位

図6　肩関節内旋

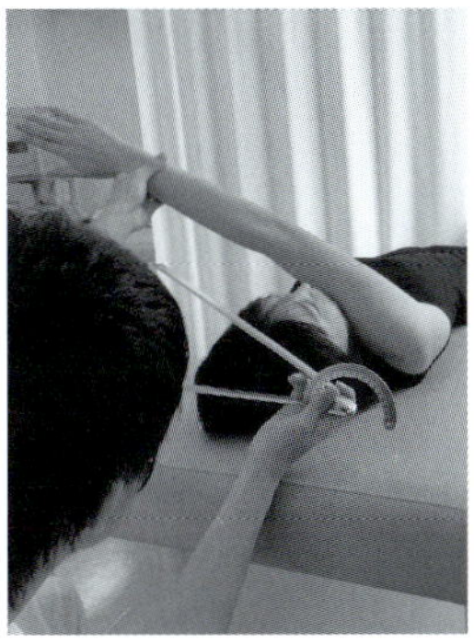

図7　肩関節水平屈曲

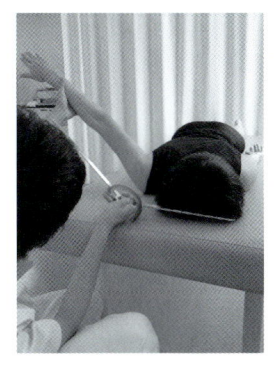

図8　肩関節水平伸展

6）肩関節内旋

　基本法では，座位（**図6a**）または立位と，その他の検査法にある背臥位（**図6b**）で行う方法の2種類がある．前者では参考可動域が80°，後者では70°であることに注意する．運動方向と肢位を変化させることで，軟部組織性の制限因子の推測に役立つ．背臥位での測定では，肩関節回旋軸と上腕骨長軸が同じとなるようにタオルなどで調整する．

7）肩関節水平屈曲

　座位ではなく，背臥位にて上方から測定することが望ましい（**図7**）．

8）肩関節水平伸展

　座位ではなく，腹臥位にて上方から測定することが望ましい（**図8**）．なお，頸部を対側へ回旋させた肢位をとることで代償を抑制できる．

2．下肢測定

1）股関節屈曲

　股関節外転・内転・外旋・内旋0°とし，股関節を屈曲する（**図9a**）．代償運動である対側下肢の浮き上がりを固定する際，体重をのせすぎることで疼痛を与えないように注意する．また，膝関節伸展位での股関節屈曲を測定することで，ハムストリングスの短縮の影響を考慮した測定ができる（**図9b**）．

2）股関節伸展

　基本法では，腹臥位（**図10a**）で行うが，被検者が腹臥位を行うことが困難な場合は，背臥位にて測定肢をベッド端からおろし測定する（**図10b**）．その際，被検者がベッドから転落しないように注意する．エンドフィールを確認後，測定肢を検査者の膝にのせると測定が容易である．また，大腿直筋の短縮が疑われる場合，股関節伸展

膝関節伸展位での股関節屈曲
（straight leg raising：SLR）

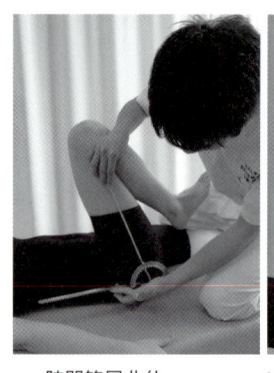

a：膝関節屈曲位　　　　b：膝関節伸展位

図 9　股関節屈曲

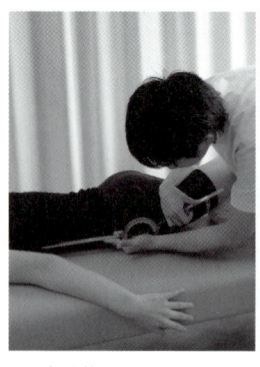

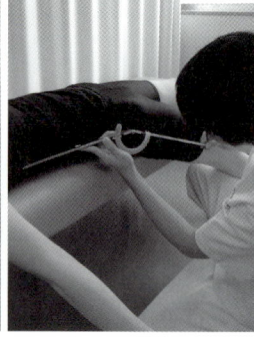

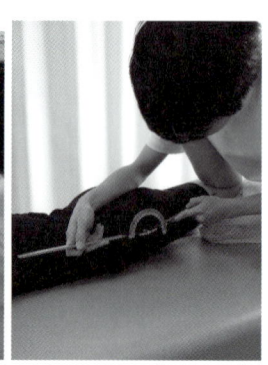

a：腹臥位　　　　b：背臥位　　　　c：腹臥位での膝関節屈曲位

図 10　股関節伸展

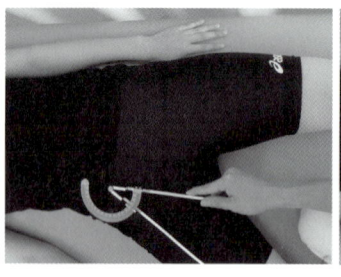

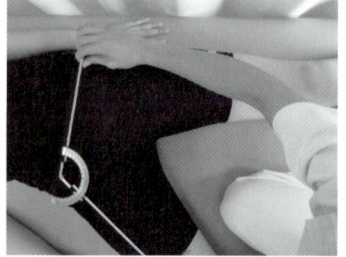

a：基本法による測定　　　　b：別法による測定

図 11　股関節外転

可動域に与える影響を考慮した測定として，腹臥位にて膝関節屈曲位での股関節伸展を測定する（**図 10c**）．基本法の結果と比較することで，大腿直筋の短縮の有無や，短縮が股関節に及ぼす影響を推測できる．なお，大腿直筋の短縮が疑われる場合，伸張痛を伴うことがあるので注意する．

3）股関節外転

基本法での基本軸は，両側の上前腸骨棘を結ぶ線への垂直線である（**図 11a**）が，臨床でよく行われる測定法として，代償運動である骨盤挙上の影響を受けない基本軸を両側の上前腸骨棘を結ぶ線とする方法もある（**図 11b**）．いずれの方法でも，代償運動である股関節の外旋・内旋によって移動軸がずれないように，検査者の前腕と膝で挟み固定する．

4）股関節内転

基本法での基本軸は，両側の上前腸骨棘を結ぶ線への垂直線である（**図 12a**）が，臨床でよく行われる測定法として，代償運動である骨盤下制の影響を受けない基本軸を両側の上前腸骨棘を結ぶ線とする方法もある（**図 12b**）．いずれの方法でも，代償運動である股関節の外旋・内旋によって移動軸がずれないように，検査者の両下肢で

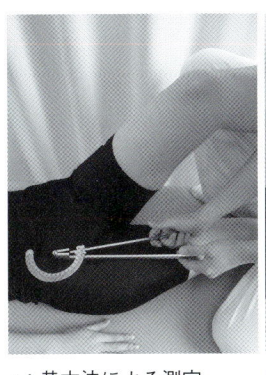

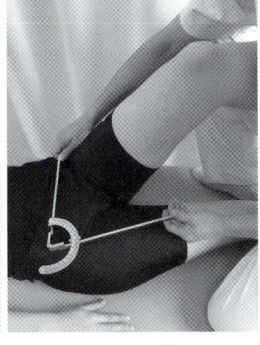

a：基本法による測定　　b：別法による測定

図 12　股関節内転

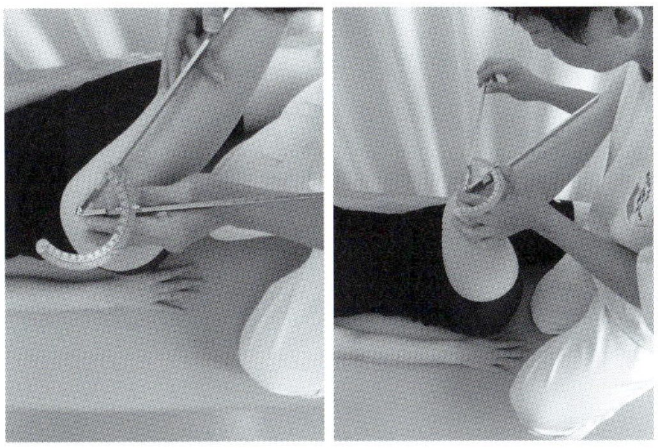

a：基本法による測定　　b：別法による測定

図 13　股関節外旋

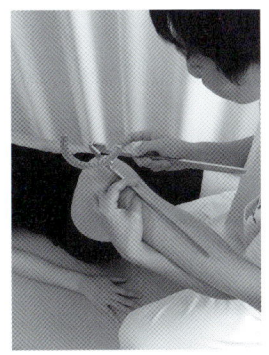

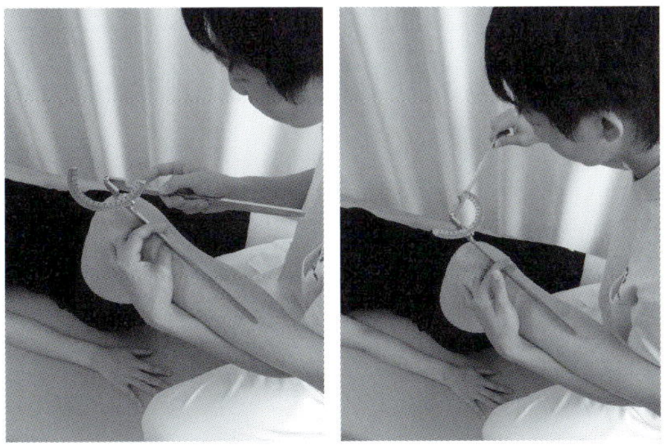

a：基本法による測定　　b：別法による測定

図 14　股関節内旋

挟み固定する．

5）股関節外旋
　基本法での基本軸は，膝蓋骨よりおろした垂直線である（**図 13a**）が，臨床でよく行われる測定法として，代償運動である骨盤下制の影響を受けない基本軸を両側の上前腸骨棘を結ぶ線とする方法もある（**図 13b**）．

6）股関節内旋
　基本法での基本軸は，膝蓋骨よりおろした垂直線である（**図 14a**）が，臨床でよく用いられる測定法として，代償運動である骨盤挙上の影響を受けない基本軸を両側の上前腸骨棘を結ぶ線とする方法もある（**図 14b**）．

7）膝関節屈曲
　基本法では，背臥位（**図 15a**）で行うが，大腿直筋の短縮などが疑われる場合には，腹臥位にて股関節屈曲・伸展 0°で測定する（**図 15b**）．大腿直筋の短縮がある場

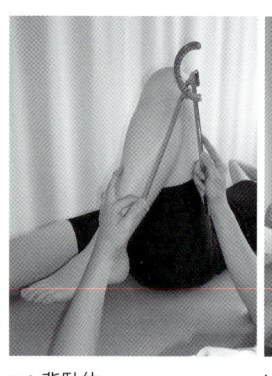

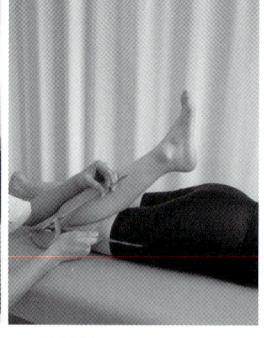

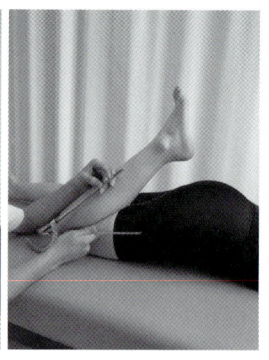

a：背臥位　　　　　　　　b：腹臥位　　　　　　　　c：腹臥位での尻上がり現象

図 15　膝関節屈曲

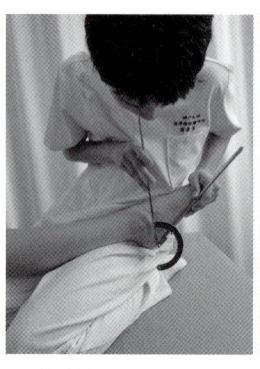

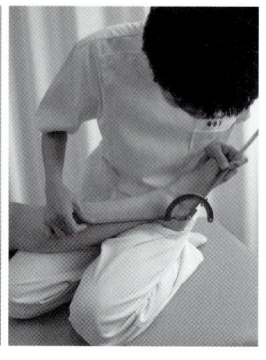

a：基本法による測定　　　b：別法による測定

図 16　足関節底屈

a：基本法による測定　　　b：別法による測定

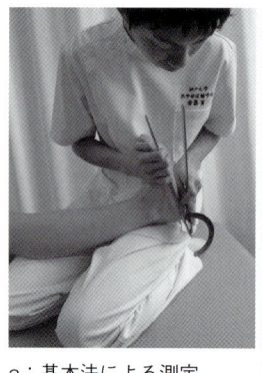

図 17　足関節背屈

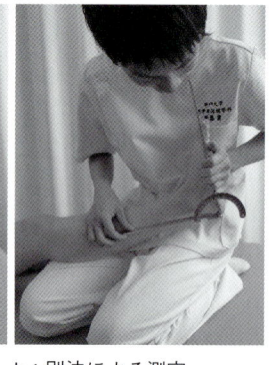

合，尻上がり現象がみられる（**図 15c**）．

8) 足関節底屈

　基本法での基本軸は，腓骨への垂直線である（**図 16a**）が，臨床でよく行われる測定法として，測定が容易となる基本軸を腓骨とする方法もある（**図 16b**）．

9) 足関節背屈

　基本法での基本軸は，腓骨への垂直線である（**図 17a**）が，臨床でよく行われる測定法として，測定が容易となる基本軸を腓骨とする方法もある（**図 17b**）．

10) 足部の外がえし

　基本法では，基本軸を下腿軸への垂直線とする．膝関節を屈曲位とするため，膝窩部にタオルなどを差し込み，足部をベッド端から出す．下腿軸とベッド端が垂直になるようにすると，ベッド端を基本軸の目安として利用できる（**図 18a**）．また，臨床でよく行われる測定法として，測定が容易となる基本軸を下腿軸とする方法もある

a：基本法による測定　　　b：別法による測定

図18　足部の外がえし

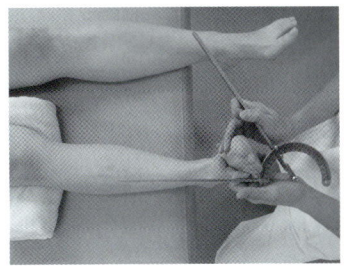

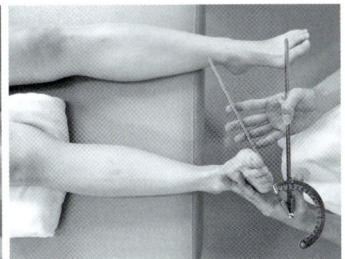

a：基本法による測定　　　b：別法による測定

図19　足部の内がえし

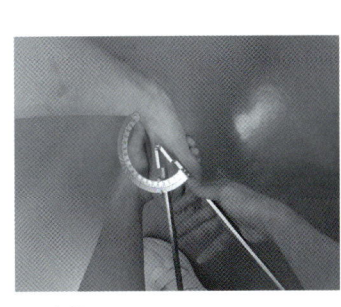

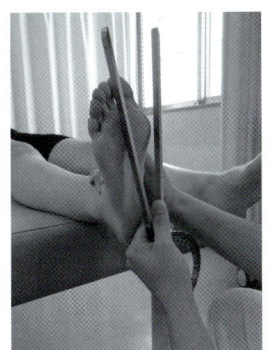

a：座位　　　b：背臥位

図20　足部の外転

（図18b）．

11）足部の内がえし

基本法では，基本軸を下腿軸への垂直線とする．膝関節を屈曲位とするため，膝窩部にタオルなどを差し込み，足部をベッド端から出す．下腿軸とベッド端が垂直になるようにすると，ベッド端を基本軸の目安として利用できる（**図19a**）．また，臨床でよく行われる測定法として，測定が容易となる基本軸を下腿軸とする方法もある（**図19b**）．

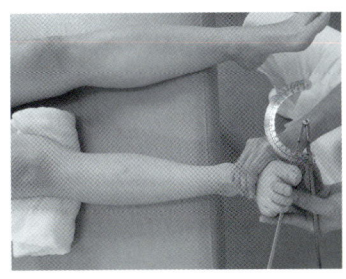

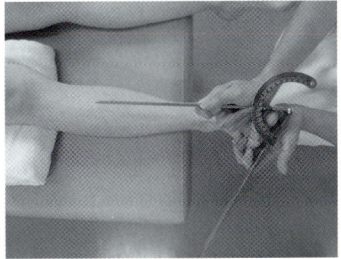

12）足部の外転

基本法では，基本軸を第1と第2中足骨のあいだの中央線とし，座位での測定に適した方法である（**図20a**）．しかし，この方法では代償運動として股関節の内旋や下腿の外旋が起こりやすく注意が必要である．この代償運動を軽減するために，背臥位にて膝関節伸展位で足底面から測定する方法がある（**図20b**）．膝蓋骨の脛骨前縁の動きに着目すると，代償運動を確認しやすい．

13）足部の内転

基本法では，基本軸を第1と第2中足骨のあいだの中央線とし，座位での測定に適した方法である（**図21a**）．しかし，この方法では代償運動として股関節の外旋や下

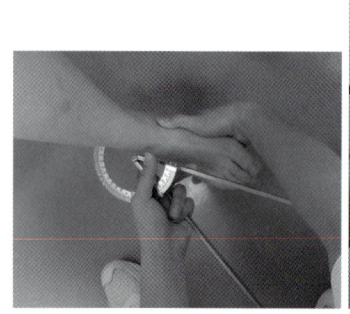

a：座位 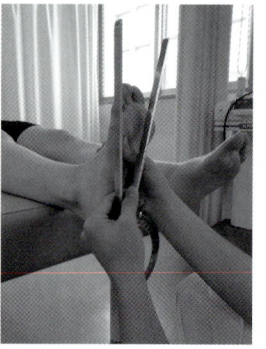　　　　　　　　　　　　b：背臥位

図21　足部の内転

腿の内旋が起こりやすく注意が必要である．この代償運動を軽減するために，背臥位にて膝関節伸展位で足底面から測定する方法がある（**図21b**）．膝蓋骨の脛骨前縁の動きに着目すると，代償運動を確認しやすい．

■参考文献
1) 伊藤俊一ほか（編）．ROM測定．第2版．東京：三輪書店；2010．
2) 日本リハビリテーション医学会．関節可動域表示ならびに測定法．リハ医学 1995；32（4）：207-217．

Step up

日常動作と関節可動域

　日常でのさまざまな動作は，複数の関節運動が協調することで行われる．関節可動域測定を，関節可動性の指標として評価するだけではなく，各関節のもつ機能的役割が障害された場合に生じる他の関節での代償運動やADLへの影響を含めて評価することで，運動・動作指導，環境設定の必要性を検討するための有用な情報となる．

　以下に，代表的な日常動作を行う際に必要となる関節可動域を示す．動作を円滑に行うために必要な関節可動域の大まかな目安として用いるとよい．ただし，参考値としてとらえ，実際に評価を行う場合は，患者の体格や生活様式による個人差を考慮しなければならない．

　体格と関節可動域は密接な関係がある．たとえば，膝関節の可動域は下肢長と関係があり，下肢長が長いほど大きな可動域が必要となる．また，下肢の周径が大きくなると，しゃがみ込み時の下肢外旋角度は大きくなる．

1) 主な日常動作と上肢関節可動域　（表1）[1]

　肩関節の機能障害は，上肢の運動機能に大きく影響する．肘関節では，他の上肢関節に問題がなければ75～105°程度の可動域があればADLはほとんど可能となる．

2) 主な日常動作と下肢関節可動域　（表2）[2-8]

　下肢の機能には，支持性と可動性が必要である．日常動作で必要な股関節可動域は，屈曲120°，内外転20°，回旋20°程度である．洋式生活でのADLを支障なく行うために必要な膝関節可動域は，屈曲120°程度である．足関節では，階段昇降で大きな背屈可動性，正座で大きな底屈可動性が必要となる．

3) 主な日常動作と頸部・体幹関節可動域 [2]

　頸部では，シャワーでの洗髪動作で40°程度の屈曲伸展運動，靴を履く動作で65°程度の屈曲伸展運動が必要である．

　腰椎では，椅子からの起立着座動作で屈曲40°程度，靴下を履く動作で屈曲55°程度の関節可動域が必要である．

　膝高の高さの椅子からの立ち上がり動作では，胸椎部に約15°の屈曲伸展運動，腰椎部に約40°の屈曲伸展運動が必要である．

表1　主な日常動作と上肢関節可動域

	肩関節	肘関節	前腕	手関節
グラスの水を飲む	屈曲30～45°	屈曲130°	記載なし	背屈15～20°
丸首シャツの着脱	屈曲70°～ 外転0～45° 内外旋45°	屈曲120°～	記載なし	背屈40°
カッターシャツのボタンをはめる	屈曲10～15° 外転5～10°	屈曲80～120°	回内0～45°	背屈30～50°
ズボンまたはパンツの着脱（立位）	屈曲10～20° 伸展20～30° 外転25°～	屈曲100°	回内0～85°	背屈0～15° 掌屈0～40°
洗顔	屈曲15～25°	屈曲40～135°	回内70°	背屈40°
背中を洗う（タオル使用）	伸展20～30° 外転70° 内外旋40～60°	屈曲120°	回内90°	背屈50～70° 掌屈10～25°
髪をとく	屈曲70° 外転110° 外旋30°	屈曲110°	回内30～50°	背屈0～20° 掌屈0～40°
タオルを絞る	屈曲25～45°	屈曲65～80°	回外0～45°	掌屈0～20° 背屈0～15°

（今野孝彦・鈴木奈緒子．日常生活動作〈ADL〉と上肢機能．石原義恕・今野孝彦〈編〉．これでできるリウマチの作業療法．南江堂；1996．pp29-33[1] より許諾を得て抜粋改変し転載）

表 2 主な日常動作と下肢関節可動域

動作	関節可動域
正常歩行[3]	股関節　屈曲 40°／伸展 10°／内外転 10°（各 5°）／回旋 10°（各 5°） 膝関節　屈曲 5～70° 足関節　背屈 10°／底屈 20°
階段昇降（蹴上げ 18cm, 踏面 28cm）[4]	昇段　股関節　屈曲 65° 　　　膝関節　屈曲 94° 　　　足関節　背屈 11°／底屈 31° 降段　股関節　屈曲 40° 　　　膝関節　屈曲 91° 　　　足関節　背屈 21°／底屈 40°
椅子（座面高 45cm）への座りと立ち上がり[5,6]	股関節　屈伸 112°／内外転 20°／内外旋 14° 膝関節　屈曲 93°
正座[7,8]　手なし	股関節　屈伸 77°／内外転 13°／回旋 6° 膝関節　屈曲 150°
手つき	股関節　屈伸 93°／内外転 12°／回旋 6°
膝立ち位を経る	股関節　屈伸 80°／内外転 12°／回旋 8°
胡坐（あぐら）[7,8]	股関節　屈伸 126°／内外転 20°／回旋 16°
横座り[7,8]	股関節　屈伸 96°／内外転 29°／回旋 8°
長座位[7,8]	股関節　屈伸 115°／内外転 17°／回旋 10°
床からものを拾い上げる[5,6]	股関節　立位で前屈する場合　屈伸 125°／内外転 21°／内外旋 15° 膝関節　背中をまっすぐにして膝を屈曲する場合　屈曲 117°
和式トイレ[7,8]	股関節　屈伸 113°／内外転 10°／回旋 10°
靴下着脱[7,8]　立位	股関節　屈曲 97°／外転 13°／外旋 7°
長座位	股関節　屈伸 101°／外転 8°／外旋 4°
床上座位で靴紐を結ぶ[5,6]	股関節　体幹を前屈する場合　屈伸 129°／内外転 18°／外旋 13° 股関節　対側大腿に脚を組む場合　屈伸 115°／内外転 24°／内外旋 28° 膝関節　床から足を離して両手で結ぶ場合　屈曲 106°

（中俣　修，星　文彦ほか（編）．理学療法評価学テキスト．南江堂；2010．p60[2]）

■引用文献

1) 今野孝彦・鈴木奈緒子．日常生活動作（ADL）と上肢機能．石原義恕・今野孝彦（編）．これでできるリウマチの作業療法．東京：南江堂；1996．pp29-33．
2) 中俣　修．基本技術②関節可動域（ROM）検査：運動器系疾患．星　文彦ほか（編）．理学療法評価学テキスト．東京：南江堂；2010．pp49-62．
3) 中村隆一．臨床運動学，第 3 版．東京；医歯薬出版：2002．
4) Protopapadaki A, et al. Hip, knee, ankle kinematics and kinetics during stair ascent and descent in healthy young individuals. *Clin Biomech* 2007；22（2）：203-210．
5) Johnston RC, et al. Hip motion measurements for selected activities of daily living. *Clin Orthop Relat Res* 1970；72：205-215．
6) Laubenthal KN, et al. A quantitative analysis of knee motion during activities of daily living. *Phys Ther* 1972；52（1）：34-43．
7) 古川良三ほか．和式日常生活（ADL）と股関節可動域について．理・作・療法 1979；13：177-185．
8) 吉元洋一ほか．和式 ADL における膝可動域の分析．第 11 回日本理学療法士学会抄録集 1976：81-82．

LECTURE 8

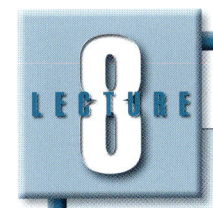

筋力検査(1)
筋力検査の基礎

到達目標

- 筋力,筋持久力,筋パワーの違いを理解する.
- 筋収縮形態を理解する.
- 筋力検査の目的と分類を理解する.
- さまざまな筋力測定法について理解する.

この講義を理解するために

理学療法の対象者の多くが,筋力低下をはじめ,筋機能に関連した問題をもっています.そのため,筋力の改善は,理学療法のなかでも中心となる課題です.筋力の検査は,身体機能評価として不可欠です.この講義では,まず筋力を検査するうえで基本となる筋力,筋持久力,筋パワー,そして筋収縮形態について学習します.そのうえで,徒手あるいは機器を使用するさまざまな筋力検査法の概要について学びます.

筋力検査の基礎を学ぶにあたり,以下の項目について確認・整理しておきましょう.

- □ 骨格筋の基本構造を復習しておく.
- □ 筋収縮の機序を復習しておく.

講義を終えて確認すること

- □ 筋力,筋持久力,筋パワーの違いを理解できた.
- □ 筋収縮形態を理解できた.
- □ 筋力検査の目的と分類を理解できた.
- □ さまざまな筋力測定法について理解できた.
- □ 粗大筋力検査の手順が理解できた.

講義

1. 筋力

1) 筋の能力の分類

身体運動や姿勢の保持などは，筋が協調的に関節を動かす動力源としてはたらき，各筋が適切に収縮，弛緩することでなされている．筋の能力を評価する場合には，筋力，筋持久力，筋パワーを区別する必要がある．

筋力（muscle strength）
筋持久力（muscle endurance）
筋パワー（muscle power）

2) 筋力

筋力とは，随意的な筋収縮によって起こる筋の張力である．筋力は，筋が収縮したときの張力の大きさであり，筋線維の太さと数によって決まる．また，筋力の強さは筋の断面積に比例する．

筋力を規定する因子は，特に筋断面積と大脳興奮水準（がんばりの程度）である．「火事場の馬鹿力」という言葉にもあるように，大脳興奮水準が高いほど大きな筋力を発揮することができる．したがって，対象者への励まし方次第では測定値が変わることに注意する必要がある．

筋の断面積あたりの筋力を「絶対筋力」といい，筋の断面積 $1cm^2$ あたりの発生張力は 1.5～12 kg，平均値は $6 \pm 2 kg/cm^2$ とされる．これには性差はない．絶対筋力に対して，臨床的に測定される筋力は，パフォーマンスとしての筋力であり，絶対筋力よりも小さくなる．また，臨床的に測定する筋力は，精神状態，性別，年齢などによって影響を受ける．

MEMO
トルクとは，「力×てこの腕の長さ」である．

筋力は，関節運動により外部に現れた四肢の力やトルクで表される．力の単位は，N（ニュートン）などで表され，トルクは Nm（ニュートンメートル）や kgm（キログラムメートル）という単位が用いられる．

3) 筋持久力

筋持久力は，短時間のあいだ，緊張努力を繰り返し維持する能力，あるいは適度の努力を長時間維持しうる能力である．筋持久力の測定は，繰り返しの回数や収縮時間で行われる．筋持久力を規定する因子は，筋への血液供給量，生化学的変化，大脳興奮水準のレベルである．

静的筋持久力または等尺性筋持久力（static or isometric muscle endurance）
動的筋持久力または等張性筋持久力（dynamic or isotonic muscle endurance）

関節運動を伴わない静的筋持久力（等尺性筋持久力）と，関節運動を伴う動的筋持久力（等張性筋持久力）に大別されるが，両者とも呼吸循環機能と密接な関係がある．静的筋持久力は，適当な重量物をどれくらいの時間保持できるかという筋の収縮持続時間でみる．動的筋持久力は，適当な重量物を何回くらい持ち上げることができるかという作業回数能力でみる．静的筋持久力運動では，筋内圧上昇によって血管が圧迫されることにより徐々に阻血状態に陥る．動的筋持久力運動では，収縮と弛緩が交互に繰り返されるので筋血流量は増加する．

4) 筋パワー（瞬発力）

筋パワーは，瞬間に最大筋力を出す能力であり，単位時間あたりの仕事量で表される．仕事量は，力と距離の積で表され，一般的にいう瞬発力を指している．筋パワーと筋力との違いは，筋収縮速度という因子を考慮するか否かである．

2. 筋収縮形態

等尺性収縮（isometric contraction）
等張性収縮（isotonic contraction）
等速性収縮（isokinetic contraction）
求心性収縮（concentric contraction）
遠心性収縮（eccentric contraction）

筋の収縮形態は，等尺性収縮，等張性収縮，等速性収縮に大別され，さらに等張性収縮と等速性収縮は，筋の収縮の形式により求心性（短縮性）収縮と遠心性（伸張性）収縮に分けられる．求心性収縮は起始と停止が近づき，遠心性収縮は起始と停止

が離れていくときに筋収縮が起こる.

1) 等尺性収縮

従来,筋長が一定で収縮する収縮形態とされていたが,最近の研究で筋は短縮し,腱は伸張していることが示されている.関節運動がない,すなわち速度はゼロである.徒手筋力検査（MMT）やハンドヘルドダイナモメーター（HHD）で評価する.

2) 等張性収縮

関節運動を伴う.人の筋収縮形態はほとんどこの形態である.筋張力は一定とされるが,重力との関係で筋張力を一定にすることは困難である.

3) 等速性収縮

運動速度が一定の動的収縮である.等速性筋力測定器を用いて計測可能である.

3. 筋力低下

筋力低下は,多くの機能障害の原因となり,さまざまな疾病の予後にも重大な影響を及ぼす.転倒防止や寝たきり予防などに対する重要な身体機能,特に膝伸展筋力と体幹筋力は,立位バランスや歩行に影響する.筋力は,20 歳代を基準とした場合,70 歳代では上肢で 30～40％,下肢で 50～60％も低下する.

筋力低下には,量的変化と質的変化があり,前者は下位運動ニューロン障害や筋自体の疾患（廃用性筋萎縮も含む）,後者は上位運動ニューロン障害による中枢性麻痺あるいは随意性の低下による.

中枢性麻痺患者の筋力を測定することは適切でないと,伝統的に信じられてきた.これは,機能的な遂行能力に影響を与える一次性機能障害が筋力低下ではなく,痙縮であるという仮説に基づいている.さらに,筋力強化トレーニングも,筋緊張を増大すると信じられていたため禁忌とされてきた.これらは,随意運動機構と反射機構の問題を混同していることに起因している.運動麻痺による筋力低下は陰性徴候であり,痙縮は陽性徴候であることを,区別しなければならない.

4. 筋力検査

1) 目的

理学療法で筋力を測定することは,機能障害を詳細に把握し,能力低下を引き起こしている原因にアプローチするために必要不可欠である.

筋力検査は,ある特定の筋,または筋群にどの程度の筋力低下があるかといった障害の程度の判定,末梢神経障害や脊髄損傷の部位を決定する際の診断の補助,治療効果の判定を目的として行われる.

筋力検査には,徒手的な方法から機器を使用する方法まであり,広く臨床の場で行われている.

2) 分類

筋力を検査する方法には,主観的検査と客観的検査がある.また,一つの動作に関与する筋群の総和的筋力を測定する粗大筋力検査と,MMT や HHD など個々の筋力を測定する検査に分けられる.

(1) 主観的検査

主観的検査は,主として検査者の主観によって検査する方法であり,代表的なものに MMT がある.

(2) 客観的検査

客観的検査は,筋力を数量化する方法であり,力量計を用いて検査する方法,周径を測定する方法,筋断面直径を測定する方法などがある.

徒手筋力検査（manual muscle testing：MMT）
ハンドヘルドダイナモメーター（徒手筋力測定器；hand held dynamometer：HHD）

📝 **MEMO**
筋力の大きさは,遠心性収縮,等尺性収縮,求心性収縮の順で強力である.

📝 **MEMO**
静止長より筋長が長くなると筋張力は低下する.筋の短縮速度が増加すれば筋張力は減少し,伸張速度が増加すれば筋張力は増加する.

a. 力量計を用いる方法

握力計，HHD，等速性筋力測定器，テンションメーターなどを用いて測定する方法であり，詳細は後述する．

b. 四肢の周径を測定する方法（Lecture 4参照）

周径を測定することにより，筋萎縮の状態を知ることができる．測定する際には，左右を比較するが，萎縮側の皮膚，皮下脂肪，骨格などの比率が，健側に比べて大きくなっていることを考慮する必要がある．

c. 筋断面直径を測定する方法

筋の断面直径を測定し，それより筋断面積を算出し，さらに，単位断面積あたりの筋力を乗じて筋力を計算する方法である．測定は測定筋の皮膚と皮下脂肪をつまみ，その厚さをキャリパーで測定する．次に，筋を収縮させて，その状態で筋をつまみ，筋の直径をキャリパーで測定する．その直径から皮膚と皮下脂肪の厚さを引き，筋の実際の直径を算出して，その値より筋の総断面積を計算する．さらに，単位断面積あたりの筋力（平均値 $6 \pm 2\,kg/cm^2$）を乗じて筋力を計算することができる．なお，筋の断面積を正確に出すためには，超音波断層撮影やCTが必要である．

5. 粗大筋力検査

粗大筋力検査（gross muscle testing）

握力（grip strength）

MEMO
握力計
握力計は筋力検査によく用いられる．握力は全身の筋力と相関するうえ，高齢になっても比較的維持されているので，個人の元来の筋力を推し量ることができる．

粗大筋力検査は，個々の筋力を検査するのではなく，一つの動作全体に関与する筋群の総和的筋力を測定する方法であり，器具によって筋力を数量的に評価する．

1）握力

握力は，上肢の静的筋力を代表するもので，母指と4指の屈筋による把持力である．握力に関与する筋は主として前腕屈筋群であるが，握力を十分に出すためには前腕伸筋群による手関節の固定が必要である．

握力は，広く体力測定にも，患者の筋力検査にも用いられている．握力の測定は比較的簡便であり，労力をあまり必要とせず，短時間に結果を知ることができるという利点がある．また，他の筋力測定値と比較的に高い相関性を示すとされている．

被検者は握力計の指針が外側に向くように保持し，上肢を体側に下垂して直立位の姿勢をとる（体側垂下式）．握りは，被検者の2～5指までの中手指節（MP）関節軽度屈曲位，近位指節間（PIP）関節がほぼ90°屈曲位になるように調節する．直立して両足を左右に自然に開き，握力計を身体や衣服に触れないようにして，力いっぱい握るようにする．このとき，肘を曲げる，上腕部を体側に固定する，体幹を屈曲する，大声を出すことはしないようにする．測定順序は健常者では右，左の順序で行い，患者では健手，患手の順に行う．

中手指節関節
（metacarpophalangeal joint；MP 関節）
近位指節間関節（proximal interphalangeal joint；PIP 関節）

測定値は左右交互に2回ずつ測定し，それぞれの最大値をとる場合と，2回の平均値を出す場合とがある．単位はkgとする．関節リウマチのように，固いグリップが握りにくかったり握力の低下が著しかったりする場合には，水銀血圧計を使用する方法もある（図1）．

2）背筋力

MEMO
背筋力計
背筋力だけでなく，下肢筋力を含めた総合的な挙上筋力もみることができる．

背筋力は，背部，腰部，殿部の筋群の共同動作による体幹伸展筋群の総和的な筋力である．そのほか，上肢，下肢の筋もはたらき，ほとんど全身の筋が参加している．したがって，背筋力は全身の筋力をみるものと考えてよい．背筋力は身長とのあいだには相関が認められないが，体重とのあいだには高い相関が認められる．

被検者は背筋力計の足板上に両足を15cmほど離して立つ．両膝を伸展位で背筋力計のハンドルを順手に握る．次に，被検者は背を伸ばして体幹前方屈曲30°かつ両肘伸展位になるように背筋力計の鎖を調節する．その肢位から徐々に力いっぱい上方に

8 筋力検査（1） 筋力検査の基礎

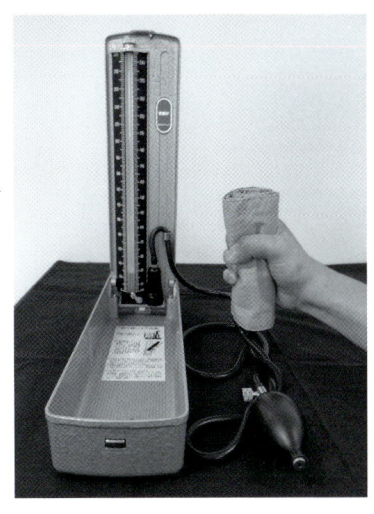

図1 水銀血圧計による握力測定
マンシェットを巻き，あらかじめ 20mmHg まで空気を入れておく．マンシェットを握ることにより握力を測定する．100mmHg が握力計の 8kg に相当する．

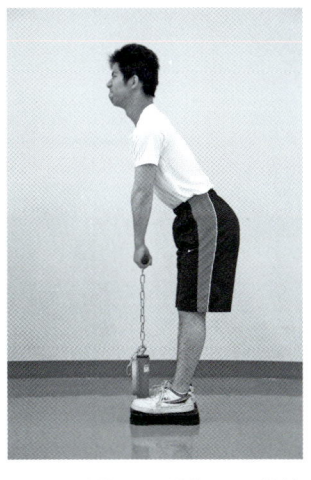

図2 体幹 30°前傾での背筋力の測定

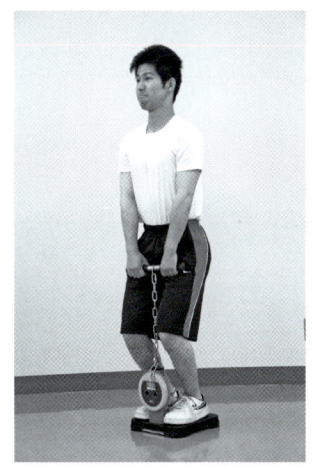

図3 背筋力計を用いた脚筋力の測定
下肢を屈曲しバーを引き上げることにより，体幹と下肢の伸展力を総合的に測定することも可能．

引くように指示するが，急激に引っ張ったり，肘や膝が屈曲したりしないように注意する（図2）．

測定値は，2回測定して平均値を採用する場合と，最大値を採用する場合とがある．単位は kg とする．

被検者には測定前に背部と腰部の柔軟体操を行わせる．測定に際して，脊柱に大きな負担が加わるため，特に中・高年齢者の場合は背・腰痛の危険があるため，一般には測定しないほうがよい．また臨床的にも測定する機会は少ない．

3）腹筋力

腹筋力は，腹部の筋群の共同動作による体幹屈曲筋群の総和的な筋力を指し，背筋力計を使用して測定する．

被検者は背筋力計に対して後ろ向きに，足板上に両足を 15cm ほど離して立つ．ハンドルを体幹後方に両手で持ち，両膝・両肘伸展位にて体幹後方伸展位の位置になるように背筋力計の鎖の長さを調節する．その肢位から徐々に力いっぱい上方に引くように指示するが，急激に引っ張ったり，肘や膝が屈曲したりしないように注意する．

測定値は，2回測定して平均値を採用する場合と，最大値を採用する場合とがある．単位は kg とする．

4）肩腕力

肩腕力は，肩腕力計を使用して測定する．上肢の総合的な筋力であるが，主として肩の内転筋と外転筋がはたらく．

被検者は立位または腰掛け座位で，肩を 90°外転位にし，左右のハンドルを把持して，押す力と引く力を測定する．

測定値は，2回測定して平均値を採用する場合と，最大値を採用する場合とがある．単位は kg とする．

5）脚筋力

脚筋力は，下肢の伸展筋群の共同動作による下肢伸展筋群の静的筋力をみるものであり，背筋力計を使用して測定する（図3）．脚筋力は脚の太さと高い相関があり，脚筋量の多い人ほど値が高い．下肢の障害や長期間臥床者では，下肢筋の廃用性の筋萎縮が起こり，脚筋力の低下が起こる．

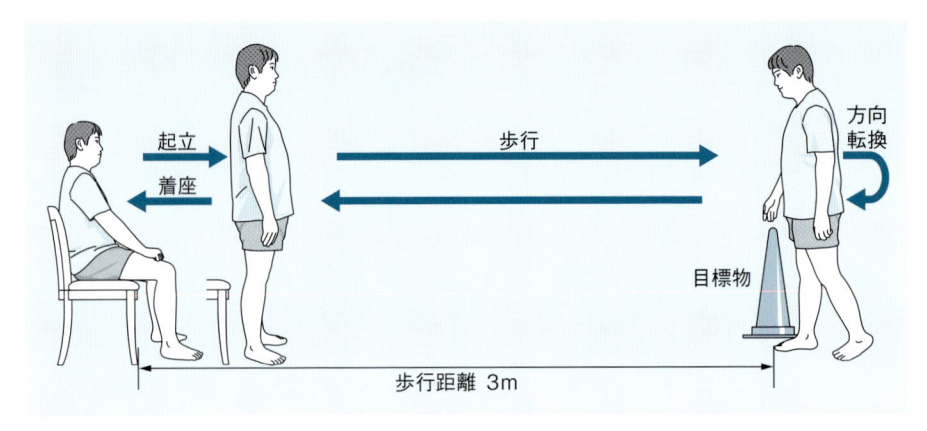

図4 TUG

被検者は背筋力計の足板上に両足を15cmほど離して立つ．背筋力計のハンドルを順手で把持し，両膝を屈曲60°かつ両肘完全伸展位になるように，背筋力計の鎖の長さを調節する．その肢位で徐々に下肢を伸展させるように指示するが，急激に引っ張ったり，肘を屈曲したりしないように注意する．

測定値は，2回測定して平均値を採用する場合と，最大値を採用する場合とがある．単位はkgとする．

6) 運動能力テスト（パフォーマンステスト）

垂直跳び，立ち幅跳び，ボール投げ，鉄棒の懸垂，腕立て伏せなどがある．またADLに近い動作を利用した筋力測定として，椅子からの30秒間立ち上がり回数，10m歩行速度，TUG（図4）などが行われる．また，開放性運動連鎖（OKC）の単関節筋力と，閉鎖性運動連鎖（CKC）の多関節同時運動の筋力を，常時比較する習慣をつけることが重要である．これらの工夫によって，さまざまなパフォーマンステストから，対象者の治療に有効な客観的測定方法を選出できる．

6. 徒手筋力検査

MMTは，筋力を検査するうえで臨床的に最も利用されている方法である．その歴史は古く，20世紀初頭に，整形外科医であるロベットが，米国で流行したポリオ患者の筋力評価のために，抗重力動作能力を評価基準にして，各関節運動の筋群の筋力を客観的に評価する方法として開発した．日本では，ダニエルスらの徒手筋力検査法[1]が理学療法教育において基本とされ，広く普及している．しかし，米国ではケンドールの筋：機能とテストのほうが一般的であり，姿勢の評価などに関しては，日本でも多くの成書で引用されている．

ダニエルスらの徒手筋力検査法では，被検者が重力や検査者のかける抵抗に抗して，関節ごとの筋または筋群の発揮する筋力を量的に測定し，段階づけした量（0～5の6段階）に分けて評価する．簡便で汎用性に富み，臨床では最も多用されているが，徒手的検査であるがゆえに生じる問題点や欠点も多数存在する．そのため，応用範囲と限界を十分に踏まえて活用する必要がある．

詳細は，Lecture 9～11で述べる．

7. ハンドヘルドダイナモメーター

1) 概要

MMTは優れた評価法であるが，順序尺度であり，客観性や再現性に問題がある．検査者の抵抗に抗するMMTの4や5の段階の測定では，主観的な要素の影響が大

MEMO
TUG (timed "up and go" test)
背もたれのある椅子に座った状態から起立し，3m先の目標物へ歩行，方向転換をして3m歩行してもとの椅子へ着座するまでの一連動作での動的バランスや安定性を，ストップウォッチで評価する．
▶『運動器障害理学療法学I』pp64-65参照

MEMO
開放性運動連鎖
(open kinetic chain：OKC)
連動する関節のうち，遠位部の関節が自由に動くことができる運動である．

MEMO
閉鎖性運動連鎖
(closed kinetic chain：CKC)
連動する関節のうち，遠位部の関節の自由な動きが外力により制限・固定されている運動である．

ロベット（Lovett）

ダニエルス（Daniels）らの徒手筋力検査法

ケンドール（Kendall）の筋：機能とテスト

8　筋力検査（1）　筋力検査の基礎

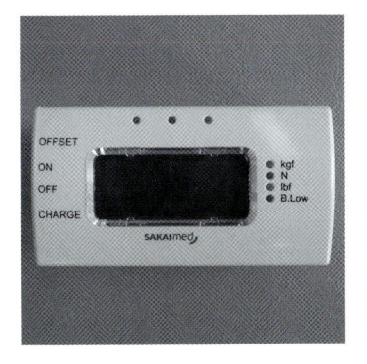

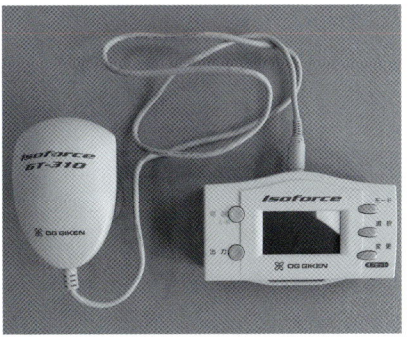

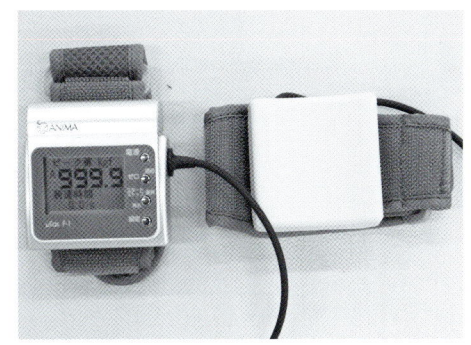

図5　徒手筋力計 モービィ　　図6　アイソフォース GT-300　　図7　ミュータス F-1

きく客観性に乏しいことや，3の段階は最大筋力値の約2%に相当し，4の段階が非常に広い範囲に対応していることが報告されている．これらの問題点を補完するために，HHD が開発されてきた．HHD は，比較的安価で，簡便性，携帯性に優れ，客観的な測定に有用である．しかし，検査者の固定の仕方によって測定結果が左右される問題がある．

　日本で市販されている HHD には，酒井医療の「徒手筋力計 モービィ」（図5），オージー技研の「アイソフォース GT-300」（図6），アニマの「ミュータス F-1」（図7），日本メディックスの「マイクロ FET2」などがある．HHD は筋力を測定するセンサー部と，その情報を解析し，数量化して表示する部より構成されている．

2）測定方法

　測定方法は，HHD のセンサー（トランスジューサー）を，検査しようとする筋群を測定するために最適な位置（主に関節の遠位端）に当て，被検者の関節運動に対する反力を測定する．被検者には測定する関節が動かないように最大限の努力をさせる．それに対し，検査者はセンサーを当てた手で，固定・維持された関節に力を加え，被検者が関節の位置を維持できなくなり，動いたら測定を終了し，表示板から数値を読み取る．したがって，MMT の3の段階以上の筋力がないと測定できない．測定は通常3回行う．その際センサーの当たる位置は常に同じ位置に置く．

　MMT の0〜3の段階と比較して，4と5の段階では HHD の計測値がより大きく，かつ広範囲に分布しているため，抗重力運動が可能となった時点で HHD などを利用した筋力検査を並行して行うことが推奨される．

8. 等速性筋力測定器

1）概要

　1960年ごろに，ニューヨーク大学のローマンにより，関節運動の速度（筋収縮の速度）を制御でき，設定した角速度別の等速性筋収縮力を定量的に測定できる機器（cybernetics exercise machine）が開発され，日本にも1970年代に導入された．

　等速性筋力測定器（トルクマシーン）には多くの機種があるが，「サイベックス」，「キンコム」，「バイオデックス」（図8）が代表的な装置である．関節運動速度を一定にできることが最大の長所である．機器は高価であり，臨床的に頻回に使用することが困難である．機器の種類により，機種間で測定誤差が生じる．最近では求心性収縮のみでなく遠心性収縮での測定や，OKC のみでなく CKC を意識した測定もできるようになっている．

2）測定

　測定する関節の近位部を台上に固定し，遠位部を入力杆に当て関節運動を行わせる．被検者が機器に設定した角速度（°/秒）より速い速度で可動させようとしても，

ローマン（Lowman）

サイベックス（Cybex）
キンコム（KIN/COM）
バイオデックス（Biodex）

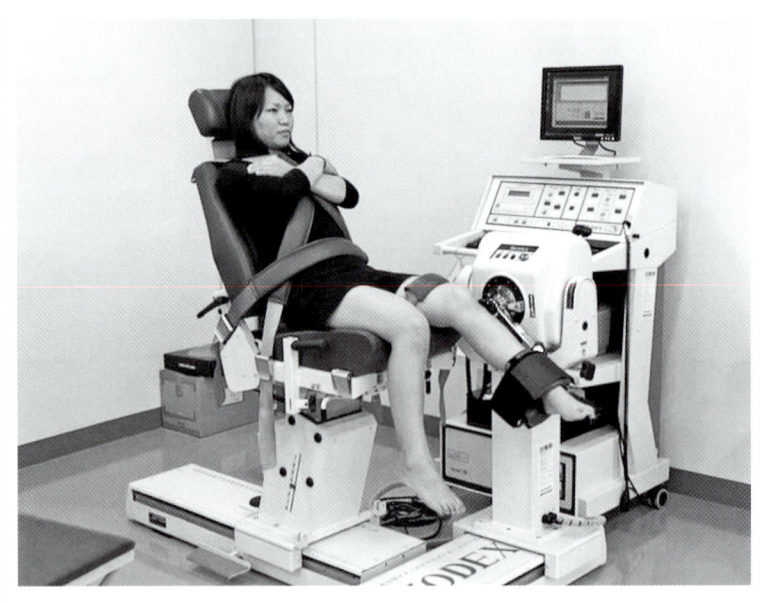

図8 バイオデックス
等速性筋力測定器を用いると，30°/秒や120°/秒など角速度別かつ運動角度別に筋力を測定できる．また，膝関節では前十字靱帯損傷用や後十字靱帯損傷用など，脛骨の引き出しが最小限に抑えられるようなアタッチメントも用意されている．

加えた力と同じ力が抵抗となって，一定の速度でしか可動しない．この回転速度の大きさは角速度で0～210°/秒，回転数で0～35回/分の範囲で，あらゆる値に調節できるようになっている．測定に用いる回転速度は0°/秒（等尺性収縮）から30～60～90°/秒という低速，120～180～240°/秒という中速，300°/秒以上の高速というように，目的によって自由に選ぶことができる．関節や運動別で測定に至適な速度が，機器のマニュアルに記載されている．

　筋の収縮速度を人為的に操作できるため，関節運動軸から筋の作用点までの距離（てこの腕の長さ）に筋力を乗じて算出する筋トルク値が容易に測定できる．筋トルク値は，トルク/体重比（トルクを体重で除したもの）で評価されることが多い．筋トルク値の経時的変化を筋トルク曲線といい，コンピューター画面に描記される．その分析結果から，関節角度や角速度別のトルク値，最大トルク値，仕事量，パワーなどが判明する．

3）等速性筋力測定器を用いたトレーニング

　等速性筋力測定器は，筋力増強トレーニングにも用いられ，アイソキネティック・エクササイズといわれる．等速性筋力測定器を用いた場合は，人工的な筋収縮形態を示すことになり，対象者が発揮した収縮力がそのまま抵抗になるように設計されているため安全である．筋トルクの発揮は，速度依存性が高い膝関節，肘関節，股関節や，速度依存性が低い肩関節など，関節による特徴がある

アイソキネティック・エクササイズ
（isokinetic exercise）

9. 筋持久力検査

　筋持久力検査は，動的筋持久力であれば，検査筋群の最大筋力の1/3の負荷でリズミカルな反復運動の回数を数える．また，静的筋持久力であれば，その負荷の保持時間を測定する．

1）自転車エルゴメーター

　自転車エルゴメーター（図9）は，固定された自転車のペダルを踏んで動輪を回転させ，ペダルへの抵抗によって負荷をかけて検査する．運動生理学の理論に基づいてプログラムされたコンピューター内蔵のものが開発され，体力測定や体力トレーニン

8 筋力検査（1） 筋力検査の基礎

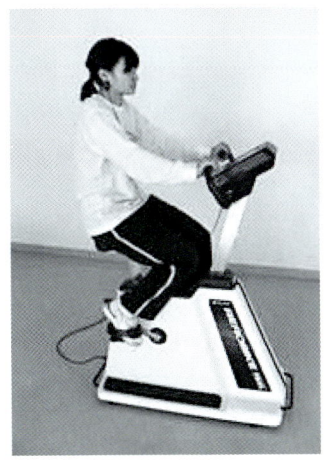

図9 自転車エルゴメーター 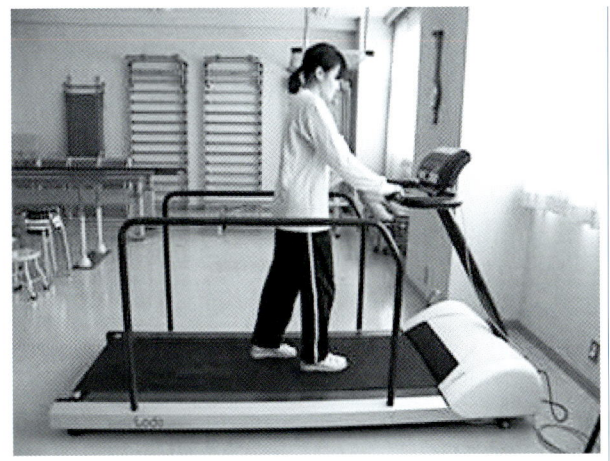　図10 トレッドミル

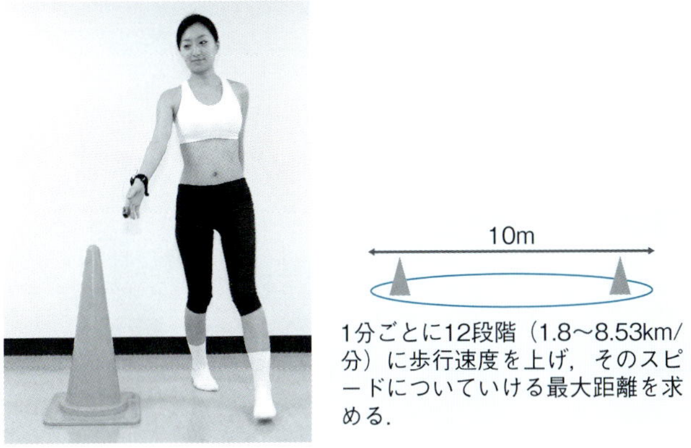

図11 シャトルウォーキングテスト

1分ごとに12段階（1.8〜8.53km/分）に歩行速度を上げ，そのスピードについていける最大距離を求める．

グに使用されている．これにより，血圧，心拍数，心電図，脈拍数の変化，最大運動能力，最大酸素摂取量，消費カロリー，体力レベルなどを測定することができる．

2) トレッドミル

トレッドミル（図10）は，モーターの回転によって，エンドレスベルトを回転させ，その上を歩行させる機器である．被検者を走行板の上に乗せ，モーターの回転数を変えることや，床面を傾斜させることにより，負荷重を調整しながら歩行させ，血圧，心拍数，心電図，最大酸素摂取量などを測定する．

3) シャトルウォーキングテスト

シャトルウォーキングテスト（図11）は，1分ごとの歩行速度を増していく漸増負荷試験である．歩行距離と最大酸素摂取量との相関も高いことが示されている．

■引用文献
1) Helen JH, et al. 津山直一ほか（訳）．新・徒手筋力検査法，原著第8版．東京：協同医書出版社；2008．

シャトルウォーキングテスト
(shuttle walking test：SWT)
▶『内部障害理学療法学 呼吸』p60 参照

Step up

ハンドヘルドダイナモメーターの実技

前述した通り，HHD は，圧迫法や牽引法など，いまだ測定方法が統一されておらず，代償運動の影響が大きいという問題がある．しかし比較的安価で，簡便性，携帯性に優れ，客観的な測定に有用である．以下に，代表的な HHD を使用した筋力測定方法を示す（図1～7）．

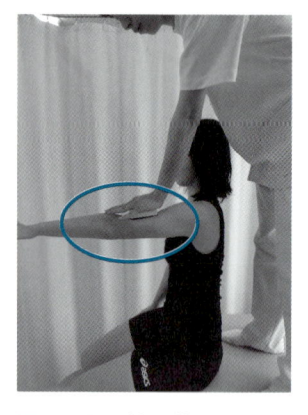

図1　肩関節屈曲

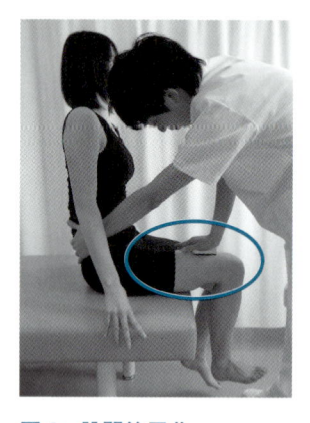

図2　股関節屈曲

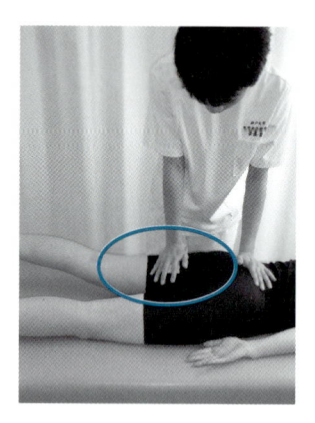

図3　股関節伸展

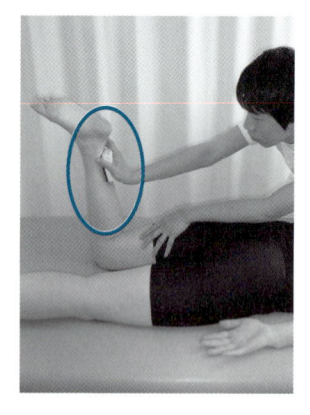

図4　膝関節屈曲

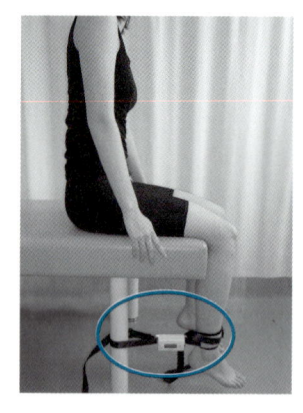

図5　膝関節伸展

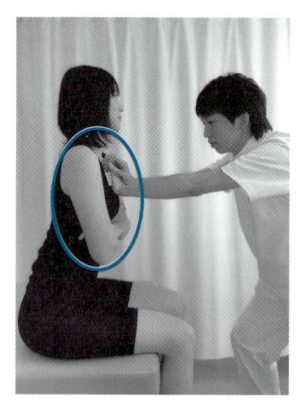

図6　体幹屈曲

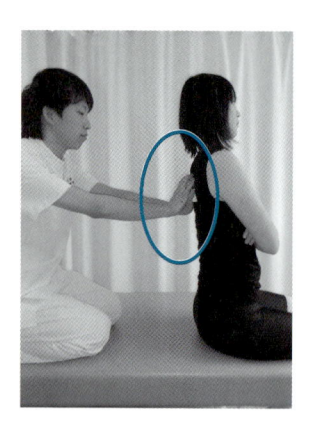

図7　体幹伸展

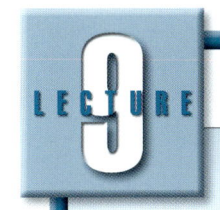

LECTURE 9 筋力検査(2)
徒手筋力検査の基本

到達目標

- 徒手筋力検査の目的，判定基準，基本的手技について理解する．
- 徒手筋力検査の結果に影響を及ぼす因子を理解する．
- 徒手筋力検査での代償運動について理解する．
- 徒手筋力検査の手順を理解する．

この講義を理解するために

　前回の講義で学習した筋力検査法のなかで，徒手筋力検査は，筋力を検査するために，臨床で最も利用されている方法です．この講義では，徒手筋力検査を実施する際に，理解しておくべき基本となる項目を学習します．徒手筋力検査を適切に実施するためには，正確に筋力を測定でき，その結果を正しく解釈できるようになる必要があります．そのためには，ここで学ぶ具体的な手順を理解することはもちろんのこと，検査に影響する検査者と被検者側の問題，判定結果の解釈の問題，代償運動について学びます．特に代償運動は起こりやすく，結果を誤って解釈する大きな原因ですので，実技も行い，十分に理解してください．

　徒手筋力検査の基本を学ぶにあたり，以下の項目について確認・整理しておきましょう．

- □ 全身の関節運動を復習しておく．
- □ Lecture 8 の筋力検査の基礎を復習しておく．

講義を終えて確認すること

- □ 徒手筋力検査の目的，判定基準，基本的手技について理解できた．
- □ 徒手筋力検査の結果に影響を及ぼす因子を理解できた．
- □ 徒手筋力検査での代償運動について理解できた．
- □ 徒手筋力検査の手順を理解できた．

講義

1. 徒手筋力検査の目的

徒手筋力検査（MMT）には単に筋力を検査するだけではなく，以下の目的がある．
①治療方法の決定と治療効果の判定：定期的にMMTを行うことで，治療経過の把握や治療方法の効果を判定する．機能低下を引き起こしている筋または筋群を知り，筋力増強や整形外科手術の方法を決定し，その治療の効果を判定する．
②運動機能の判定と予後予測：関節，筋，神経系の障害などに起因した筋群間の筋バランス不全による骨・関節変形の判定と，予後予測のための手段として用いる．これにより適切な運動機能の予防手段や治療方法を立案できる．
③診断の補助：検査する筋の支配神経や髄節をもとにして，末梢神経損傷や脊髄損傷などの損傷部位を決定する．
④治療の一手段：MMTは，各関節や筋に対する検査であるが，その手技自体を筋力増強トレーニングや筋再教育として用いることができる．加える抵抗が徒手的であるために，無駄な動作や代償運動を抑制しつつ，状態に応じて加減しながら抵抗をかけることができる．
⑤運動障害の検討資料：機能障害の一つである筋力低下が，能力障害にどれくらいの影響を及ぼしているのかを検討する場合などに利用される．

2. 徒手筋力検査の判定基準

MMTは重力や抵抗に抗してできる運動能力を数値化したものである．その表現法はさまざまであるが，現在，日本で一般的に用いられているものはダニエルスらの徒手筋力検査法の6段階評価法であるため，以下，それに従って述べる．

1) 6段階評価法 （表1）

まったく筋の活動を示さない「0」から，検査に対し正常の力で応じ，正常と変わらないと判定される「5」までの，数字による段階づけを行う．

(1) 5, normal, N, 正常の筋

運動可能範囲を完全に動かすことができ，最大の徒手抵抗を加えても，それに抗して最終運動域を保ち続けることができる．

(2) 4, good, G, 優の筋

重力に抗して運動可能範囲全体にわたり運動を完全に行うことができ，最大の徒手抵抗に対して，最終運動域をわずかながら保持しきれない．

(3) 3, fair, F, 良の筋

重力の抵抗だけに抗して，運動可能範囲を完全に最終域まで動かすことができる．

(4) 2, poor, P, 可の筋

重力の影響を最小限にした肢位であれば，運動可能範囲全体にわたり，完全に運動ができる．

(5) 1, trace, T, 不可の筋

運動に関与する1つまたはそれ以上の筋群に，ある程度の筋収縮活動が目に見えるか，触知できる状態である．

(6) 0, zero, Z, ゼロの筋

視診によっても，触診によってもまったく筋活動がない状態である．

2) プラス（+）とマイナス（−）の段階づけ

従来から，MMTの段階づけには，主観性と客観性，さらに被検者のモチベーショ

気をつけよう！
MMTは順序尺度であり，客観性や再現性が十分でないことも念頭におく必要がある．

表1 MMTの判定基準

段階		測定肢位	抵抗	運動範囲
5	normal・N・正常	抗重力位	最大抵抗	全可動域
4	good・G・優		中等度	
3+	fair・F・良		軽度	
3			重力のみ	
2+		重力除去位	ごく軽度	一部
2	poor・P・可		なし	全可動域
2−				一部
1	trace・T・不可			運動なし
0	zero・Z・ゼロ	筋収縮なし		

ンまで含まれ，熟練が必要とされてきた．これまでの報告では，「4」の段階が広すぎて検査者間の相関は低いとされる．また，判定結果が，6段階のうちいずれかに必ず該当するとは限らない場合がある．このようななかで，より評価の信頼性を向上させるために，プラス（+）あるいはマイナス（−）の段階づけが認められた．ただし，原則として，プラス（+）やマイナス（−）の段階づけは望ましくないとされ，例外として，「3+」，「2+」，「2−」の段階づけが認められている．

その他の場合で，ある段階の範囲内での変化を記載したい場合は，その特定の段階内で改善した（improved），または改悪した（deteriorated）という所見を書き加えることとし，+や−は付記しない．

(1) 3+

重力に抗して，運動可能範囲全体にわたり完全に動かしうるうえに，最終的に到達した位置で加える軽い抵抗に抗して，その位置を保持し続ける場合とする．

この段階には機能的な意義もある．たとえば，足関節背屈筋力が「3」では，靴用装具の重量に耐えることができず，機能的に使いこなすことができない．段階「3」に「+」を付け加えることで，筋力の強さを示すだけでなく，単に「3」と書いただけではわからない耐久力も示すことができる．

(2) 2+

基本的に足関節底屈筋力の評価に用いる．立位での足関節底屈筋力の評価で踵を持ち上げることはできるが，つま先動作はできない場合に，別法の腹臥位で最大抵抗に抗して完全な足関節底屈保持が可能なものを「2+」と評価する．

(3) 2−

重力の影響を最小限にした肢位で，「2」の運動可能範囲全体のうち一部の運動ができる場合をいう．「2−」は，「2」と「1」のあいだの範囲を補完し，マイナス符号の有無で，機能に回復が認められることを判定するために用いる．

3. 徒手筋力検査の基本的手技

検査手技として，ブレイク・テストとメイク・テストがある．

ブレイク・テストは，等尺性収縮を基本とし，動かしうる可動域の最終点，あるいは筋が最もはたらかなければならない運動範囲の1点で，被検者が行う運動を検査者が徒手で抑止し，その運動をがんばり続けて，筋力を評価する方法である．

メイク・テストでは，検査者は，被検者が収縮させる筋，あるいは筋群に徐々に徒手抵抗を強め，被検者が耐えられる最大の抵抗に達し，運動が起こらなくなるまで抵抗を加え続けて評価する．このテストは，抵抗の加え方に熟練を必要とし，結果があ

MEMO
MMT変化の記載例
たとえば，前回も4で今回も4であり，そのなかで改善した場合には「4 improved」と記載すればよい．

ブレイク・テスト（break test；抑止テスト）
メイク・テスト（full arc test；運動範囲テスト，運動弧テスト）

ここがポイント！
ダニエルスらの徒手筋力検査法では，「4」以上の筋に対して，全可動域にわたって徒手抵抗を加えるメイク・テストが主流であったが，第6版以降からブレイク・テストに変更された．これにより，これまで求心性収縮で行われてきた評価に比べて，より最大筋力の評価を行いやすくなった．その一方で，等尺性収縮で検査した筋力とADLが乖離することや，疼痛を有する被検者の評価時には疼痛が出現する角度との関連を検討するために，臨床的にはメイク・テストによる確認も必要である．

いまいになりやすい．

4. 徒手筋力検査の信頼性

① MMTには一定の信頼性があり，簡便なために臨床的に用いられているが，疼痛の有無や不安感などで結果が左右される．また，被検者の協力を必要とするため，指示理解能力が低下していると，測定値に差が生じる．
② 経験豊富な理学療法士と経験が少ない理学療法士とのあいだで，代償運動の判別，検査時間の長短，結果の解釈に差がある．
③ 重力を用いて計測する「3」については再現性があるが，「3⁺」以上の段階づけでは主観を伴うために再現性が乏しい．
④ 筋力をある程度量的に測定できるが，動作に応じた，すなわち質的な筋力の評価には十分に対応できない．

5. 徒手筋力検査の結果に影響を及ぼす因子

1) 被検者が有する因子

(1) 協力・理解力

小児や高齢者の場合，検査者の指示に対する理解が十分にできないこともある．

(2) 意欲・疼痛・疲労・不安定感・疾病利得の有無

これらの因子のため，正確なMMTができないことも多い．

(3) 適切なポジショニング

免荷や術後の禁忌のために，定められた肢位をとれないことがある．測定肢位が異なると，筋力も大きく変化することがある．

2) 検査者が有する因子

(1) 抵抗のかけ方

同一の被検者に対して検査者間で抵抗量が一定であるという保証がない．被検者の最大努力に対して最大の抵抗を加える必要がある．また，検査によって，四肢を握ったり，手掌で押さえたり，指で押さえたりとさまざまであり，これによっても測定結果が影響されることがある．

抵抗を中枢部でかけるのか末梢部でかけるのかで，抵抗量が変わってくる．

(2) 固定の仕方

固定の方法が適切でないと，容易に代償運動が起こる．検査する筋・筋群の関連する関節以外を固定するが，特に検査する筋の中枢部の関節を固定しておくことが大切である．固定には，検査台，被検者の自重，検査者による徒手固定，ベルトなどの物理的な固定などがある．的確な固定により不要な代償運動が抑制され，検査の正確性が向上し，検査する筋はより選択的に収縮する．

末梢の筋群を収縮させるとき，中枢部の筋群は肢位の固定のために自動的にはたらく．しかし，中枢部の筋が機能異常を起こしている場合は，末梢部の筋がうまく収縮できず，正確な筋力の評価ができない場合がある．このような場合は，検査者が代わって固定する必要がある．

(3) 抵抗量についての検査者間の主観的な相違

検査者の筋力も異なり，検査者が主観的に感じられる筋力が異なる．それによって，「5」と「4」の違い，＋，－の判断，これらの段階の判別が異なってくる．特に＋，－の判断は，検査者の主観に委ねられることが多い．

(4) 代償運動を見抜く能力

検査する筋による正しい運動方向を知っていなければならない．

💡 **ここがポイント！**
検査者・被検者双方が有する因子として，信頼関係がある．良好な信頼関係が築ければ，正確なMMTが実施しやすくなるが，信頼関係が成り立たずに測定できないこともある．

(5) 触診能力

「0」か「1」かの判断の際に必要である．また代償運動が起こっているかどうか鑑別する際にも必要である．

3) 判定結果の解釈の問題

(1) 各段階の幅の問題

各段階の幅が均等ではない（順序尺度）．したがって，「3」は「5」の何％ぐらいの筋力であるということはいえない．また，被検者の正確な最大筋力の測定も困難である．そのため，MMT の結果から，筋力増強トレーニングを行う場合にも，最大筋力の何％というような設定ができない．

検査者の徒手抵抗に対して行う「5」と「4」では，検査者の主観の影響を受けやすく，客観性に乏しい．

(2) 筋力の単位

MMT は順序尺度であり，筋力の絶対値を計測することはできないという大きな欠点がある．筋力を数値化するならば，HHD などの筋力測定機器を使用するべきである．

(3) 上位運動ニューロン障害の評価

中枢性の運動麻痺では，筋収縮以外にも筋緊張や共同運動，姿勢反射などの影響を受けるため，基本的に MMT の正確性や有効性に欠ける．ただし，分離運動が可能な場合は，MMT の利用価値がある．

(4) 関節可動域や他の検査項目の結果と合わせて考察する能力

運動は一般に複数の筋の活動の結果により生じており，いわゆる主動作筋を特定することはできるが，共同筋，固定筋，拮抗筋の作用などについても考慮する必要がある．また，ROM の制限，筋緊張などの他の因子も含めて，筋が発生する張力を考えなければならない．

4) 代償運動

(1) 代償運動

運動に参加する筋を作用によって分類すると，主動作筋，補助筋，共同筋，固定筋，拮抗筋に分けることができる．代償運動は，主動作筋の弱化，または麻痺により，その運動を主として補助筋，共同筋，固定筋によって補い，みかけ上の類似の運動をする現象のことである．

MMT を実施する際，一般的に，被検者は一生懸命に筋力を発揮しようとすることにより，代償運動が出現し，評価の再現性が低下する．代償運動を防止するためには，検査する筋による正しい関節運動を知っておくこと，検査肢位，固定と抵抗の部位や抵抗の大きさ，測定する筋の走行・起始・停止などの解剖学の知識と触診能力が重要となる．代表的な代償運動を，**表2**に示す．

(2) 代償運動の種類

a. 反跳運動

主動作筋がはたらいていなくても，拮抗筋を収縮させた後にゆるめることで起こる関節運動が，主動作筋のはたらきのようにみえるものである．たとえば，手関節伸筋の麻痺では，手関節屈筋を強く収縮させて，あたかも手関節伸筋がはたらいているかのように代償する．

b. 能動的腱性固定効果

手指屈筋がはたらいていなくても，手根関節背屈で指が屈曲してみえるものである．

c. 副次停止

橈骨神経が麻痺して母指の IP 関節が伸展できなくても，母指の伸展機構に停止す

MEMO

順序尺度
MMT のように，設定された各段階の順序に意味はあるが，その間隔には意味がない尺度のことをいう．

気をつけよう！

HHD は客観的な測定に有用であるが，いまだ測定方法の標準化は行われていない．そのため，少なくとも被検者内での測定方法は同一とする（測定方法の例は，Lecture 8 Step up 参照）．

能動的腱性固定効果（tenodesis action；テノデーシス・アクション）

IP 関節（指節間関節；interphalangeal joint）

覚えよう！
代償運動は，国家試験で頻出するため，必ず覚えなければいけない．

表2　代表的な代償運動

運動	主動作筋	正確な運動	代償	代償運動
肩関節屈曲	三角筋前部線維	手掌面を上に向け，上肢を前方挙上する	上腕二頭筋による代償	肩関節外旋位で上肢の前方挙上
			体幹・肩甲帯による代償	体幹伸展・肩甲帯挙上に伴い上肢の前方挙上
肩関節外転	三角筋中部線維	手掌面を上に向け，上肢を側方挙上する	上腕二頭筋による代償	肩関節外旋位で上肢の側方挙上
			上腕三頭筋による代償	肩関節内旋位で肩伸展を伴い上肢の側方挙上
			体幹側屈による代償	体幹の側屈を伴い反対側の上肢の側方挙上
肘関節屈曲	上腕二頭筋	前腕回外位にて肘関節屈曲	肩甲骨・肩関節による代償	肩甲骨挙上・肩関節外転に伴い肘関節屈曲
			手根屈筋群による代償	手関節を強く掌屈しながらの肘関節屈曲
肘関節伸展	上腕三頭筋	前腕回外位で肘関節伸展	肩甲骨・肩関節による代償	肩甲骨内転・肩関節伸展に伴い肘関節伸展
			手根伸筋群による代償	手関節を強く背屈しながら肘関節伸展
股関節屈曲	腸腰筋	股関節を矢状面上で屈曲	縫工筋による代償	股関節の外旋，外転を伴う
			大腿筋膜張筋による代償	股関節の内旋，外転を伴う
股関節伸展	大殿筋	股関節を矢状面上で伸展	体幹・骨盤による代償	腰椎を後方に伸展し，重心を後方移動させて股関節を伸展させる
			腰方形筋・広背筋による代償	骨盤を持ち上げ，膝関節屈筋にて下肢を保持すると股関節が伸展したようにみえる
股関節外転	中殿筋	股関節内外旋中間位で，前額面上での股関節外転	骨盤による代償	骨盤を胸郭のほうに引き寄せることで外転したようにみえる
			大腿筋膜張筋による代償	股関節の外旋を伴う外転
膝関節屈曲	ハムストリングス	膝関節完全伸展からの屈曲	腓腹筋による代償	体重のかからないときに作用する
			股関節屈筋群による代償	股関節屈曲により，膝関節屈曲が生じる
			縫工筋による代償	股関節屈曲，外旋を伴う
膝関節伸展	大腿四頭筋	膝関節の伸展	股関節内転筋群による代償	股関節内旋を伴っての膝関節伸展
			大腿筋膜張筋による代償	股関節外旋を伴っての膝関節伸展
足関節背屈・内がえし	前脛骨筋	足趾伸筋の活動のない状態での足関節背屈	長母趾伸筋・長趾伸筋による代償	足趾伸展を伴う足関節背屈・内がえし
			足趾屈筋群による代償	足趾屈曲を伴う足関節背屈・内がえし

る短母指外転筋の作用で母指のIP関節の伸展が代償される．

d．重力の作用
肘関節の伸展を重力に抗して行うが，このときは上腕二頭筋を遠心性収縮しながらはたらかせ，当の上腕三頭筋ははたらいていない．

e．好都合な位置にある筋の直接の代償
三角筋の中部線維の麻痺を，上腕三頭筋が代償して肩外転する．この場合，上肢を外旋して肩を外転しようとする．

6. 徒手筋力検査の手順

1）検査前

（1）事前準備
①担当医からの情報，カルテからの情報，画像所見などを確認する．
②検査を行う部屋は，静かで室温が快適であるように整えておく．
③使用するベッドは清潔で，測定中に被検者が不安定になったり，滑り落ちたりしないことを確認する．検査者が抵抗を適切に加えるために，高さが調整できるベッドがあるとよい．場合によっては椅子や台を用いる．
④検査に必要となる道具や材料（記録用紙，筆記用具，タオル，シャツ，シーツやその他身体をくるむためのリネン類，ゴニオメーター・ハンマー・知覚針などの補助器具，HHDなどの測定機器）を準備する．
⑤被検者の疾患の特徴（禁忌肢位，薬などの基礎情報の収集），筋，関節，骨の状態を確認しておく．

（2）検査肢位
①検査しようとする筋または筋群により，肢位を決定する．
②疼痛や姿勢保持困難などの理由で規定通りの肢位がとれない場合は，無理のない肢位を選択して実施するが，そのときは肢位を記録しておく．
③背臥位→腹臥位→側臥位→座位→立位の順で実施する．

（3）オリエンテーション
①検査の方法を十分説明し，被検者の不安を取り除き，正しい運動ができるようにする．
②検査の目的を被検者に十分説明し，理解と協力を求める．疾病利得や詐病などのために，筋力を発揮しようとしない人もいることに注意する．

（4）検査部位
①筋の視診や触診を行うために，検査部位はできるだけ露出させることを原則とする．
②検査する関節に拘縮がなく，ROMが確保されていることを確認する．ROM制限がある場合は，被検者が動かせる範囲でよい．

2）検査中

（1）全般
①まず「3」の検査を行い，その可否により，「5」・「4」あるいは「2」・「1」・「0」の検査を行う．
②被検者に検査上での運動パターンを正確に把握させたり，関節運動の円滑さに影響をもたらす因子（可動時の疼痛など）を把握したりするために，可動範囲を他動的に何度か動かしてみる．
③自動運動も実際に行わせてみて，代償運動の出現や疼痛の有無を観察する．
④被検者に不快な感覚や疼痛を生じさせないよう，できるだけ注意する．

> **ここがポイント！**
> 被検者の体位変換は最小限度にし，被検者を疲労させないように，できるだけ同一の肢位で実施できるものをまとめて行う（Lecture 11 Step up 参照）．

> **ここがポイント！**
> 検査はできるかぎり両側とも行う．検査者の特徴として利き腕で抵抗を与えるときには過小評価傾向，非利き腕では過大評価傾向になることを念頭に入れ，HHDなどそれを補償するような手段を講じるべきである．

> **MEMO**
> 小児では，直接手を触れず動作を観察して筋力を推定する方法も用いられる．

⑤基本原則として，ブレイク・テストで行うが，疼痛を有する人や理解力の乏しい人の評価の際には，メイク・テストでも確認する．
⑥MMTの判定基準には，筋持久力の能力は考慮されない．何度も同じ検査を行えば，被検者は疲労して本来より筋力が低下した結果となるので，手際よく行わなければならない．
⑦関節に炎症や癒着などの関節機能異常が生じている場合，その関節をまたぐ筋のMMTを行う際には関節の損傷に気をつける．
⑧正確な測定を行うために，被検者のもっている最大筋力が発揮されたかを確認する．

(2) 固定
①検査部位の関節よりも中枢側の関節を固定することが大切である．固定が不十分であれば，代償運動の出現や最大収縮力が得られにくいなど，正確性に欠けることになる．
②代償運動が生じないように抵抗を加える位置や加え方に注意し，代償運動が出たときはそれを見逃さないようにする．

(3) 抵抗
①抵抗は，検査筋または筋群の運動方向と逆方向に，かつ運動が起こる関節の遠位端に対して，骨に直角に加える．骨折などで遠位端に抵抗を加えられない場合は，近位端に加えることもある．
②抵抗を加えるときには，位置や骨のレバーアームの長さを十分に考慮して抵抗を加える．長いレバーアームでは抵抗力は少なくてすむが，近位の関節には相応の負担がかかっていることに配慮する．
③加える抵抗の量は，年齢，性別，体格などを考慮して加減しなければならない．その意味において，健側との比較は有効である．
④急激に抵抗を加えると，関節や骨に損傷を起こす危険性があるので，抵抗を加える位置，抵抗の方向，力の増加のさせ方などに細心の注意を払う．

3) 検査後
①記録用紙にはさまざまなものがあるが，わかりやすく，記入しやすいことが必要条件となる．
②検査に際し，疼痛を訴えた場合は疼痛（pain）の頭文字をとってP$^+$，著明な場合はP^{++}，関節拘縮がある場合は拘縮（contracture）の頭文字をとってC，痙性がある場合は痙性（spasticity）の頭文字をとってS$^+$，著明な場合はS^{++}などを検査値に加える場合もある．
③判定基準に準じて，筋力の段階を用紙に記載する．検査中に得られた他の情報（疼痛の有無，抵抗を加えた部位，肢位，ROM，予測された筋力低下の原因など）も同時に，特記事項として記録する．
④被検者に結果のフィードバックを行う．

■参考文献
1) Helen JH, et al. 津山直一ほか（訳）．新・徒手筋力検査法．原著第8版．東京：協同医書出版社；2008.

Step up

代償運動の実技

　前述した通り，MMT を実施する際，被検者は一生懸命に筋力を発揮しようとするため，代償運動が出現しやすくなる．代償運動を見分けることができるようになるためには，代償運動を模倣し，正しい運動との違いを体感するとよい．以下に，代表的な代償運動を示す（図 1〜10）．

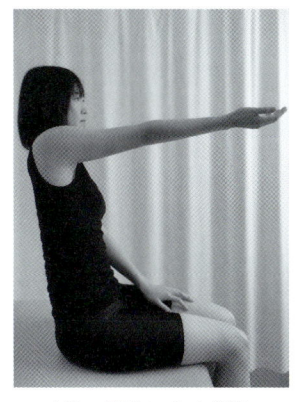

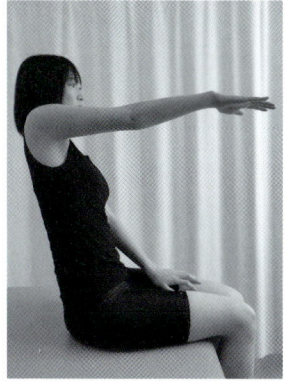

a：上腕二頭筋による代償　　b：体幹・肩甲帯による代償

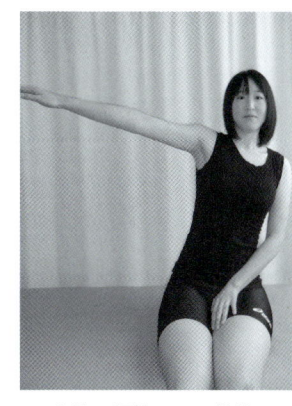

図 1　肩関節屈曲

a：上腕三頭筋による代償　　b：体幹側屈による代償

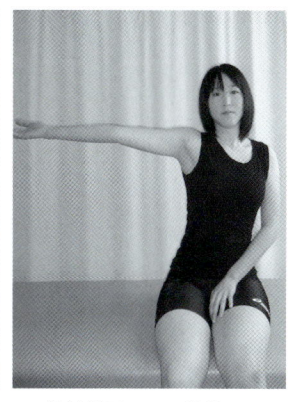

図 2　肩関節外転

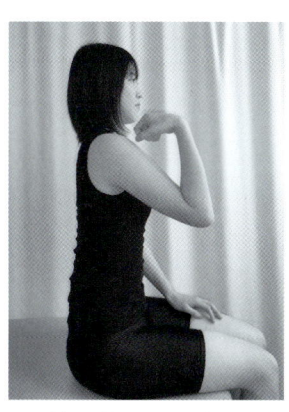

a：肩甲骨・肩関節による代償　　b：手根屈筋群による代償

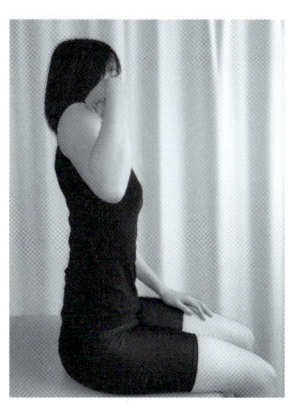

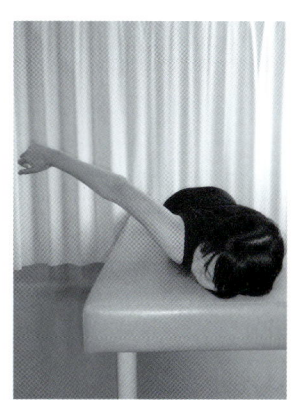

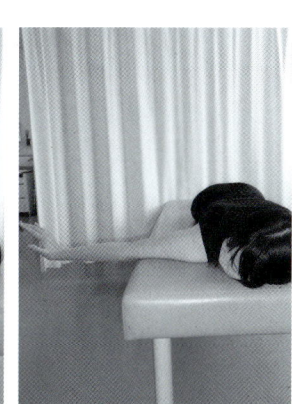

図 3　肘関節屈曲

a：肩甲骨・肩関節による代償　　b：手根伸筋群による代償

図 4　肘関節伸展

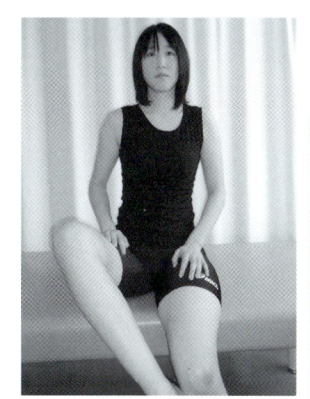

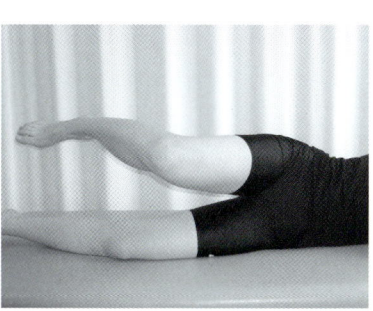

a：縫工筋による代償　　b：大腿筋膜張筋による代償

図 5　股関節屈曲

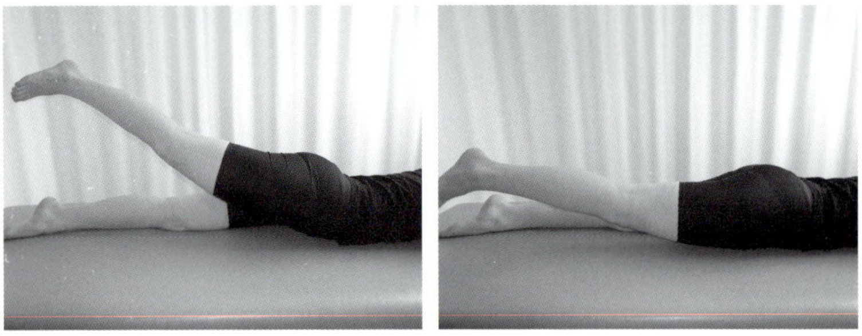

a：体幹・骨盤による代償　　　　　b：腰方形筋・広背筋による代償

図6　股関節伸展

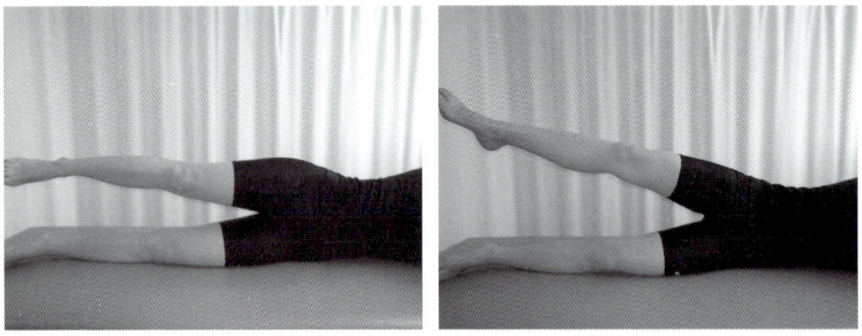

a：骨盤による代償　　　　　　　　b：大腿筋膜張筋による代償

図7　股関節外転

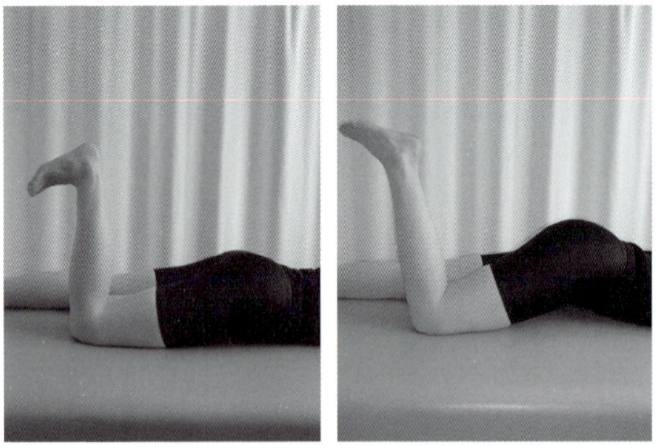

a：腓腹筋による代償　　　　　b：股関節屈筋群による代償　　　a：股関節内転筋群による代償　　b：大腿筋膜張筋による代償

図8　膝関節屈曲　　　　　　　　　　　　　　　　　　　　　**図9　膝関節伸展**

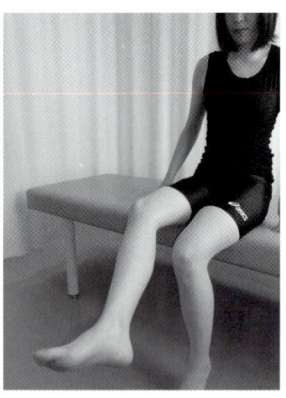

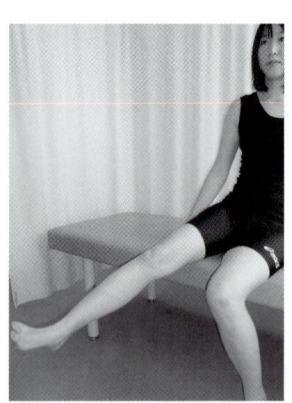

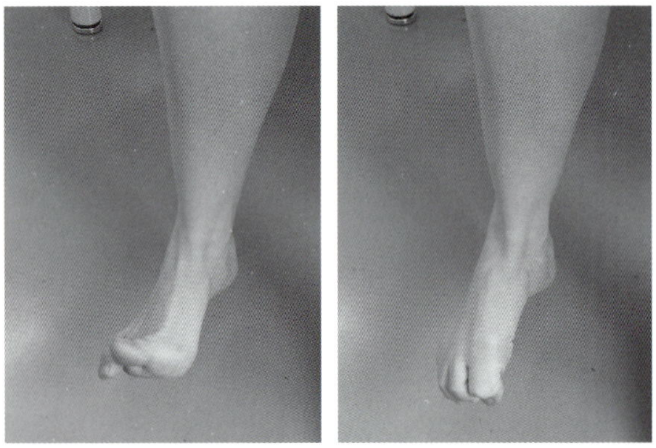

a：長母趾伸筋・長趾伸筋による代償　b：足趾屈筋群による代償

図10　足関節背屈・内がえし

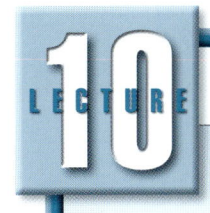

LECTURE 10 筋力検査(3)
徒手筋力検査の実際1（上肢）

到達目標

・上肢の徒手筋力検査を，基本的な技術レベルで実施する．
・代償運動を防止した正しい関節運動で，徒手筋力検査を実施する．
・検査肢位，固定と抵抗の部位や大きさを理解する．
・検査する筋を触診できる．

この講義を理解するために

　この講義では，徒手筋力検査の具体的手順を理解したうえで，上肢の徒手筋力検査を適切に実施できる技術を学びます．ここで学習する上肢の検査法は，覚えるべき最低限の内容です．
　肩甲帯の検査では，肩甲骨の可動範囲が小さいため，触診で肩甲骨の動きを確認しなければいけません．そして肩関節の検査では，筋力以外にも大きな上肢可動域が必要です．
　上肢の徒手筋力検査の実際を学ぶにあたり，以下の項目について確認・整理しておきましょう．

　□ 上肢の運動の主動作筋の起始，停止，神経支配，筋の機能解剖を学習しておく．
　□ Lecture 9 の徒手筋力検査の基本を復習しておく．

講義を終えて確認すること

　□ 上肢の徒手筋力検査を，基本的な技術レベルで，健常者に実施できた．
　□ 代償運動を防止した正しい関節運動で，徒手筋力検査を実施できた．
　□ 検査肢位，固定と抵抗の部位や大きさを理解し，実施できた．
　□ 検査する筋を触診できた．

講義

1. 肩甲帯

肩甲帯の検査は，可動範囲が小さいため，必ず触診で肩甲骨の動きを確認する．

長胸神経麻痺などで，肩甲骨外転と上方回旋を行う前鋸筋の筋力低下が生じると，翼状肩甲がみられるが，臨床的にも肩甲骨外転や上方回旋に問題を有する患者は多く存在する．肩甲骨外転と上方回旋では，翼状肩甲を起こさないで，肩甲骨が固定されているかどうかが大切である．検査中，前鋸筋の触診を行い，肩甲骨内側面や下角の浮き上がりや，抵抗を与える際の上肢と肩甲骨の連動に注意する．

肩甲帯の徒手筋力検査の具体的手順を**図1**に示す．

翼状肩甲（winging scapula）

👁 覚えよう！
各運動の主動作筋，検査方法，「1・0」の筋と触診部位は，国家試験で頻出するため，必ず覚えなければいけない．

図1 肩甲帯

動作	主動作筋	3	5・4	2	1・0
外転と上方回旋	前鋸筋，僧帽筋（上部・下部）	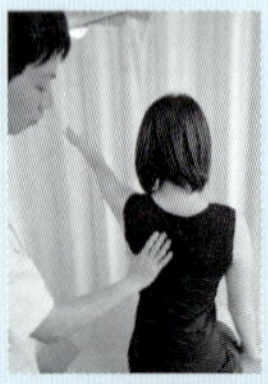 上肢を130°前方挙上させ，上肢の延長線上に上肢を突き出させる	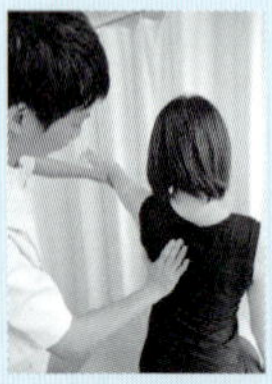 上腕近位部に下方かつ後方へ抵抗を加える	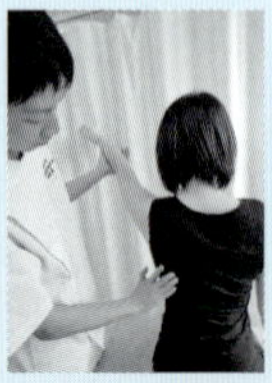 上肢を130°前方挙上させ，挙上させた上肢を支持し，上肢を突き出させると，肩甲骨の外転と上方回旋できる	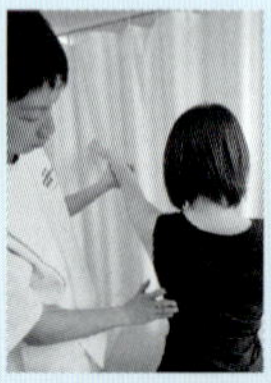 前鋸筋の筋収縮を腋窩中間線上の肋骨起始部で触知する
挙上	僧帽筋（上部），肩甲挙筋	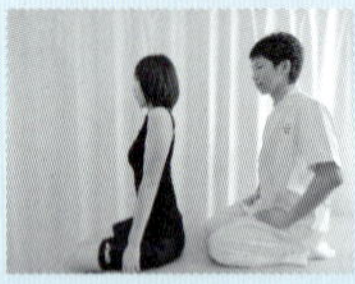 肩をすくめるように挙上保持させる	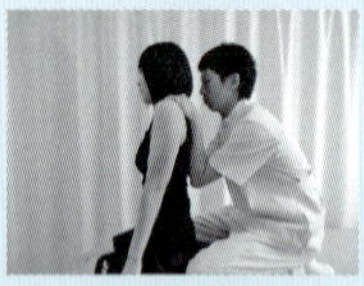 両手で肩峰端周囲にやや斜め前方へ抵抗を加える	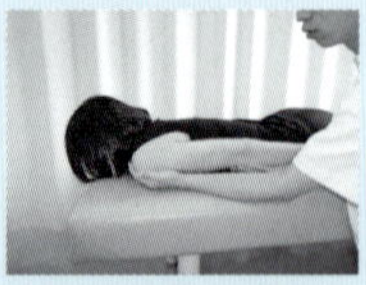 上肢帯・上肢を前面から支持し，肩をすくめるように挙上させ，全運動範囲で運動できる	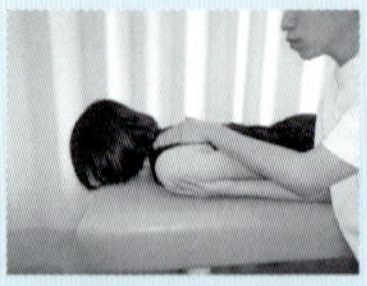 僧帽筋上部線維の筋収縮を触知する
内転	僧帽筋（中部），大菱形筋，小菱形筋	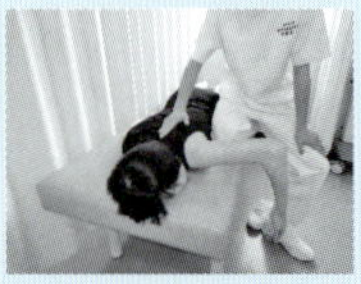 肩関節90°外転，肘関節90°屈曲させ，前腕をベッドからおろさせ，ベッドから胸部を離すように肩甲骨を内転保持させる	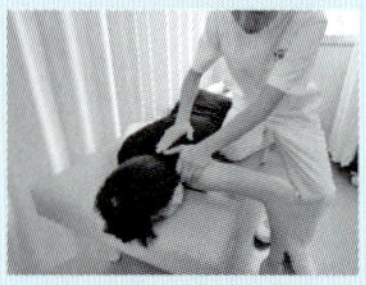 肩峰周囲に肩甲骨が外転する方向へ抵抗を加える	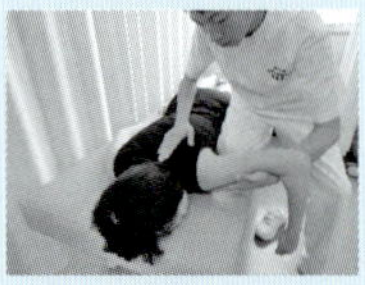 上肢帯・上肢を前面から支持し，ベッドから胸部を離すように肩甲骨を内転させ，全運動範囲で運動できる	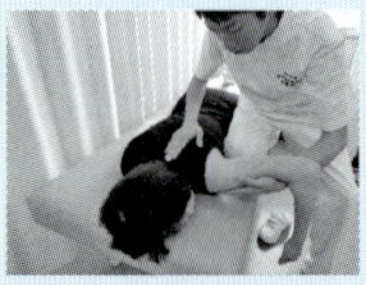 運動の一部，もしくは僧帽筋中部線維の筋収縮を触知する
下制と内転	僧帽筋（下部・中部）	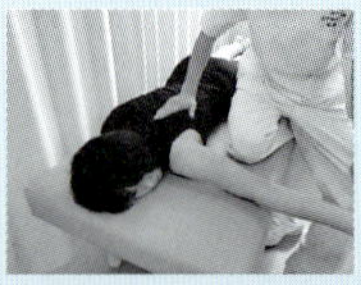 肩関節を130～145°外転させ，ベッドから上肢と胸部を離すように肩甲骨を下制・内転で保持させる	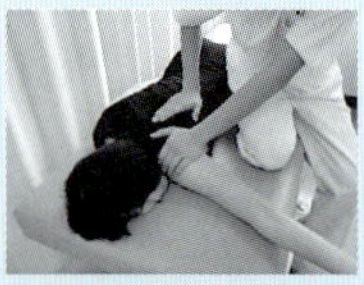 肩峰端周囲に上外側の方向へ抵抗を加える	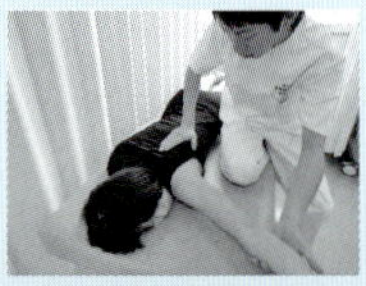 上肢を前面から把持し，ベッドから上肢と胸部を離すように肩甲骨を内転・下制させ，全運動範囲で運動できる	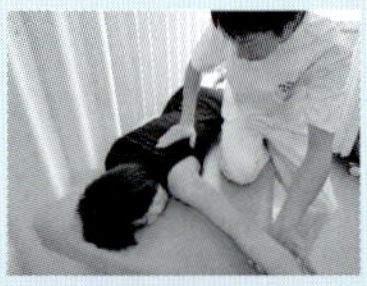 僧帽筋下部線維の筋収縮を触知する

LECTURE 10

図1 肩甲帯（つづき）

動作	主動作筋	3	5・4	2	1・0
内転と下方回旋	大菱形筋・小菱形筋	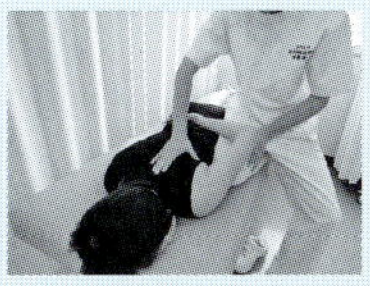 手掌を上に向けて腰に乗せさせ，手背を腰から離すように肩甲骨を内転・下方回旋で保持させる	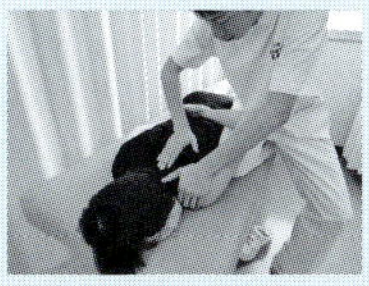 肩甲骨外側縁から肩峰端周囲に肩甲骨が外転と上方回旋する方向へ抵抗を加える	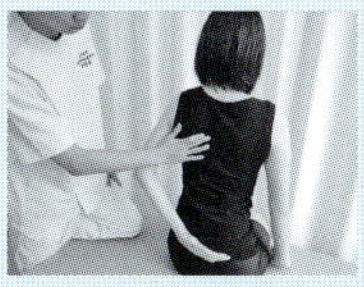 手掌を上に向けて腰に乗せさせ，手背を腰から離すように肩甲骨を内転・下方回旋させ，全運動範囲で運動できる	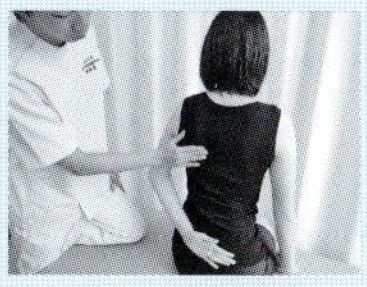 菱形筋の筋収縮を触知する

2. 肩関節

　肩関節の検査は，大きな上肢可動域が必要なものが多いため，事前にROM-Tを行い確認する．
　肩関節の徒手筋力検査の具体的手順を**図2**に示す．

図2 肩関節

動作	主動作筋	3	5・4	2	1・0
屈曲	三角筋（前部），烏口腕筋	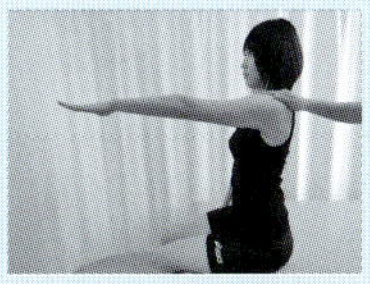 肩関節を90°屈曲保持させる	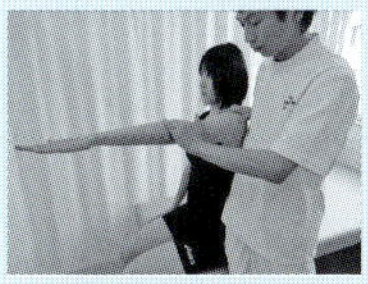 上腕骨遠位部に肩関節伸展の方向へ抵抗を加える	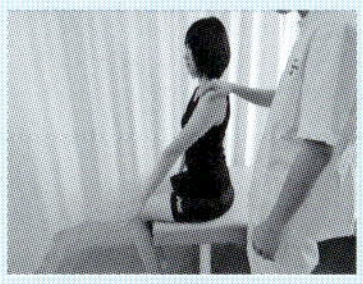 抗重力下でわずかでも運動が起こる	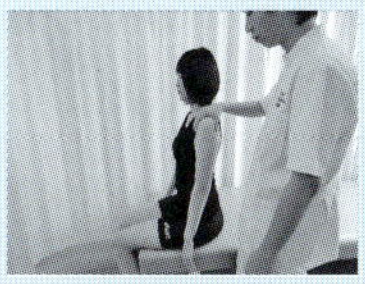 三角筋前部線維の筋収縮を触知する
伸展	広背筋，三角筋，大円筋	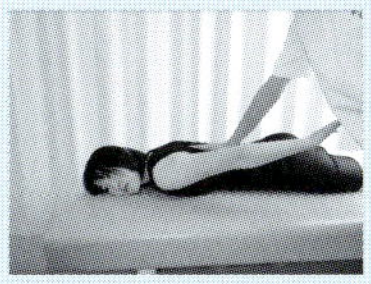 手掌を上に向けさせ，肩関節を伸展保持させる	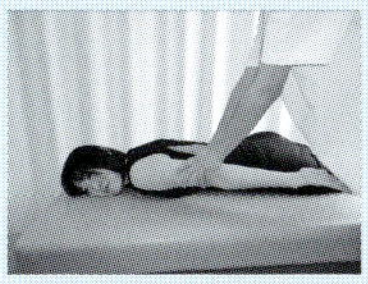 上腕骨遠位部に肩関節屈曲の方向へ抵抗を加える	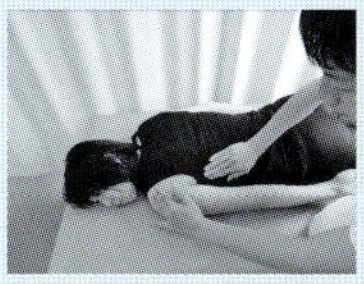 抗重力下でわずかでも運動が起こる	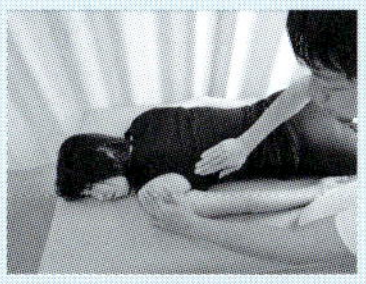 広背筋，三角筋（後部線維），大円筋の筋収縮を触知する
肩甲骨面挙上	三角筋（前部・中部），棘上筋	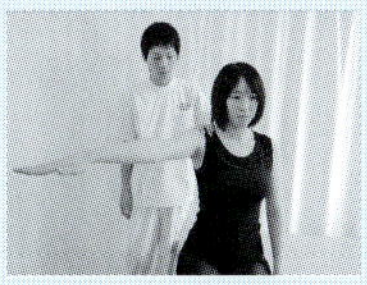 肩関節を45〜60°水平外転させ，その位置から上肢を床と水平になるまで挙上保持させる	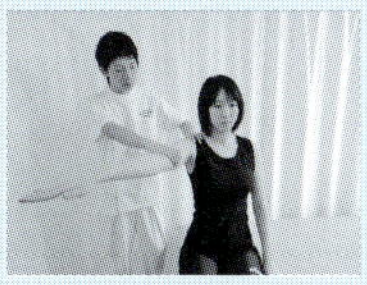 上腕骨遠位部に肩甲骨面で肩関節伸展の方向へ抵抗を加える	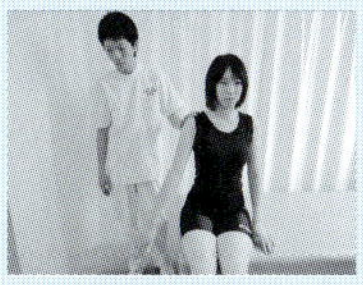 抗重力下でわずかでも運動が起こる	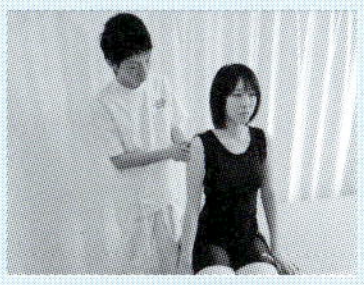 三角筋（前部線維・中部線維）および棘上筋の筋収縮を触知する
外転	三角筋（中部），棘上筋	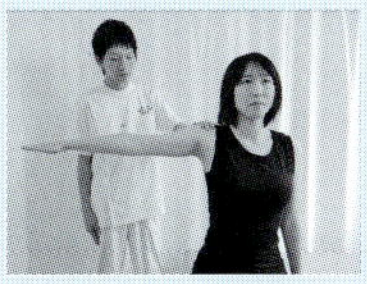 肩関節を90°外転保持させる	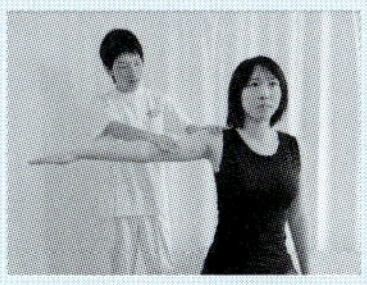 上腕骨遠位部に肩関節内転の方向へ抵抗を加える	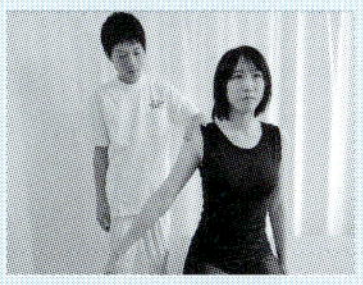 抗重力下でわずかでも運動が起こる	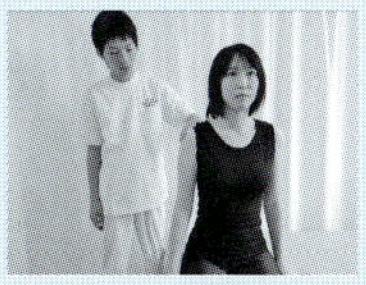 三角筋中部線維および棘上筋の筋収縮を触知する

図2 肩関節（つづき）

動作	主動作筋	3	5・4	2	1・0
水平外転	三角筋	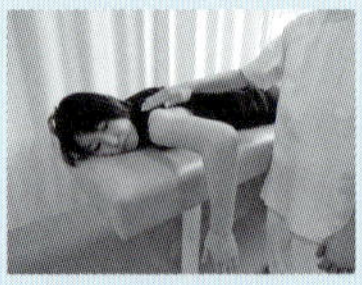 肘関節を90°屈曲させ，前腕をベッドからおろさせ，肩関節水平外転で保持させる	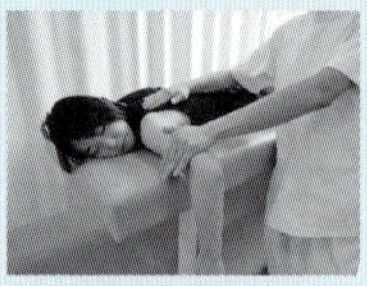 上腕骨遠位部に下方へ抵抗を加える	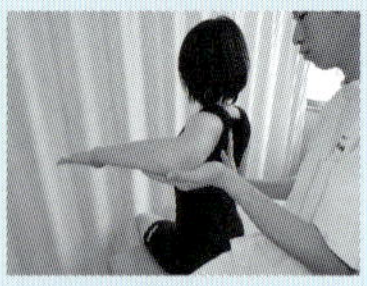 肩関節を90°外転，肘関節を90°屈曲させる．肩関節を水平外転させ，全運動範囲で運動できる	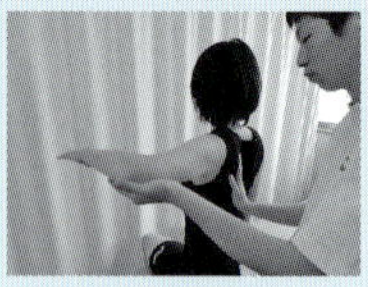 三角筋後部線維の筋収縮を触知する
水平内転	大胸筋	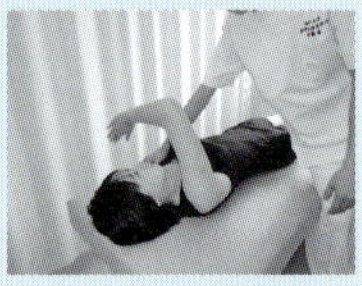 肘関節を90°屈曲させたまま，肩関節を水平内転で保持させる	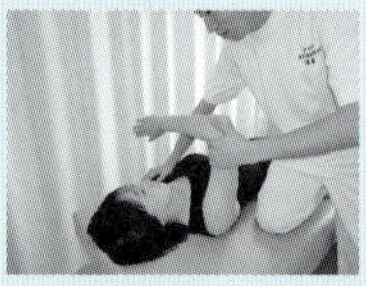 上腕骨遠位部に肩関節水平外転の方向へ抵抗を加える	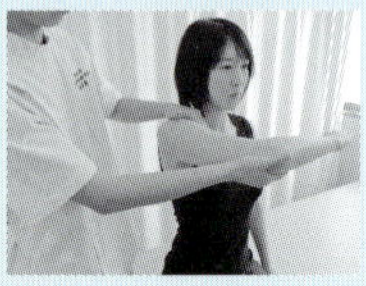 肩関節を90°外転，肘節を屈曲させる．肩関節を水平内転させ，全運動範囲で運動できる	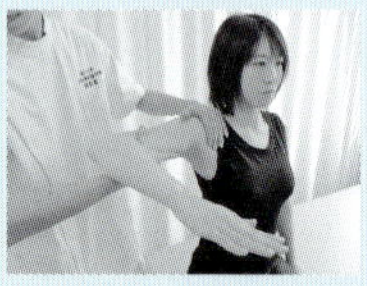 大胸筋の筋収縮を触知する
外旋	棘下筋，小円筋	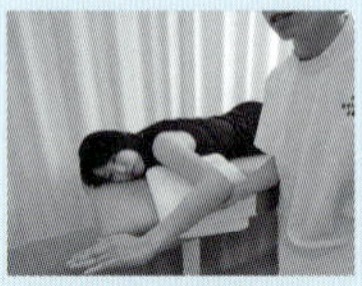 肩関節を外旋保持させる	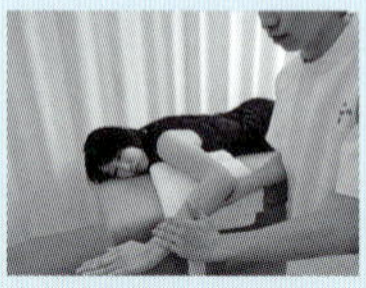 前腕遠位部に肩関節内旋の方向へ抵抗を加える	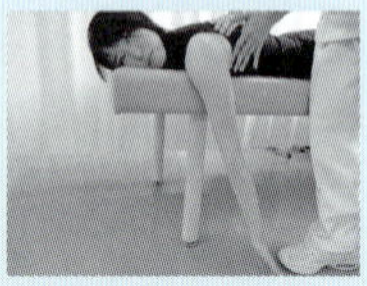 上肢をベッドからおろし，内旋位をとり，肩関節を外旋させ，全運動範囲で運動できる	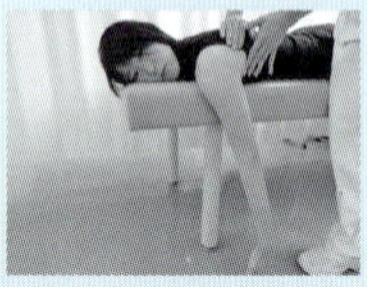 棘下筋および小円筋の筋収縮を触知する
内旋	肩甲下筋，大胸筋，広背筋，大円筋	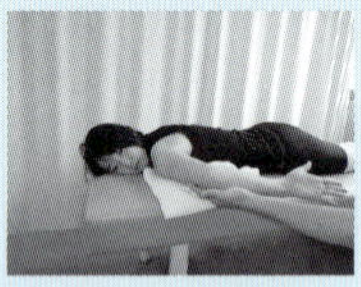 肩関節を内旋保持させる	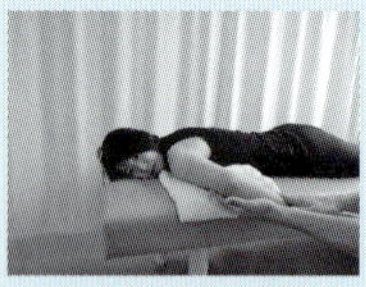 前腕遠位部に肩関節外旋の方向へ抵抗を加える	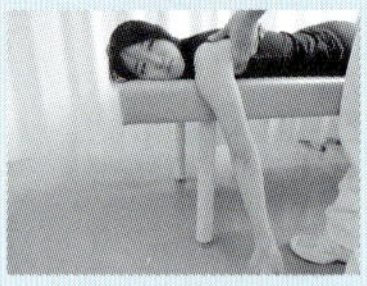 上肢をベッドからおろし，肩関節を内旋させ，全運動範囲で運動できる	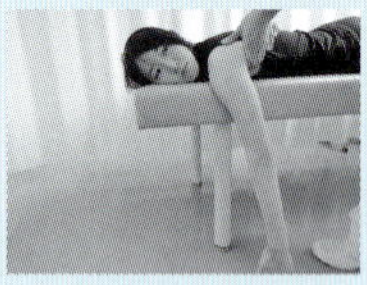 肩甲下筋，大胸筋，広背筋，大円筋の筋収縮を触知する

3. 肘関節

肘関節の徒手筋力検査の具体的手順を図3に示す．

図3 肘関節

動作	主動作筋	3	5・4	2	1・0
屈曲	上腕二頭筋，上腕筋，腕橈骨筋	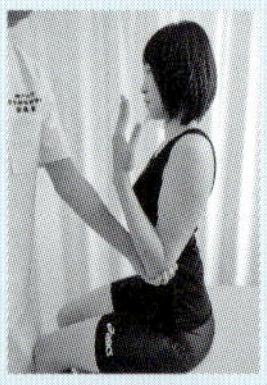 肘関節を最大屈曲で保持させる	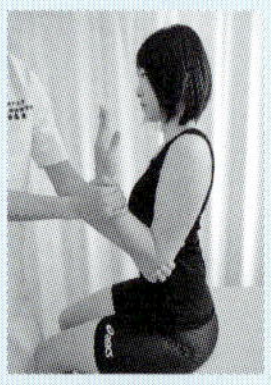 前腕遠位部にやや下方に抵抗を加える	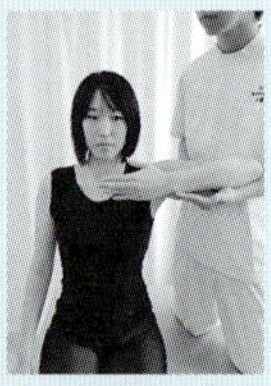 肩関節を90°外転させる．肘関節を最大屈曲させ，全運動範囲で運動できる	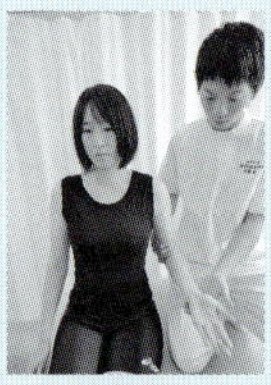 上腕二頭筋の筋収縮を触知する

10　筋力検査（3）　徒手筋力検査の実際1（上肢）

図3　肘関節（つづき）

動作	主動作筋	3	5・4	2	1・0
伸展	上腕三頭筋	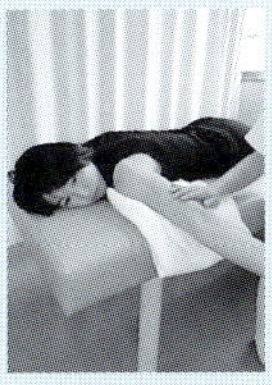 前腕をベッドからおろさせ，肘関節を最大伸展で保持させる	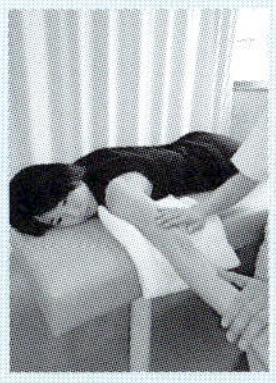 前腕遠位部に肘関節屈曲の方向へ抵抗を加える	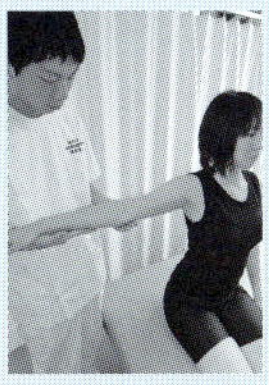 肩関節を90°外転させる．肘関節を最大伸展させ，全運動範囲で運動できる	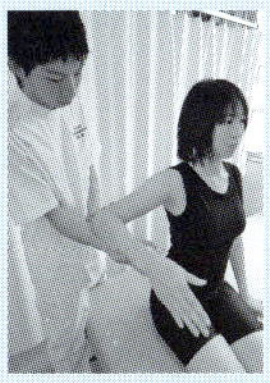 上腕三頭筋の筋収縮を触知する

4. 前腕

前腕の徒手筋力検査の具体的手順を図4に示す．

図4　前腕

動作	主動作筋	3	5・4	2	1・0
回外	回外筋，上腕二頭筋	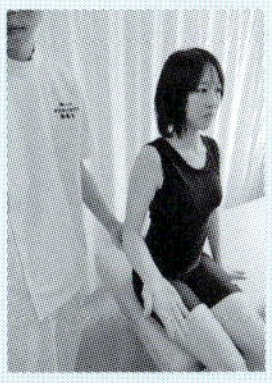 肘関節90°屈曲位・前腕回内位から，前腕を回外で保持させる	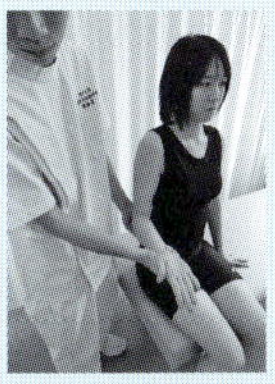 橈骨茎状突起周囲部に前腕回内の方向へ抵抗を加える	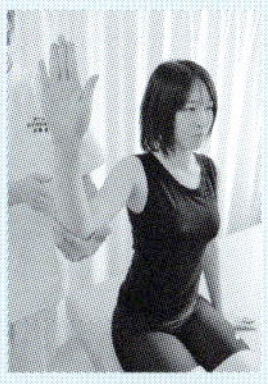 肩関節を屈曲位，肘関節を屈曲位，前腕を回内位にさせ，前腕が床面と垂直になるように保持する．前腕を回外させ，全運動範囲で運動できる	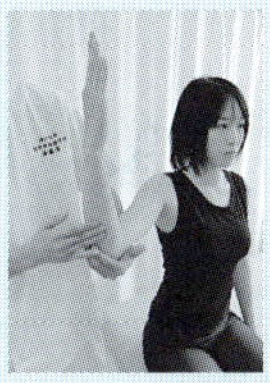 回外筋および上腕二頭筋の筋収縮を触知する
回内	円回内筋，方形回内筋	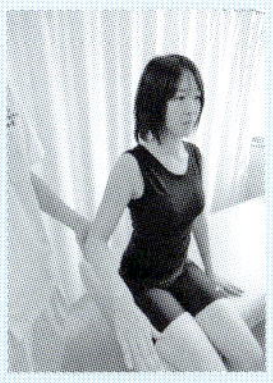 肘関節90°屈曲位・前腕回外位から，前腕を回内で保持させる	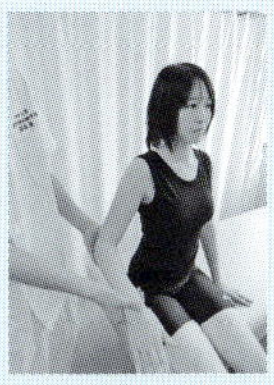 橈骨茎状突起周囲部に前腕回外の方向へ抵抗を加える	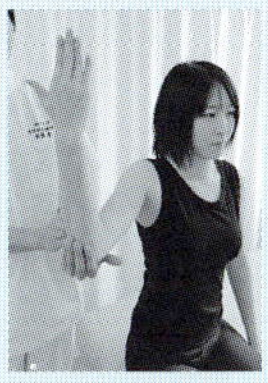 肩関節を屈曲位，肘関節を屈曲位，前腕を回外位にさせ，前腕が床面と垂直になるように保持する．前腕を回内させ，全運動範囲で運動できる	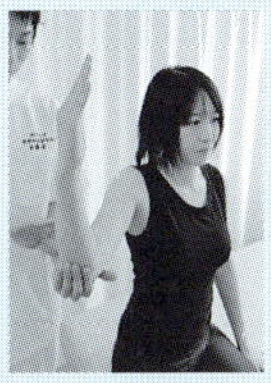 円回内筋および方形回内筋の筋収縮を触知する

LECTURE 10

5. 手関節

手関節の徒手筋力検査の具体的手順を**図5**に示す．

図5 手関節

動作	主動作筋	3	5・4	2	1・0
屈曲	橈側手根屈筋，尺側手根屈筋	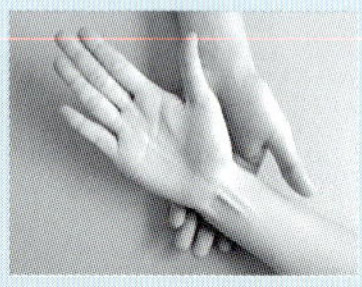 肘関節90°屈曲位・前腕回外位から，手関節を屈曲保持させる	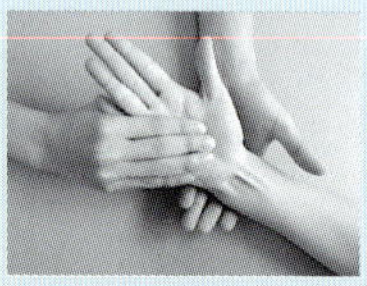 中手骨に対して，手関節伸展の方向へ抵抗を加える	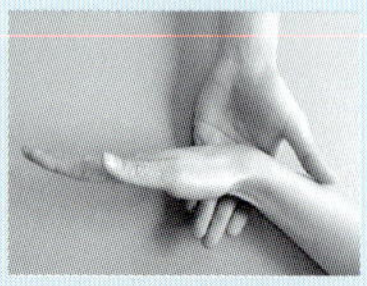 肘関節を90°屈曲位，前腕を中間位にさせ，手関節を支持する．手関節を屈曲させ，全運動範囲で運動できる	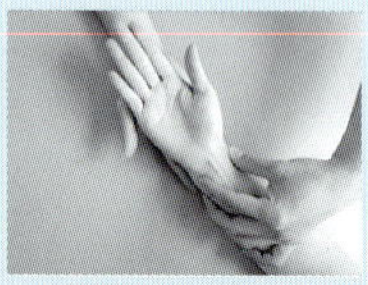 橈側手根屈筋および尺側手根屈筋の筋収縮を触知する
伸展	長橈側手根伸筋，短橈側手根伸筋，尺側手根伸筋	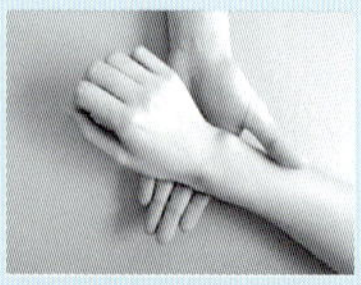 肘関節90°屈曲位・前腕回内位から，手関節を伸展保持させる	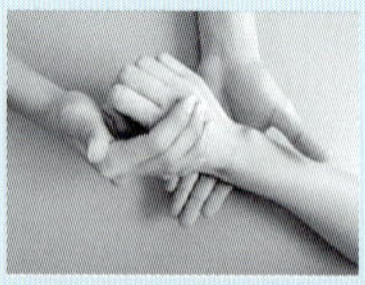 中手骨に対して，手関節屈曲の方向へ抵抗を加える	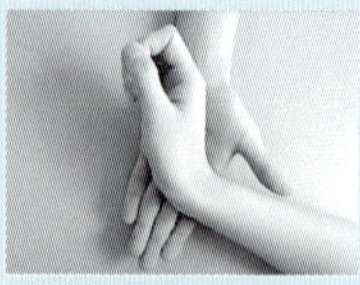 肘関節を90°屈曲位，前腕を中間位にさせ，手関節を支持する．手関節を伸展させ，全運動範囲で運動できる	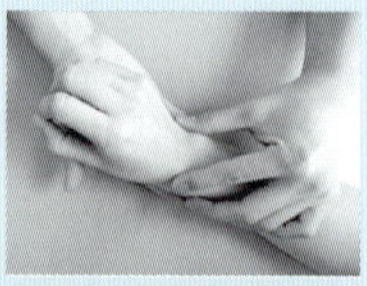 長橈側手根伸筋，短橈側手根伸筋，尺側手根伸筋の筋収縮を触知する

6. 手指

手指の徒手筋力検査の具体的手順を**図6**に示す．

図6 手指

動作	主動作筋	3	5・4	2	1・0
MP関節屈曲	虫様筋，背側骨間筋，掌側骨間筋	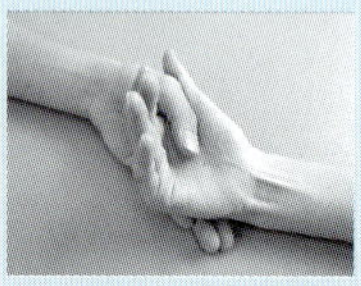 前腕回外位，手関節中間位，すべてのIP関節屈曲位にさせ，MP関節の最大屈曲とIP関節の最大伸展を同時に行わせて保持させる	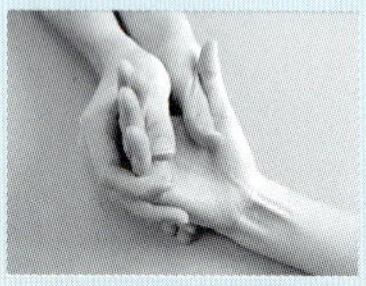 指を基節骨掌側面に当て，MP関節を伸展させる方向へ抵抗を加える	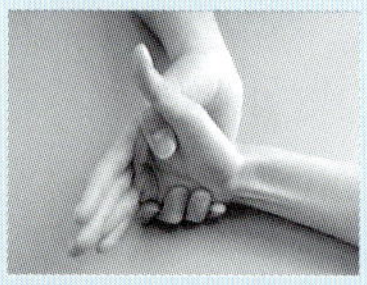 前腕中間位，MP関節完全伸展位，すべてのIP関節屈曲位から，MP関節の屈曲およびIP関節の伸展を同時に行わせ，全運動範囲で運動できる	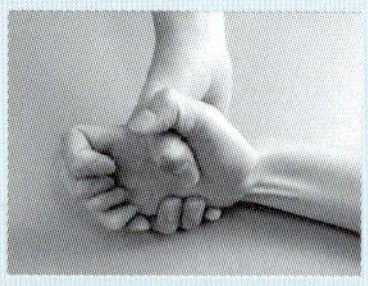 前腕中間位，MP関節の屈曲およびIP関節の伸展を同時に行わせ，わずかな動きがみられる
PIP関節屈曲	浅指屈筋	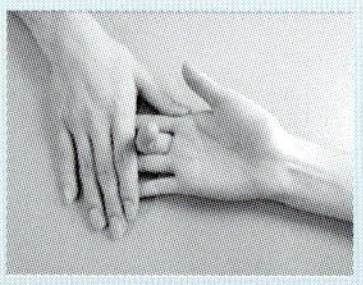 前腕回外位，手関節中間位，MP関節軽度屈曲位から，DIP関節を屈曲させず，PIP関節を屈曲保持させる．なお検査は指1本ずつ行う	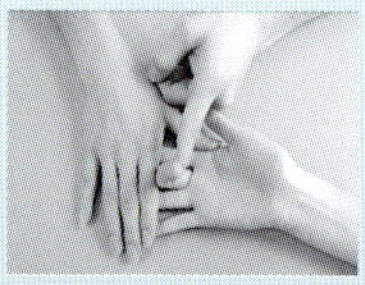 指を中節骨頭に当て，伸展方向へ抵抗を加える	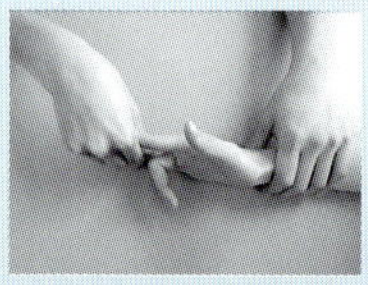 前腕中間位，MP関節軽度屈曲位から，DIP関節を屈曲させず，PIP関節を屈曲させ，全運動範囲で運動できる	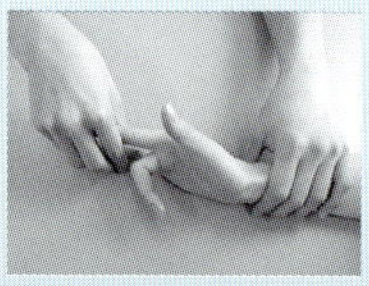 浅指屈筋の筋収縮を長掌筋と尺側手根屈筋のあいだで手関節の掌側面上に触知する

10 筋力検査（3）徒手筋力検査の実際1（上肢）

図6 手指（つづき）

動作	主動作筋	3	5・4	2	1・0
DIP関節屈曲	深指屈筋	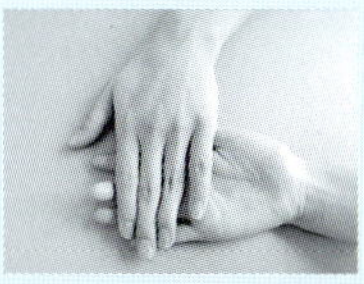 前腕回外位，手関節中間位，指のPIP関節伸展位から，DIP関節を屈曲保持させる．なお検査は指1本ずつ行う	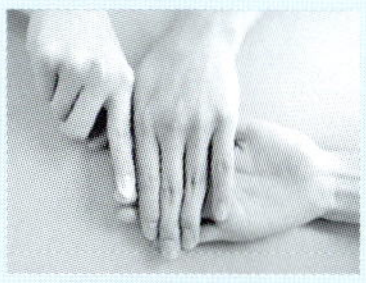 指を末節骨に当て，伸展方向へ抵抗を加える	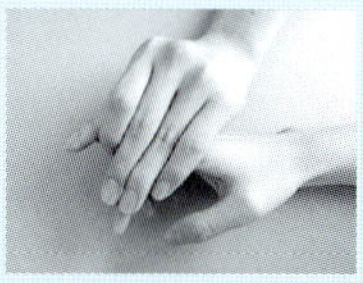 前腕中間位，指のPIP関節伸展位から，DIP関節を屈曲させ，全運動範囲で運動できる	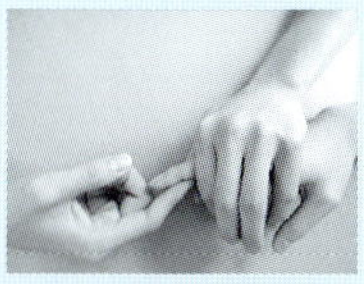 深指屈筋腱の収縮を指中節掌側面で触知する
MP関節伸展	指伸筋，示指伸筋，小指伸筋	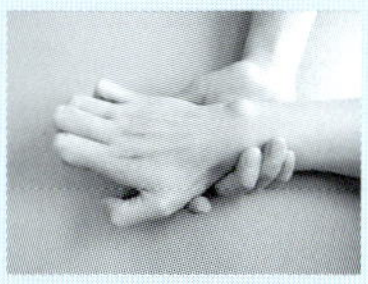 前腕回内位，MP関節およびIP関節の力を抜いた状態から，MP関節の伸展を行わせて保持させる	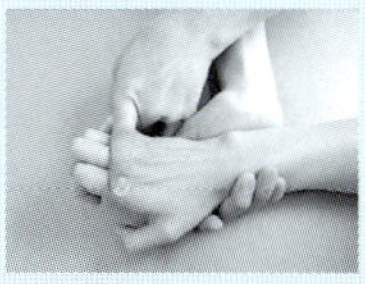 示指を基節骨背側面にMP関節を横切るように当て，屈曲させる方向へ抵抗を加える	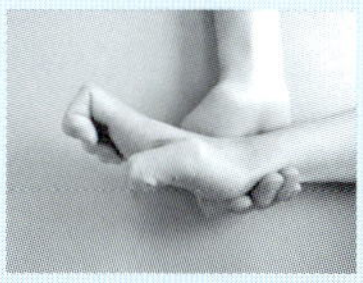 前腕中間位，MP関節・IP関節の力を抜いた状態から，MP関節の伸展を行わせ，全運動範囲で運動できる	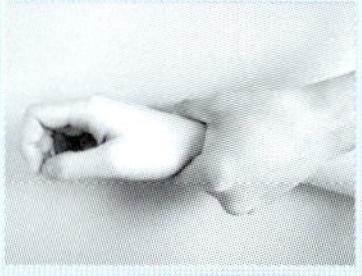 指伸筋，示指伸筋，小指伸筋の動きがみえる
外転	背側骨間筋，小指外転筋	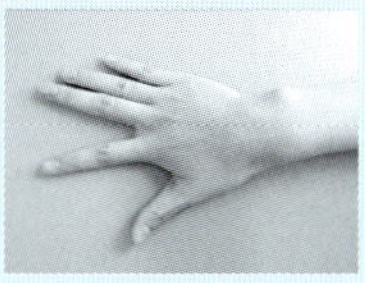 前腕回内位，MP関節中間位，指の伸展・内転位から，外転保持させる．なお検査は指1本ずつ行う	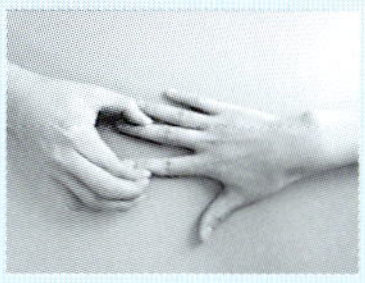 指で末節骨橈側と隣りの指の末節骨尺側を寄せ合わす方向へ抵抗を加える	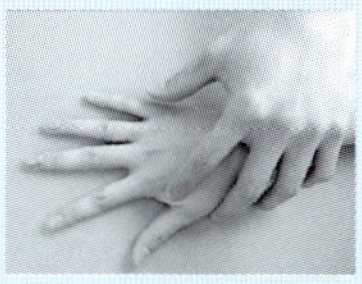 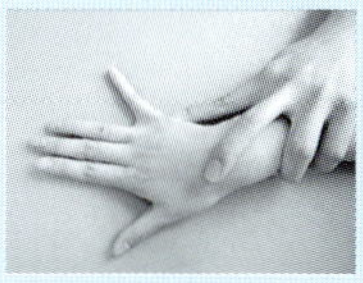 前腕を回内位，MP関節を中間位，検査する指は伸展・内転位にさせた位置から，部分的に外転運動できる	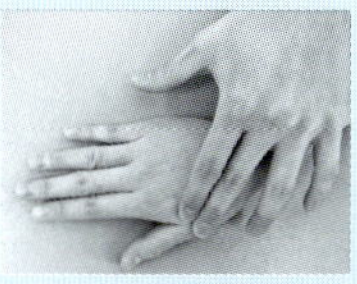 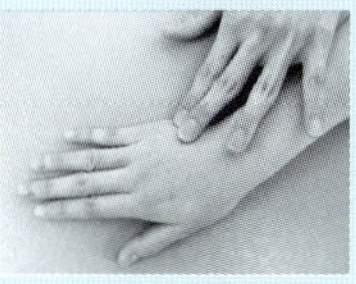 第1背側骨間筋，小指外転筋の筋収縮を触知する
内転	掌側骨間筋	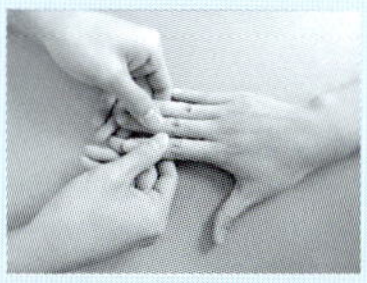 前腕回内位，MP関節中間位，指の伸展・内転位から，第3指に向かって内転保持させる．抵抗に抗して内転を保持できない．なお検査は指1本ずつ行う	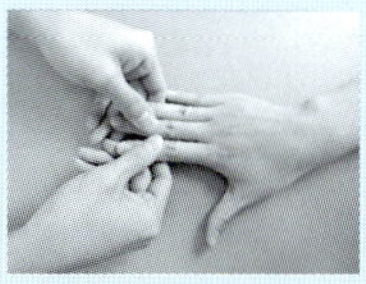 手で隣り合う2本の指の中節骨を把持し，指を外転させる方向へ抵抗を加える	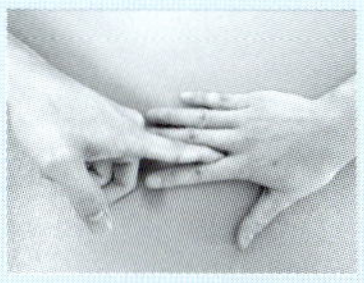 前腕回内位，MP関節中間位，指伸展・内転位にさせる．検査する指は外転位をとらせ，内転方向への運動の一部が可能である	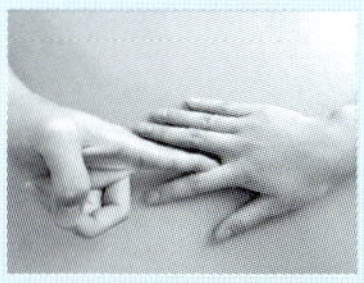 わずかな内転方向への動きがある場合「1」で，動きがない場合「0」である

7. 母指・小指

母指・小指の徒手筋力検査の具体的手順を図7に示す．

図7 母指・小指

動作	主動作筋	3	5・4	2	1・0
MP関節屈曲	短母指屈筋	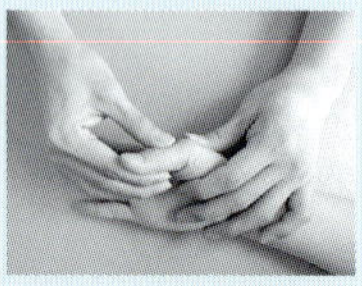 前腕回外位，手関節中間位，CMC関節0°，IP関節0°，母指を内転位にさせ，第2中手骨の隣りに添えた位置から母指MP関節を屈曲保持させる．わずかな抵抗に打ち勝ち，保持できる	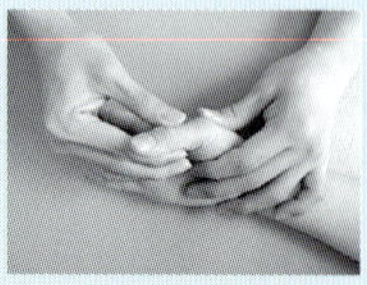 指を母指基節骨掌側面に当て，母指MP関節を伸展させる方向へ抵抗を加える	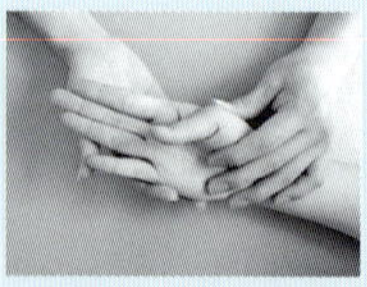 前腕回外位，手関節中間位，CMC関節0°，IP関節0°，母指を内転位にさせ，第2中手骨の隣りに添える．母指MP関節を屈曲させ，全運動範囲で運動できる	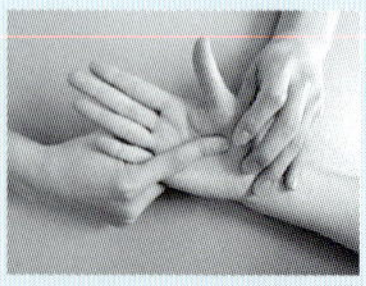 短母指屈筋の筋収縮を母指球の尺側部で触知する
IP関節屈曲	長母指屈筋	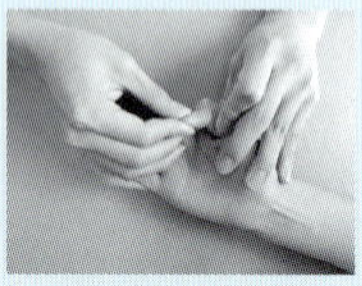 前腕回外位，手関節中間位，母指MP関節伸展位から，母指IP関節を屈曲保持させる．わずかな抵抗に打ち勝ち，保持できる	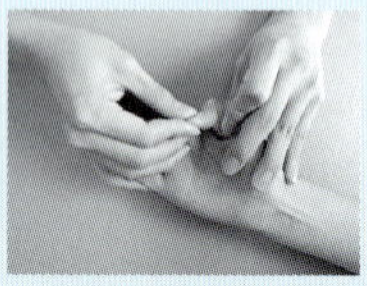 指を母指末節骨掌側面に当て，母指IP関節を伸展させる方向へ抵抗を加える	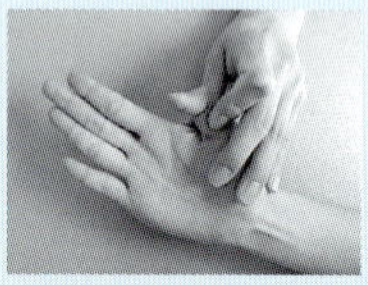 前腕回外位，手関節中間位，母指MP関節伸展位から，母指IP関節を屈曲させ，全運動範囲で運動できる	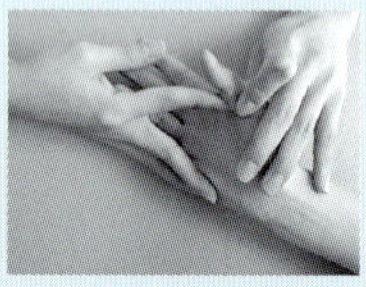 長母指屈筋の筋収縮を母指基節骨掌側面で触知する
MP関節伸展	短母指伸筋	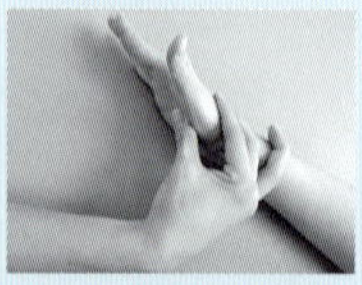 前腕，手関節中間位，母指CMC関節，IP関節軽度屈曲位から，母指MP関節を伸展保持させる	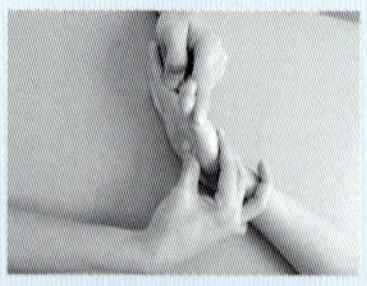 指を母指基節骨背側面に当て，母指MP関節を屈曲させる方向へ抵抗を加える	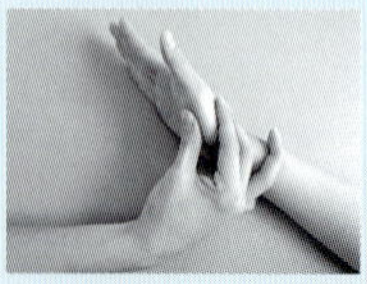 前腕および手関節中間位，母指CMC関節・IP関節軽度屈曲位，母指MP関節外転・屈曲位から，母指MP関節を伸展させ，わずかでも運動できる	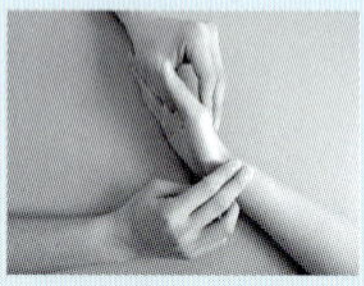 短母指伸筋の筋収縮を第1中手骨底で触知する
IP関節伸展	長母指伸筋	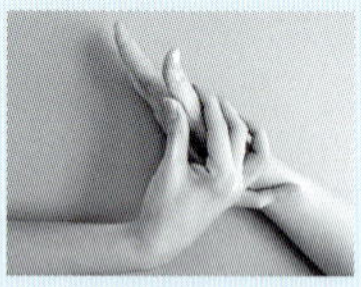 前腕，手関節中間位，母指軽度屈曲位から，母指IP関節を伸展保持させる	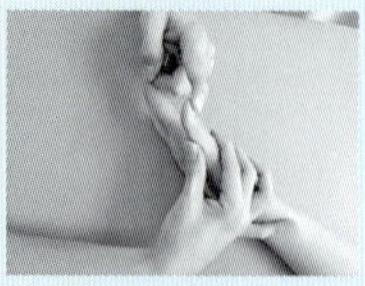 指を母指末節骨背側面に当て，母指末節骨を屈曲させる方向へ抵抗を加える	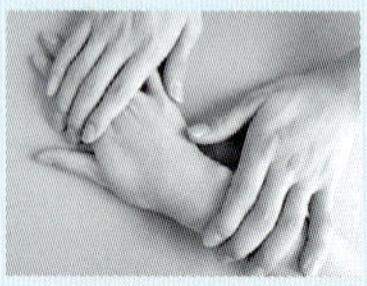 前腕を回内位，手関節を中間位にさせる．母指軽度屈曲位から，母指IP関節を伸展させ，わずかでも運動できる	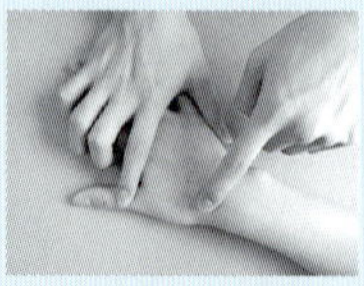 長母指伸筋の筋収縮を解剖学的嗅ぎたばこ入れの尺側部や母指基節骨背側面で触知する

LECTURE 10

10 筋力検査（3）徒手筋力検査の実際1（上肢）

図7 母指・小指（つづき）

動作	主動作筋	3	5・4	2	1・0
外転	長母指外転筋	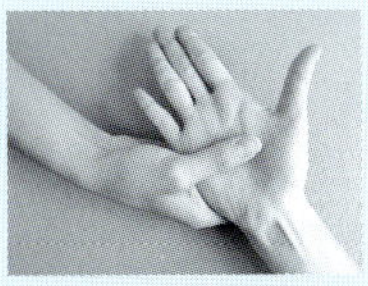 前腕回外位，手関節中間位，母指軽度内転位から，第2～5指の中手骨と平行面上で母指を外転保持させる	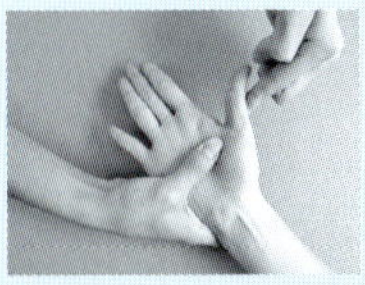 指を母指中手骨遠位端に当て，母指を内転させる方向へ抵抗を加える	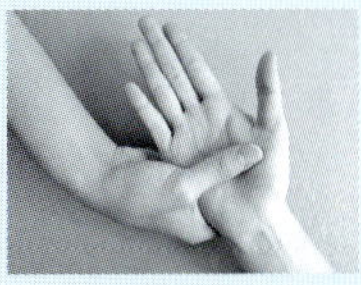 前腕回外位，手関節中間位，母指軽度内転位から，第2～5指の中手骨と平行面上で母指を外転させ，わずかでも運動できる	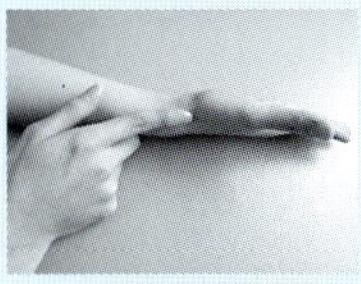 長母指外転筋の筋収縮を第1中手骨底で触知する
	短母指外転筋	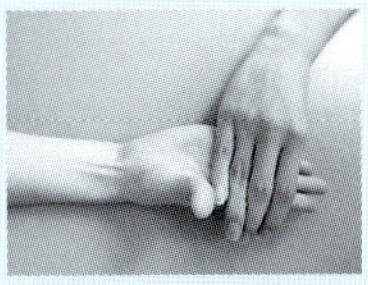 前腕回外位，手関節中間位，母指軽度内転位から，掌側面に対して垂直に母指を外転保持させる	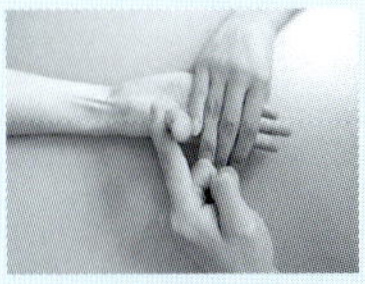 指を母指基節骨外側面に当て，母指を内転させる方向へ抵抗を加える	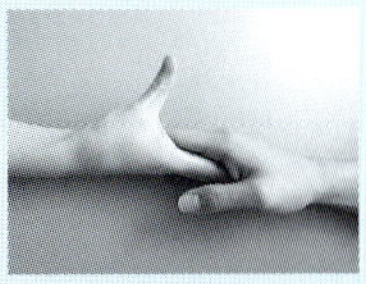 前腕・手関節を中間位にさせる．母指軽度内転位から，掌側面に対して垂直に母指を外転させ，全運動範囲で運動できる	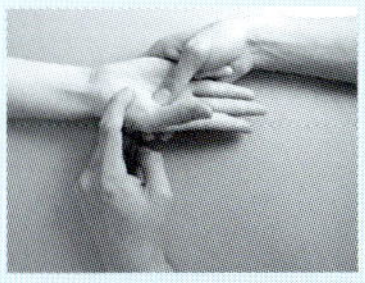 短母指外転筋の筋収縮を母指球の中央部で触知する
内転	母指内転筋	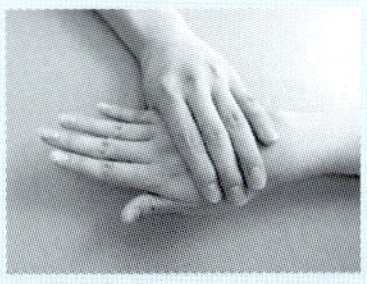 前腕回内位，手関節中間位，母指軽度内転位から，母指を内転保持させる	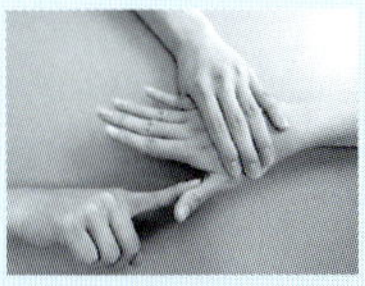 第2指を被検者の母指基節骨掌側面に当て，母指を外転させる方向へ抵抗を加える	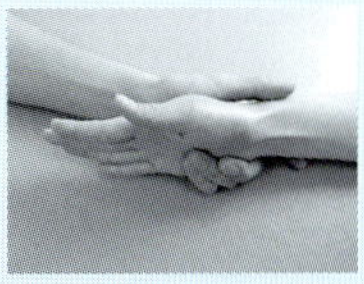 前腕・手関節を中間位にさせる．母指軽度外転位から，母指を内転させ，全運動範囲で運動できる	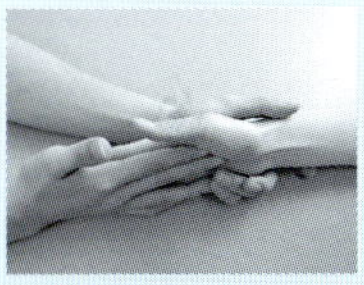 母指内転筋の筋収縮を母指と第2指のあいだの水かき部分の掌側面で触知する
対立	母指対立筋，小指対立筋	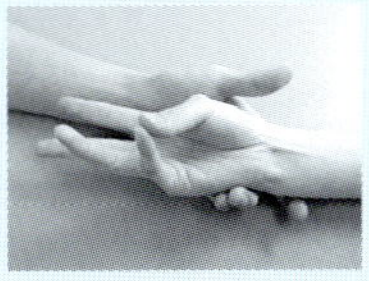 前腕回外位，手関節中間位，母指MP関節・IP関節屈曲・内転位から，母指の指腹と小指の指腹の対立を行わせて保持させる	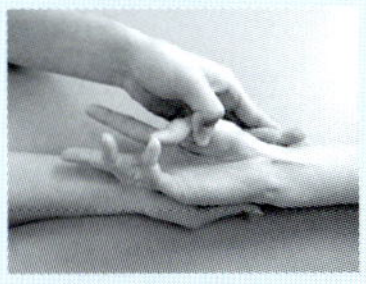 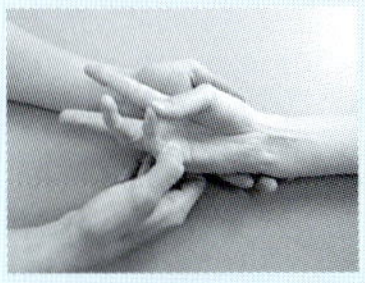 母指対立筋の場合は指を第1中手骨頭掌側面に当て，母指を外旋・伸展・内転させる方向へ抵抗を加える．小指対立筋の場合は指を第5中手骨頭掌側面に当て，第5指を内旋させる方向へ抵抗を加える	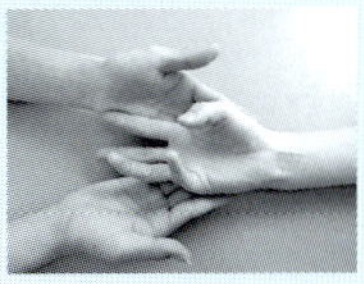 前腕回外位，手関節中間位，母指MP関節・IP関節屈曲・内転位から，母指の指腹と小指の指腹を対立させ，わずかでも運動できる．なお母指対立筋と小指対立筋は別々に評価する	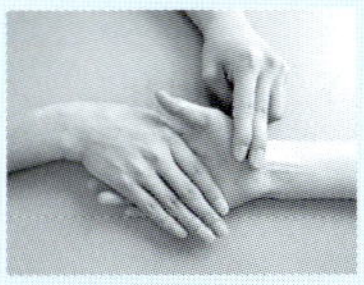 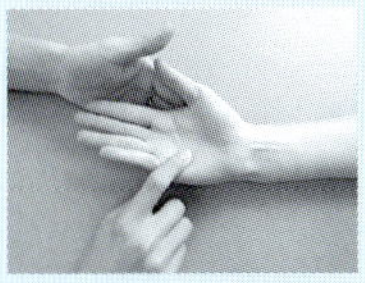 母指対立筋の筋収縮を第1中手骨幹橈側部で，小指対立筋の筋収縮を第5中手骨橈側縁で触知する

■参考文献
1) 伊藤俊一ほか（編）．MMT 頭部・頸部・上肢．東京：三輪書店；2008．
2) Helen JH, et al. 津山直一ほか（訳）．新・徒手筋力検査法，原著第8版．東京：協同医書出版社；2008．

Step up

脊髄髄節レベルと支配筋

　脊髄髄節レベルの損傷が生じた場合，そのレベルに支配される筋（群）の筋力低下が観察される．図1に，脊髄髄節レベルとその支配筋（群）との関係を示す．これらは，損傷脊髄髄節レベルを鑑別する簡便なテストとして利用できる．

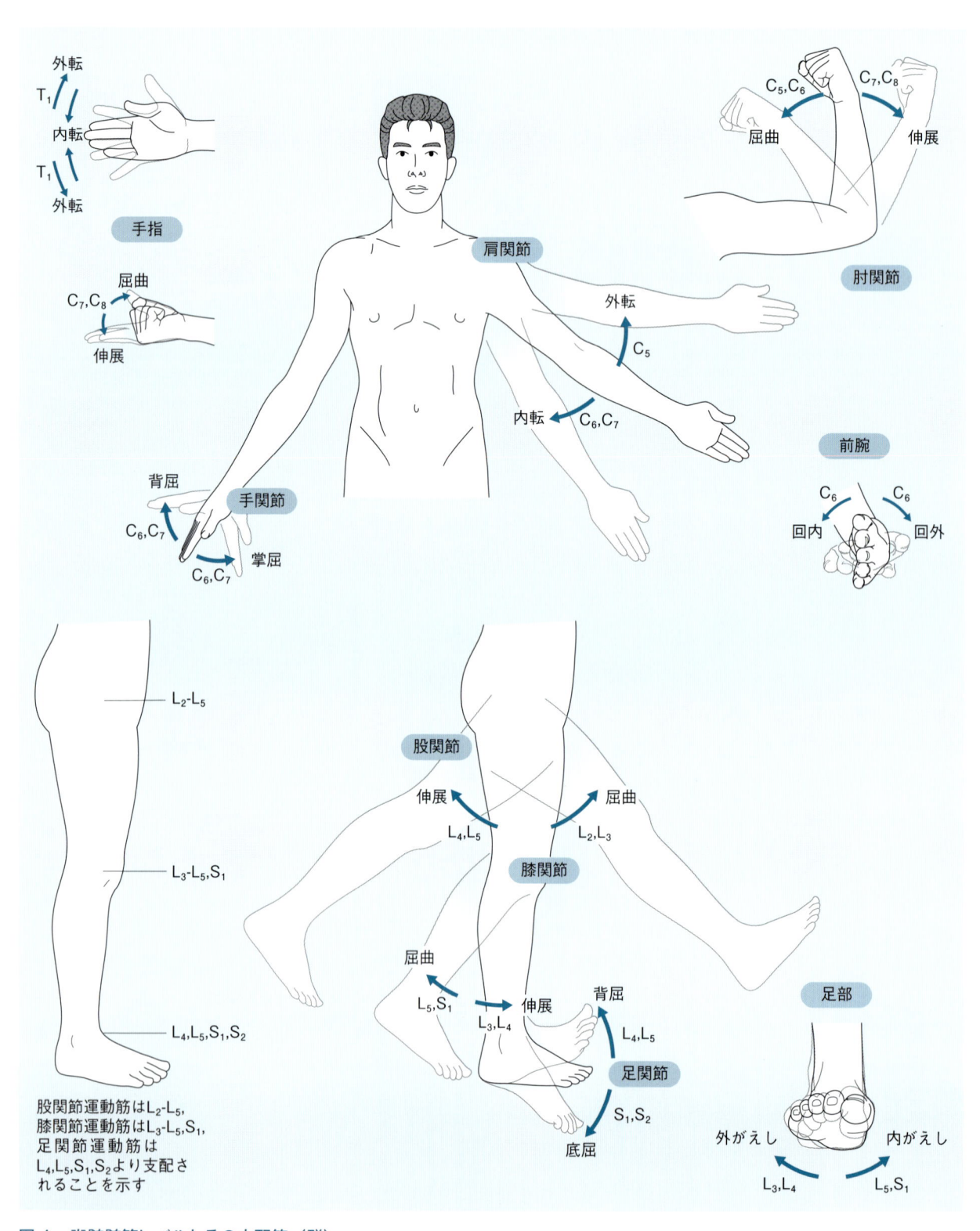

図1 脊髄髄節レベルとその支配筋（群）

LECTURE 11

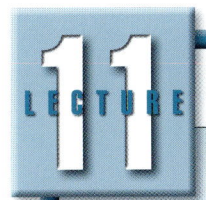

筋力検査（4）
徒手筋力検査の実際 2（下肢，頭部・頸部，体幹）

到達目標

- 下肢，頭部・頸部，体幹の徒手筋力検査を，基本的な技術レベルで実施する．
- 代償運動を防止した正しい関節運動で，徒手筋力検査を実施する．
- 検査肢位，固定と抵抗の部位や大きさを理解する．
- 検査する筋を触診できる．
- 肢位別の徒手筋力検査を理解する．

この講義を理解するために

この講義では，徒手筋力検査の具体的手順を理解したうえで，下肢，頭部・頸部，体幹の徒手筋力検査を適切に実施できる技術を学びます．ここで学習する下肢，頭部・頸部，体幹の検査法は，覚えるべき最低限の内容です．

頭部・頸部の運動に関与する作用筋の数は多いうえに，筋長が短い筋が多く，検査時の可動範囲も小さいため，十分に注意して検査しなければいけません．一方で，体幹の主動作筋群は，筋長が長く大きいため，上部体幹と下部体幹の筋力の違いなどを見極めなければいけません．

下肢，頭部・頸部，体幹の徒手筋力検査の実際を学ぶにあたり，以下の項目について確認・整理しておきましょう．

☐ 下肢，頭部・頸部，体幹の運動の主動作筋の起始，停止，神経支配，筋の機能解剖を学習しておく．
☐ Lecture 9 の徒手筋力検査の基本を復習しておく．

講義を終えて確認すること

☐ 下肢，頭部・頸部，体幹の徒手筋力検査を，基本的な技術レベルで，健常者に実施できた．
☐ 代償運動を防止した正しい関節運動で，徒手筋力検査を実施できた．
☐ 検査肢位，固定と抵抗の部位や大きさを理解し，実施できた．
☐ 検査する筋を触診できた．
☐ 肢位別の徒手筋力検査を理解できた．

講義

1. 股関節

股関節伸展において，大殿筋単独の筋力を検査する場合，膝関節90°屈曲位で検査する．

股関節の座位での検査における代償運動は，体幹側屈や骨盤挙上・下制となる場合が多く，背臥位や側臥位での検査における代償運動は，骨盤挙上・下制となる場合が多い．

股関節の徒手筋力検査の具体的手順を図1に示す．

覚えよう！
各運動の主動作筋，検査方法，「1・0」の筋と触診部位は，国家試験で頻出するため，必ず覚えなければいけない．

図1 股関節

動作	主動作筋	3	5・4	2	1・0
屈曲	腸腰筋，腸骨筋，大腰筋，小腰筋	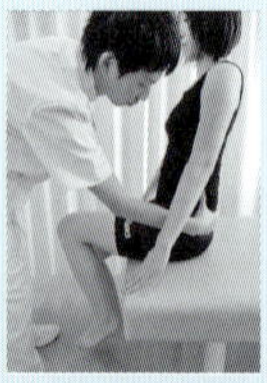 両上肢でベッド端を把持させる．骨盤を固定し，股関節を屈曲保持させる	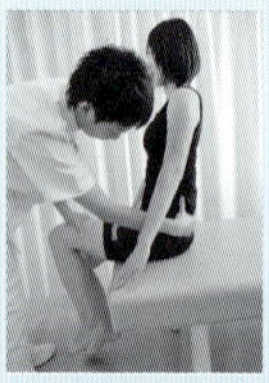 両上肢でベッド端を把持させる．骨盤を固定し，大腿遠位部に下方への抵抗を加える	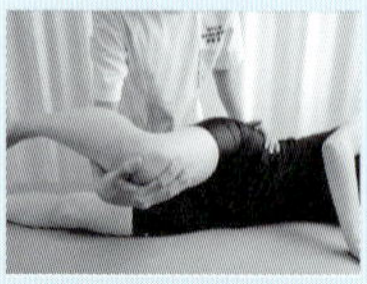 膝から下腿を把持し，股関節を屈曲させ，全運動範囲で運動できる	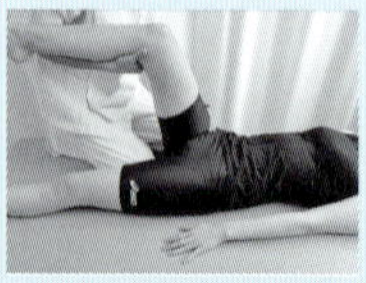 縫工筋内側および鼠径靱帯下方の筋収縮を触知する
屈曲・外転・外旋	縫工筋	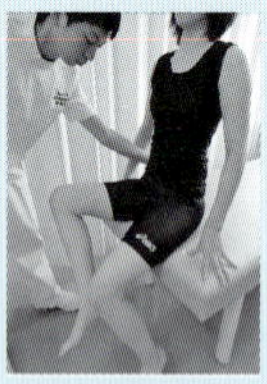 両上肢でベッド端を把持させる．骨盤を固定し，股関節屈曲・外転および膝関節屈曲位での外旋で保持させる	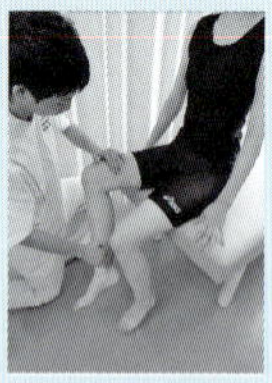 両上肢でベッド端を把持させる．大腿遠位部に下方かつ内方へ，下腿遠位部に下方かつ外方へ抵抗を加える	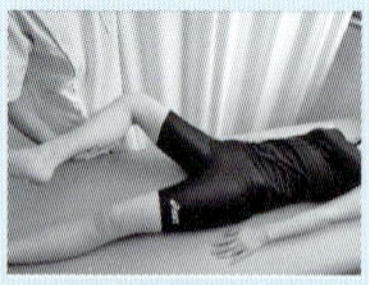 膝関節を屈曲させ，下腿後面を把持し，股関節を屈曲・外転・外旋させ，全運動範囲で運動できる	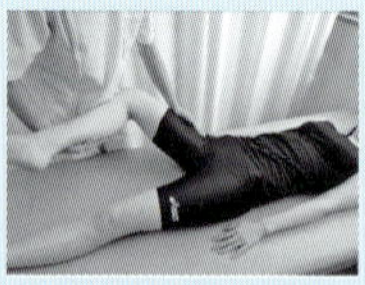 縫工筋の筋収縮を触知する
伸展	股関節全伸筋群の検査 大殿筋，半腱様筋，半膜様筋，大腿二頭筋（長頭）	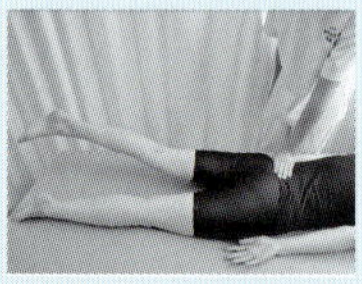 股関節を伸展保持させる	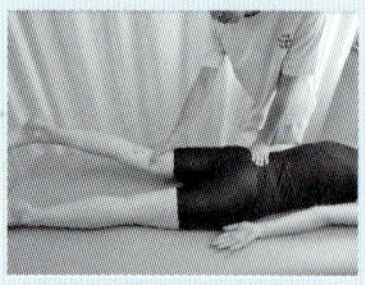 大腿遠位部に下方への抵抗を加える	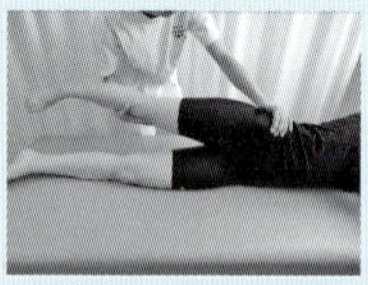 下腿を把持し，股関節を伸展させ，全運動範囲で運動できる	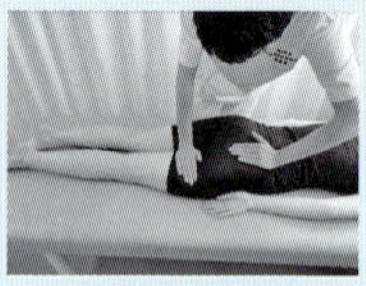 ハムストリングスおよび大殿筋の筋収縮を触知する
	大殿筋単独の検査	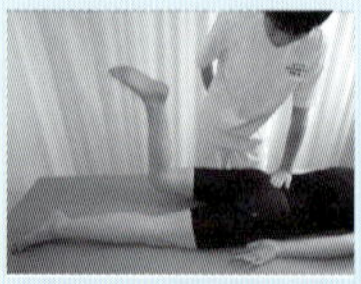 股関節を伸展保持させる	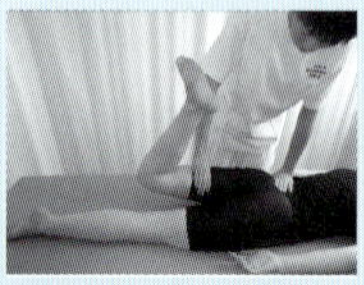 大腿遠位部に下方への抵抗を加える	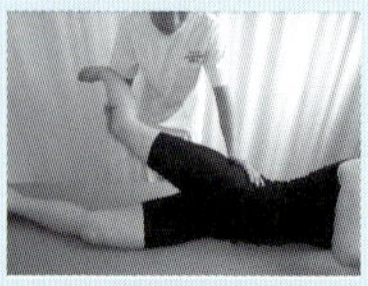 膝から下腿を把持し，股関節を伸展させ，全運動範囲で運動できる	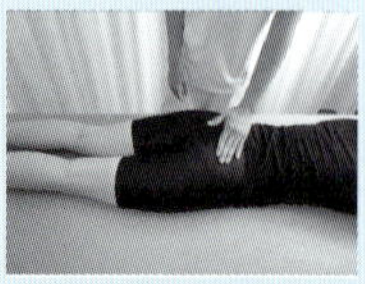 大殿筋の筋収縮を触知する

11 筋力検査（4）徒手筋力検査の実際2（下肢，頭部・頸部，体幹）

図1 股関節（つづき）

動作	主動作筋	3	5・4	2	1・0
外転	中殿筋	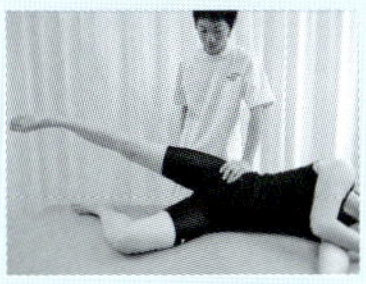 股関節を外転保持させる	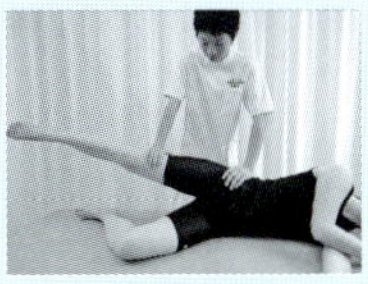 大腿遠位部外側に下方への抵抗を加える	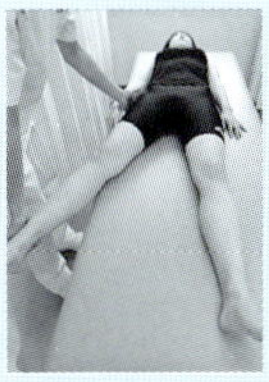 下腿を把持し，股関節を外転させ，全運動範囲で運動できる	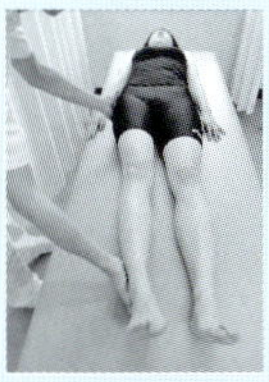 中殿筋の筋収縮を触知する
屈曲位からの外転	大腿筋膜張筋	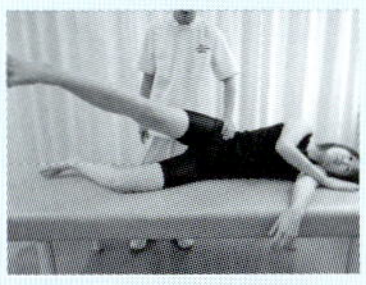 股関節45°屈曲位のまま，股関節を30°外転保持させる	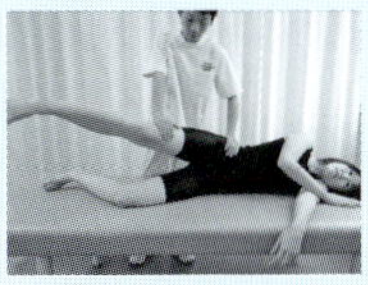 大腿遠位部外側に下方への抵抗を加える	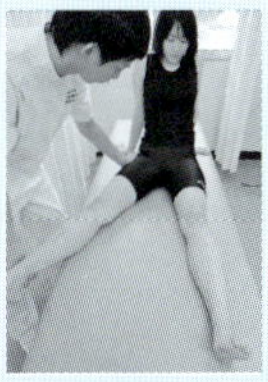 長座位にて行う．下腿を把持し，重力を除去した状態で，股関節を30°まで完全に運動できる	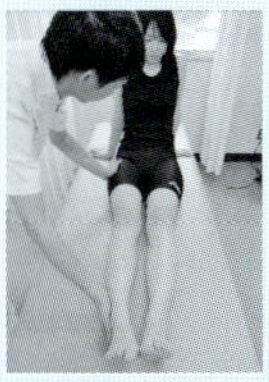 大腿筋膜張筋の筋収縮を触知する
内転	大内転筋，長内転筋，短内転筋，薄筋，恥骨筋	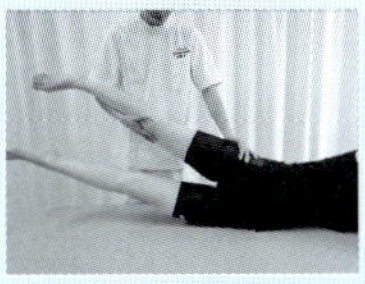 非検査側の股関節が約25°外転位となるように下肢を把持し，検査側の股関節を内転保持させる	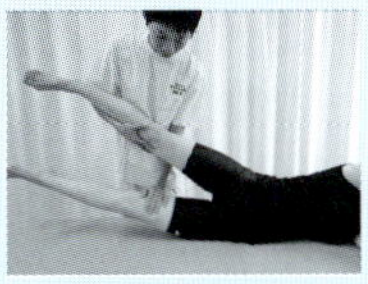 大腿遠位部内側に下方への抵抗を加える	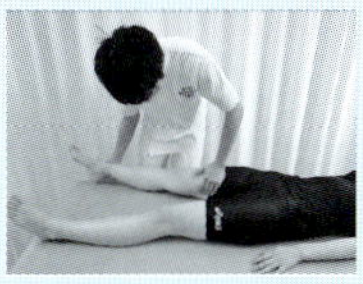 下腿を把持し，股関節を内転させ，全運動範囲で運動できる	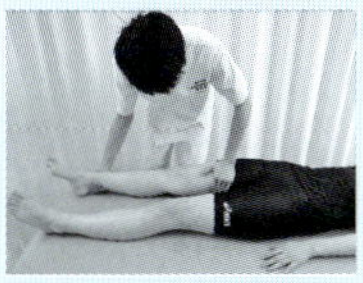 内転筋群の筋収縮を触知する
外旋	外閉鎖筋，内閉鎖筋，上双子筋，下双子筋，大腿方形筋，梨状筋，大殿筋	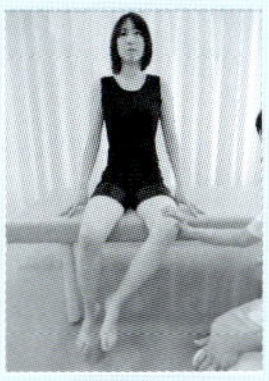 股関節を外旋保持させる	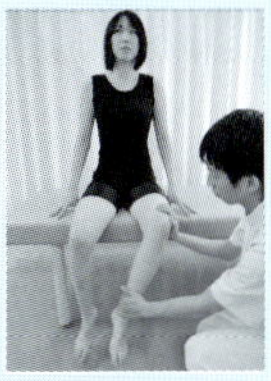 下腿遠位部内側に下方および外側への抵抗を加える	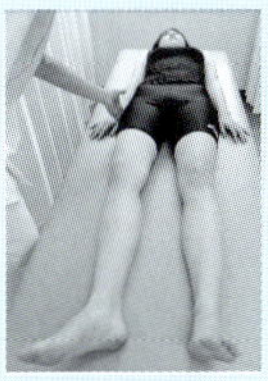 股関節内旋位から外旋させ，全運動範囲で運動できる	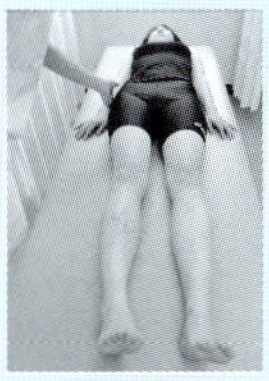 大殿筋の筋収縮を触知する
内旋	小殿筋，中殿筋，大腿筋膜張筋	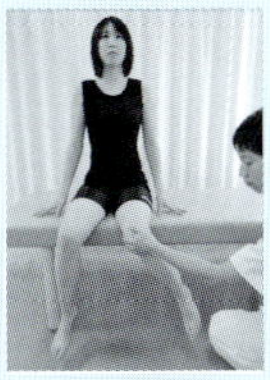 股関節を内旋保持させる	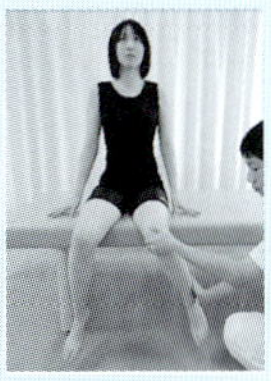 下腿遠位部外側に下方および内側への抵抗を加える	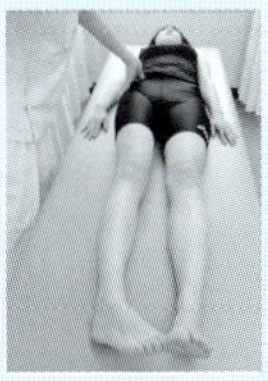 股関節外旋位から内旋させ，全運動範囲で運動できる	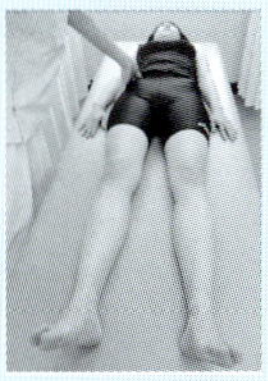 中殿筋および大腿筋膜張筋の筋収縮を触知する

2. 膝関節

膝関節屈曲において，下腿を内旋位で検査することで半腱様筋と半膜様筋，外旋位で検査することで大腿二頭筋を，それぞれ分けて検査できる．

膝関節は屈曲角度が増加するに従って，筋力が発揮しにくくなるため，できるかぎり一定角度で検査する．

膝関節の徒手筋力検査の具体的手順を**図2**に示す．

図2 膝関節

動作	主動作筋	3	5・4	2	1・0
屈曲	大腿二頭筋（長頭），半腱様筋，半膜様筋	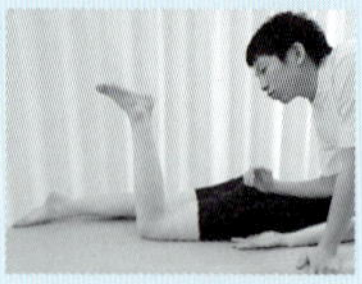 膝関節を約90°屈曲保持させる	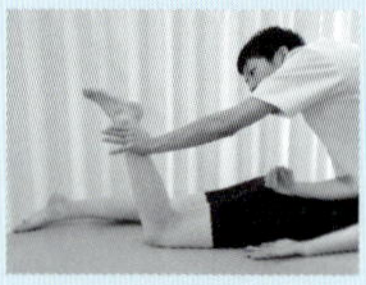 下腿遠位後部に下方への抵抗を加える	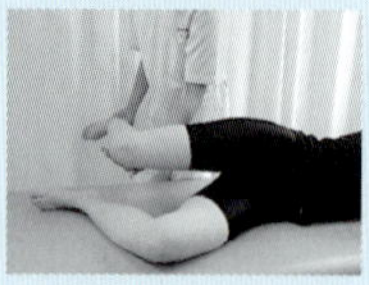 膝関節伸展位から膝関節を屈曲させ，全運動範囲で運動できる	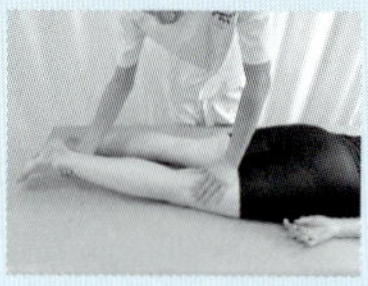 ハムストリングスの筋収縮を膝関節近位後部で触知する
伸展	大腿四頭筋（大腿直筋，外側広筋，中間広筋，内側広筋）	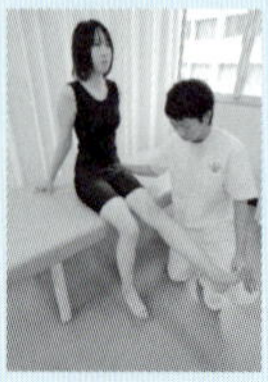 骨盤を固定し，膝関節を伸展保持させる	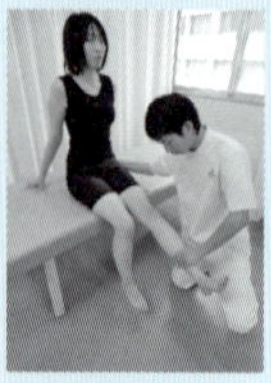 下腿遠位部に下方への抵抗を加える	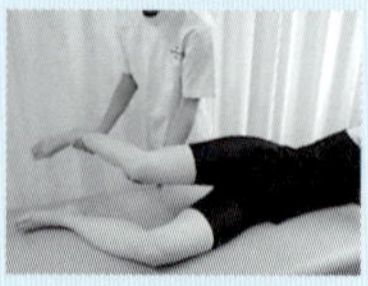 股関節伸展，膝関節90°屈曲位から膝関節を伸展させ，全運動範囲で運動できる	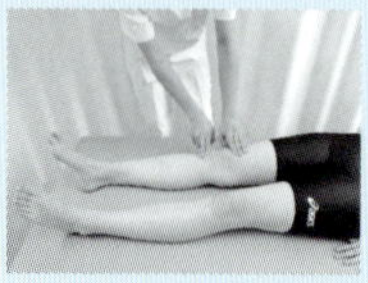 大腿四頭筋腱，もしくは膝蓋腱の筋収縮を触知する

3. 足関節・足部

足関節・足部の徒手筋力検査の具体的手順を**図3**に示す．

図3 足関節・足部

動作	主動作筋	3	5・4	2	1・0
底屈	下腿三頭筋（腓腹筋，ヒラメ筋）	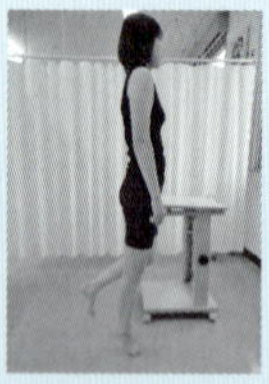 つま先立ちを1〜9回できる．手指2本は机などに触れてもよい	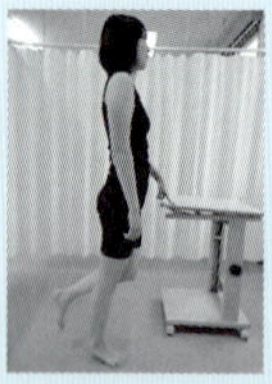 つま先立ちを25回以上（「5」），10〜24回（「4」）できる．手指2本は机などに触れてもよい	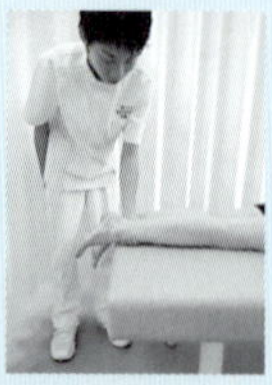 腹臥位で，足関節を底屈し，終了肢位で保持できる	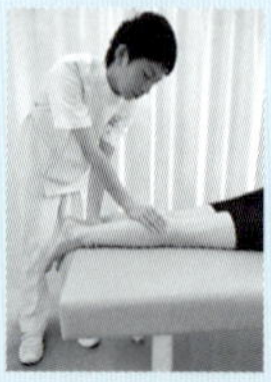 腓腹筋の筋収縮を触知する
背屈・内がえし	前脛骨筋	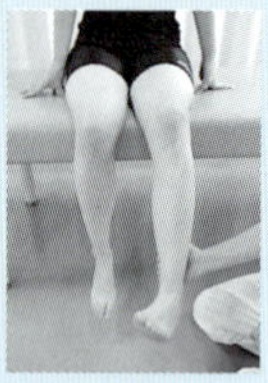 足関節を背屈および内がえしで保持させる	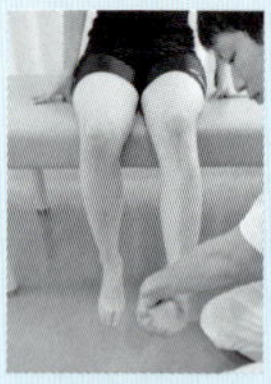 足背内側部に下方かつ外方への抵抗を加える	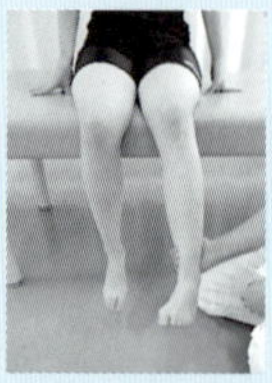 「3」の一部ができる	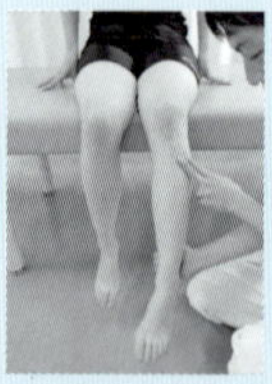 前脛骨筋の筋収縮を下腿近位外側前部で触知する
内がえし	後脛骨筋	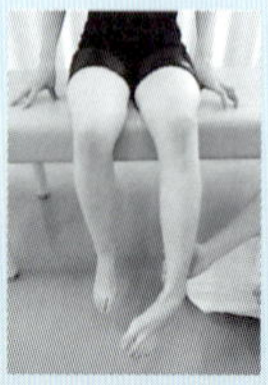 足部を内がえしで保持させる	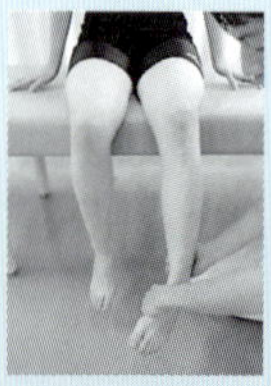 足背中足骨頭に下方かつ内方への抵抗を加える	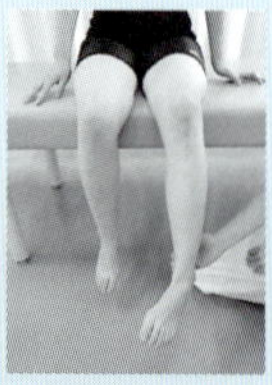 「3」の一部ができる	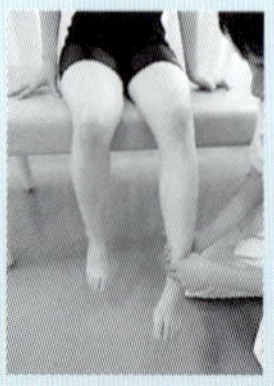 後脛骨筋腱の筋収縮を内果と舟状骨のあいだまたは内果直上で触知する

11 筋力検査（4）徒手筋力検査の実際2（下肢，頭部・頸部，体幹）

図3 足関節・足部（つづき）

動作	主動作筋	3	5・4	2	1・0
底屈を伴う外がえし	長腓骨筋，短腓骨筋	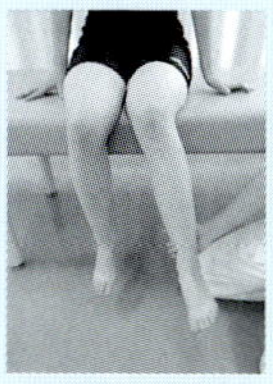 足部を外がえしで保持させる	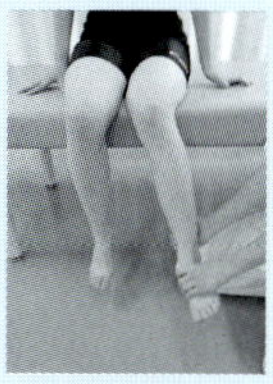 足背前外側部に上方かつ内方への抵抗を加える	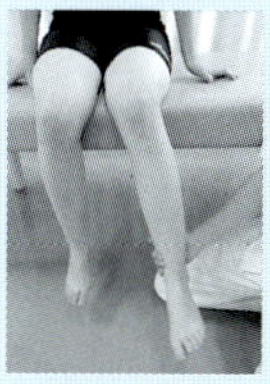 「3」の一部ができる	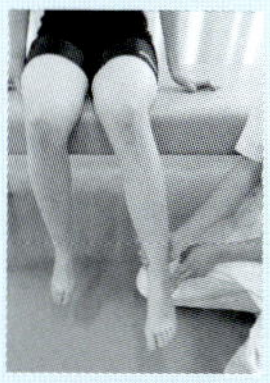 外果の後方で長腓骨筋腱，腓骨頭直下で長腓骨筋，外果と第5中足骨底で短腓骨筋腱，下腿遠位外側で短腓骨筋の筋収縮を触知する

4. 足趾

足趾の徒手筋力検査の具体的手順を図4に示す．

図4 足趾

動作	主動作筋	3	5・4	2	1・0
複合屈曲	MP関節屈曲：短母趾屈筋，虫様筋 IP関節屈曲：長母趾屈筋，長趾屈筋，短趾屈筋	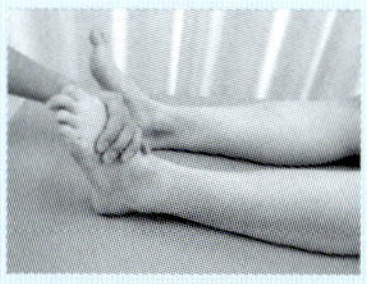 足趾の関節を屈曲保持させる	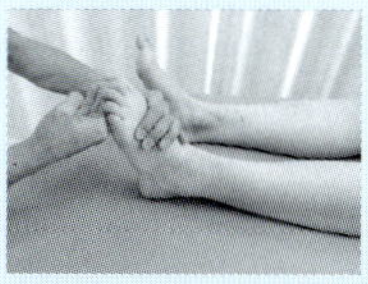 基節骨底部から中節骨底部および末節骨底部に上方への抵抗を加える	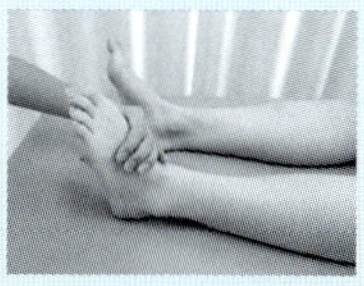 「3」の一部ができる	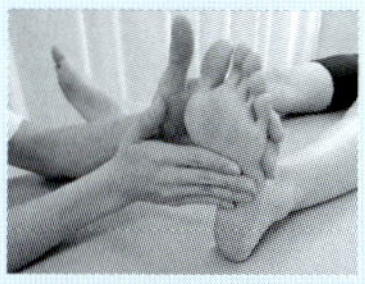 足趾屈曲群の筋収縮を触知する
複合伸展	長母趾伸筋，長趾伸筋，短趾伸筋	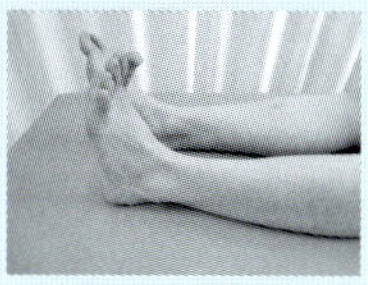 MP関節とIP関節を伸展保持させる	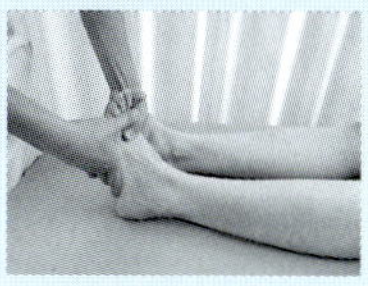 基節骨背部もしくは母趾IP関節の場合は末節骨背部に下方への抵抗を加える	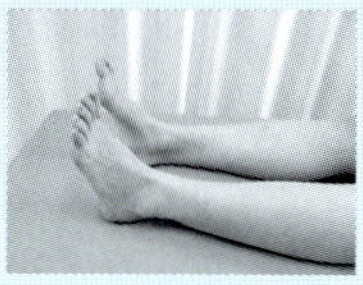 「3」の一部ができる	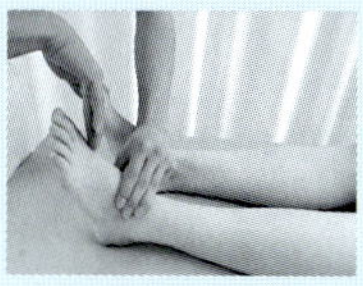 足趾伸展群の筋収縮を触知する

LECTURE 11

5. 頭部・頸部

頭部・頸部の1つの運動に関与する作用筋の数は多い．さらに，筋長が短い筋が多く，検査時の可動範囲も小さい．また，頭部の屈筋は深層にあるため，「1・0」の際の筋の触知は困難である．

頭部・頸部の筋力は，体幹の筋力と密接に関連しているため，解釈の際には，頭部・頸部の検査結果のみではなく，体幹の検査結果も考慮する．

頭部・頸部の徒手筋力検査の具体的手順を図5に示す．

図5 頭部・頸部

動作	主動作筋	3	5・4	2	1・0
頭部伸展	大後頭直筋，小後頭直筋，頭最長筋，上頭斜筋，下頭斜筋，頭板状筋，頭半棘筋，僧帽筋（上部），頭棘筋	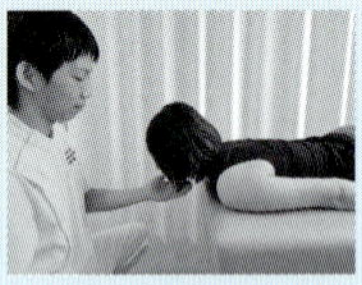 顎を上げさせ，前を見るように頭部を伸展保持させる	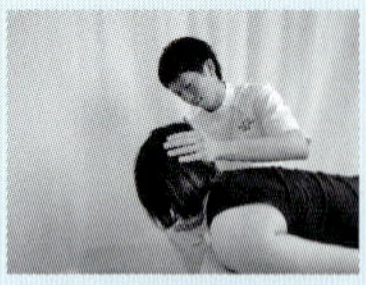 後頭部に頭部が屈曲する方向へ抵抗を加える	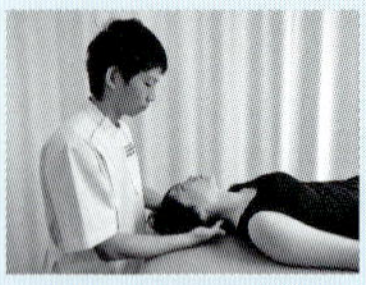 検査者が見えるように頭部を伸展させる	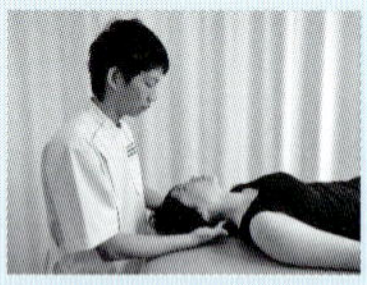 頭部伸筋群の筋収縮を触知する
頸部伸展	頸最長筋，頸半棘筋，頸腸肋筋，頸板状筋，僧帽筋（上部），頸棘筋	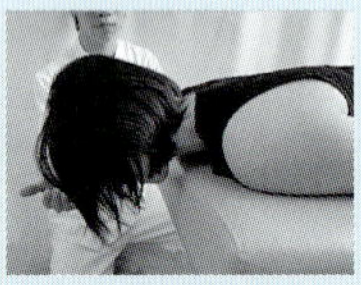 顎を引かせ，顔を持ち上げるように頸部を伸展保持させる	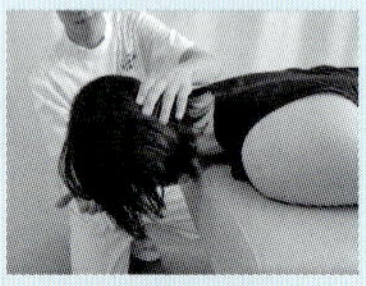 頭頂後頭部に頸部が屈曲する方向へ抵抗を加える	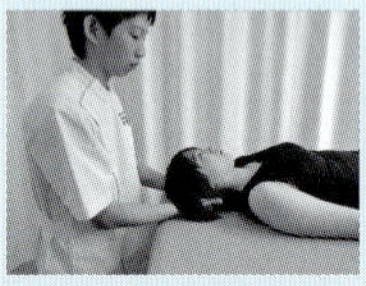 わずかでも運動が起こる	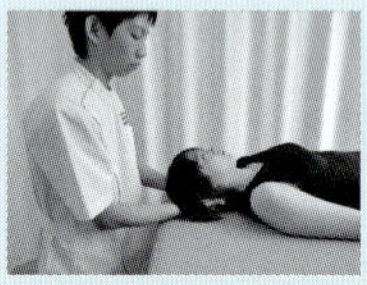 頸部伸筋群の筋収縮を触知する
頸部複合伸展	頭最長筋，頭板状筋，頭半棘筋，僧帽筋（上部），頭棘筋，頸最長筋，頸半棘筋，頸腸肋筋，頸板状筋，頸棘筋	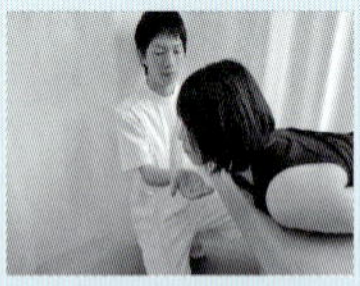 顎を上げさせ，頭部を持ち上げるように伸展保持させる	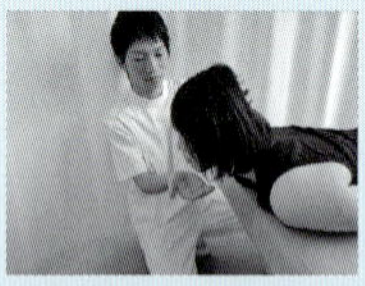 頭頂後頭部に下方かつ頭部が屈曲する方向へ抵抗を加える	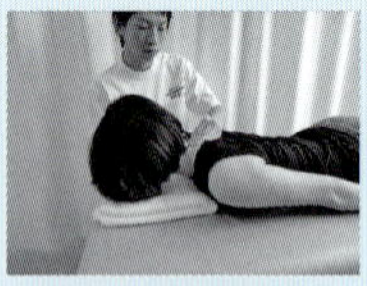 わずかでも運動が起こる	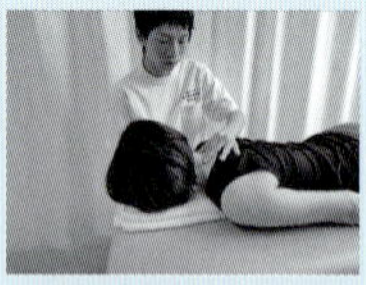 頸部伸筋群の筋収縮を触知する
頭部屈曲	前頭直筋，外側頭直筋，頭長筋	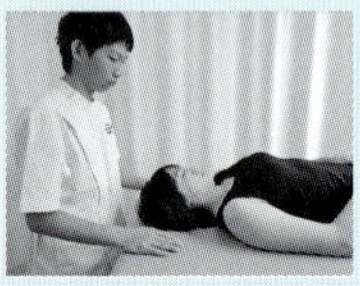 顎を引かせ，足下が見えるように頭部を屈曲保持させる	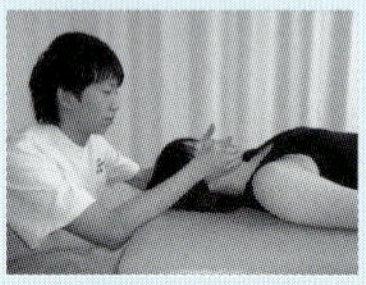 両下顎に顎を引く動作に抗する方向へ抵抗を加える	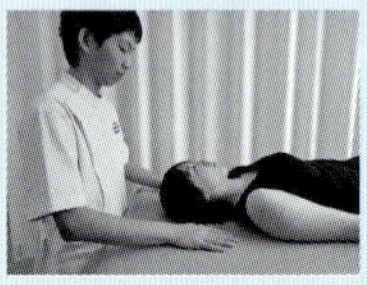 わずかでも運動が起こる	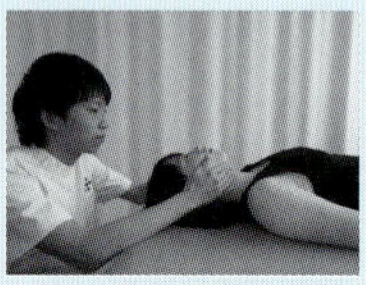 頭部屈筋群の筋収縮を触知する
頸部屈曲	胸鎖乳突筋，頸長筋，前斜角筋	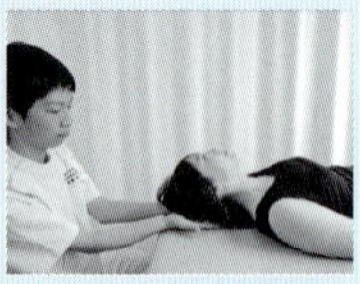 頭部を床から離床させ，頸部を屈曲保持させる	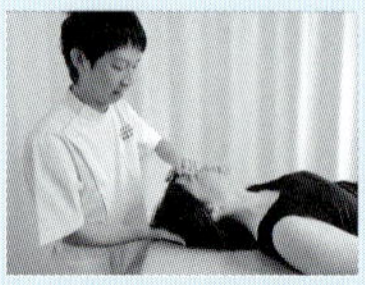 第2指と第3指を前額部に当て，頸部が伸展する方向へ抵抗を加える	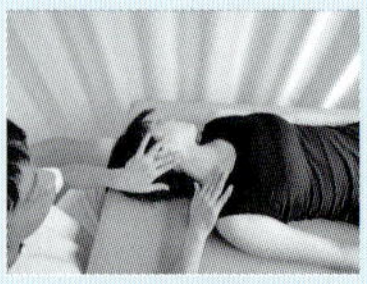 頭部を両側回旋させ，わずかでも運動が起こる	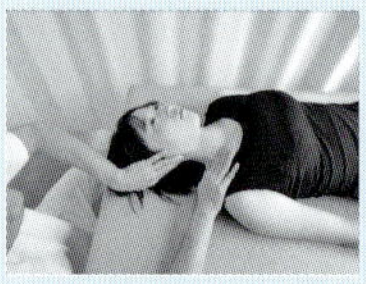 胸鎖乳突筋の筋収縮を触知する
頸部複合屈曲	胸鎖乳突筋，頸長筋，前斜角筋，前頭直筋，外側頭直筋，頭長筋	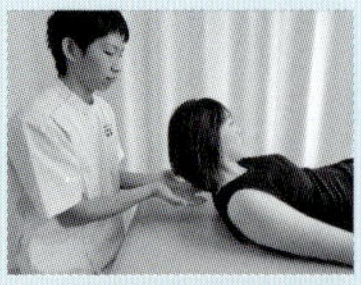 足下を見るように頭部をベッドから離床させ，頸部を屈曲保持させる	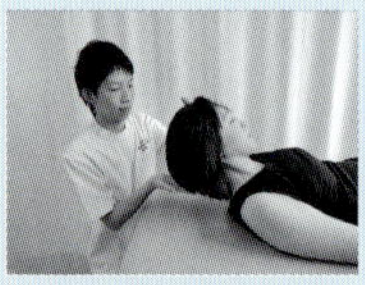 手を前頭部に当て，下方かつ頭部が伸展する方向へ抵抗を加える	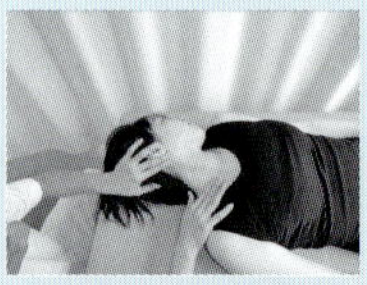 頭部を両側回旋させ，わずかでも運動が起こる	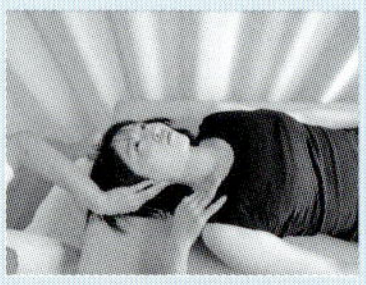 胸鎖乳突筋の筋収縮を触知する

6. 体幹

体幹の主動作筋群は，筋長が長く大きい．したがって，体幹屈曲時の検査では，上部体幹と下部体幹の筋力の違いなどを見極める必要がある．体幹の上・下部に筋力の違いがある場合は，体幹屈曲の検査時に臍が筋力の強いほうに偏位するため，必要に応じて臍の偏位を観察する．

体幹と頭部・頸部の筋力は関連しているため，頸部の筋力を先に測定し，頸部の筋力の低下を認める場合は，頸部の運動を補助する．

体幹の伸展筋力の低下がある場合は，骨盤の固定を十分に行えないため，体幹の屈曲や回旋の検査時に骨盤後傾が起こる．股関節伸展位で股関節屈筋群の緊張を利用することや，検査者が骨盤を固定して検査する．

股関節伸展筋力の低下がある場合は，骨盤前傾や腰椎前彎の増強に注意する．このような場合，検査者が骨盤を固定して検査する．

体幹の徒手筋力検査の具体的手順を**図6**に示す．

図6 体幹

動作	主動作筋	3	5・4	2	1・0
伸展	脊柱起立筋，腸肋筋，腰腸肋筋，最長筋，胸最長筋，棘筋，胸棘筋，腰方形筋	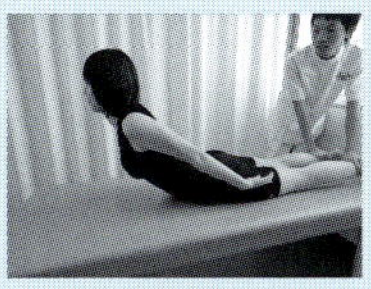 両肘関節伸展位で両上肢を体側に置き，臍がベッドから離床するまで，体幹を伸展保持させる	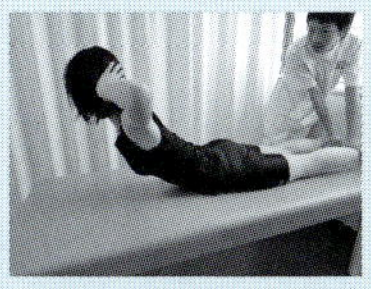 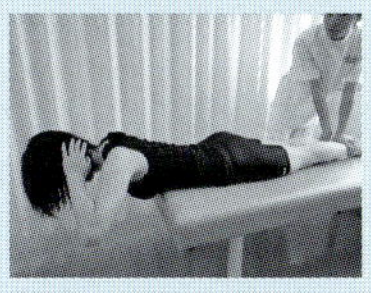 両手を頭部後面に置き，臍がベッドから離床するまで，体幹を伸展させる（腰椎部伸展）．ベッド端から乳頭レベルまで体幹を出し，ベッドと同じレベルの水平まで，体幹を伸展させる（胸椎部伸展）「5」：最終肢位で保持可能である「4」：最終肢位で動揺がみられる	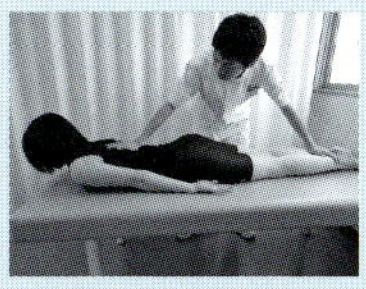 「3」の一部ができる	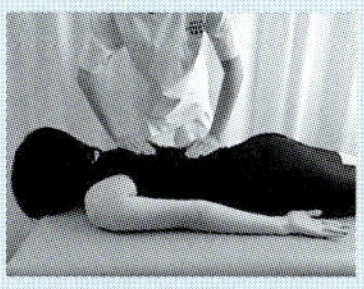 胸椎部と腰椎部の脊柱起立筋の筋収縮を触知する
骨盤挙上	腰方形筋，外腹斜筋，内腹斜筋	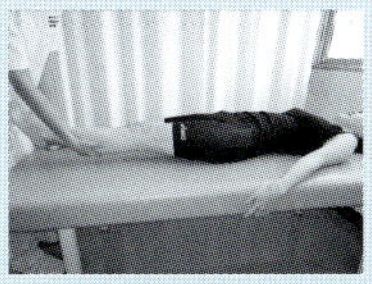 膝関節後面がベッドに接触しないように下腿遠位部を把持する．骨盤を挙上保持させる	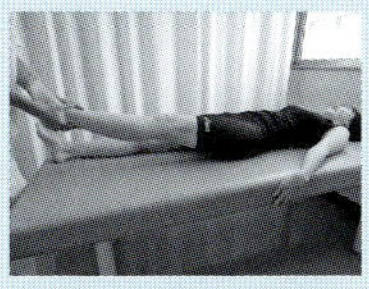 下腿遠位部を下方へ牽引する	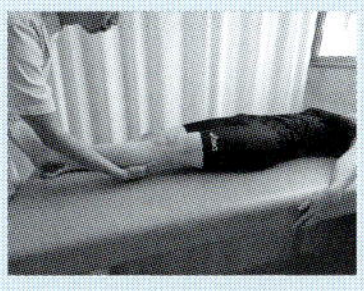 「3」の一部ができる	判定不能

図6 体幹（つづき）

動作	主動作筋	3	5・4	2	1・0
屈曲	腹直筋，外腹斜筋，内腹斜筋	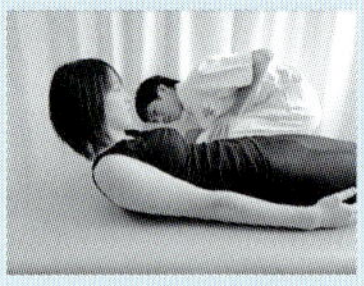 両肘関節伸展位で両上肢を体幹前方に置き，肩甲骨下角がベッドから離床するまで，体幹を屈曲保持させる	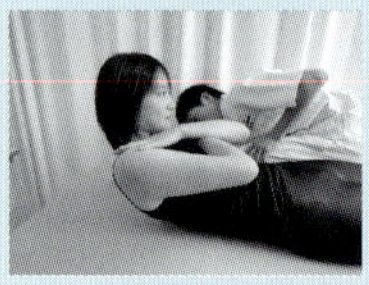 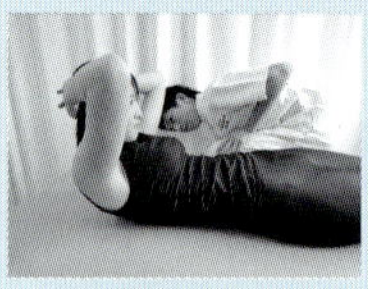 「5」：両手を頭部後面に置き，肩甲骨下角がベッドから離床するまで，屈曲保持させる 「4」：両上肢を体幹前面で組ませ，肩甲骨下角がベッドから離床するまで，屈曲保持させる	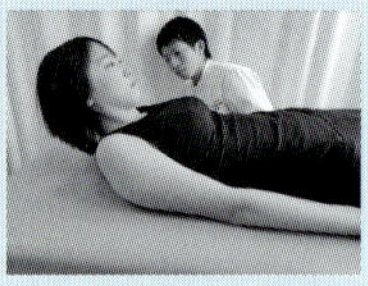 頸部を屈曲させ，頭部をベッドから離床させる．肩甲骨下角が離床しない	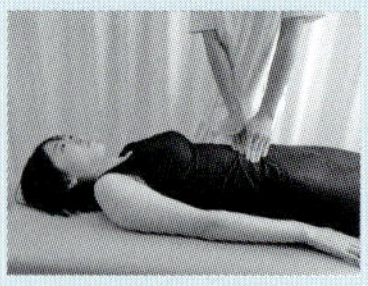 咳をさせたとき，もしくは頸部を屈曲させて頭部後面を把持し，体幹屈曲させたとき，運動は起こらないが，腹直筋の筋収縮を触知する
回旋	左回旋：右外腹斜筋，左内腹斜筋 右回旋：左外腹斜筋・右内腹斜筋	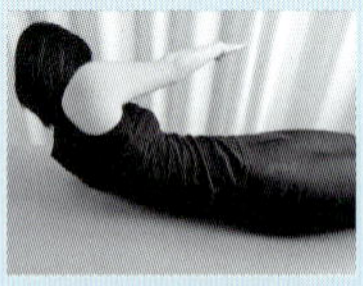 両肘関節伸展位で両上肢を体幹前方に置き，反対側の肩甲骨下角がベッドから離床するまで体幹を回旋保持させる	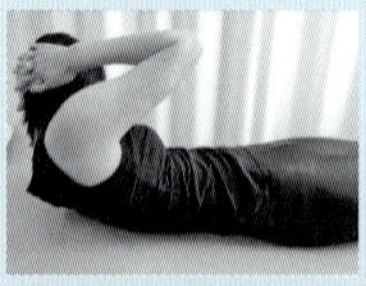 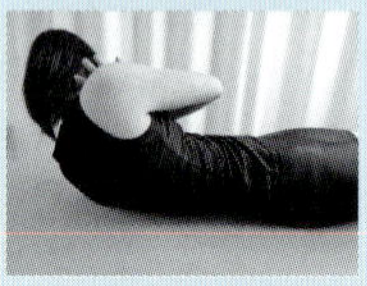 「5」：両手を頭部後面に置き，反対側の肩甲骨下角がベッドから離床するまで，回旋保持させる 「4」：両上肢を体幹前面で組ませ，反対側の肩甲骨下角がベッドから離床するまで，回旋保持させる	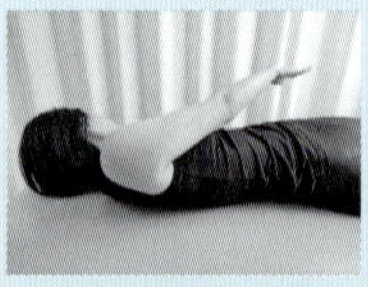 両肘関節伸展位で両上肢を体幹前方に置き，体幹回旋を行わせる．反対側の肩甲骨下角がベッドから離床しない	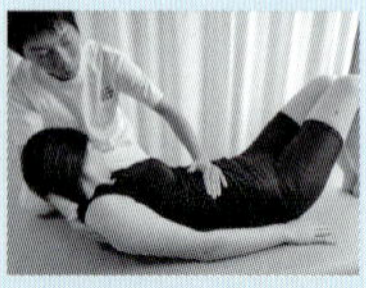 頸部を屈曲させて頭部後面を把持し，その状態から体幹回旋を行わせたとき，運動は起こらないが，反対側の外腹斜筋および体幹回旋側の内腹斜筋の筋収縮を触知する

■参考文献
1) 伊藤俊一ほか（編）．MMT 頭部・頸部・上肢．東京：三輪書店；2008．
2) 伊藤俊一ほか（編）．MMT 体幹・下肢．東京：三輪書店；2008．
3) Helen JH, et al. 津山直一ほか（訳）．新・徒手筋力検査法，原著第8版．東京：協同医書出版社；2008．

11 筋力検査（4） 徒手筋力検査の実際2（下肢，頭部・頸部，体幹）

Step up

1. 肢位別での徒手筋力検査

　検査中に肢位の変換はできるかぎり少なくし，同一の肢位で実施できるものは，まとめて行えるように，測定する順序を肢位別に計画するべきである．以下に，ダニエルスらの徒手筋力検査法[1]から，同一肢位で行える検査を抜粋した．なお，それぞれの項目の（　）内の検査の区分は，Lecture 10，11 の講義の表の動作の区分に対応している．

　運動ごとの検査が実施できるようになったら，以下の抜粋を参考にして肢位別の検査も実施できるようにしたい．

1) 背臥位でできる検査
①頭部（屈曲の全部の検査，伸展の2・1・0）
②頸部（屈曲の全部の検査，伸展の2・1・0，回旋の5・4・3）
③頸部複合（屈曲の全部の検査，伸展の2・1・0）
④体幹（屈曲，回旋の全部の検査）
⑤骨盤（挙上の全部の検査）
⑥肩甲帯（挙上の2・1・0）
⑦肩関節（水平内転の全部の検査）
⑧肘関節（屈曲の2・1・0）
⑨手指（すべての関節の全部の検査）
⑩股関節（屈曲，伸展の1・0，屈曲・外転・外旋，外転，内転，外旋，内旋の2・1・0）
⑪足関節（背屈・内反の全部の検査，内がえし，底屈を伴う外がえしの1・0）
⑫足趾（すべての関節の全部の検査）

2) 腹臥位でできる検査
①頭部（伸展の5・4・3）
②頸部（伸展の5・4・3）
③頸部複合（伸展の全部の検査）
④体幹（伸展の全部の検査）
⑤骨盤（挙上の全部の検査）
⑥肩甲帯（挙上，内転の全部の検査，内転と下方回旋の5・4・3）
⑦肩関節（伸展，外旋，内旋の全部の検査，水平外転の5・4・3）
⑧肘関節（伸展の5・4・3）
⑨股関節（伸展，伸展の大殿筋単独の検査の5・4・3・1・0）
⑩膝関節（屈曲の5・4・3・1・0）
⑪足関節（底屈の2・1・0）

3) 側臥位でできる検査
①股関節（屈曲，伸展，伸展の大殿筋単独の検査の2，外転，屈曲位からの外転，内転の5・4・3）
②膝関節（屈曲，伸展の2）

4) 座位でできる検査
①肩甲帯（挙上の5・4・3，外転と上方回旋の全部の検査，内転と下方回旋の2・1・0）
②肩関節（屈曲，肩甲骨面挙上，外転の全部の検査，水平外転の2・1・0）
③肘関節（屈曲の5・4・3・2，伸展の2・1・0）
④前腕（回外，回内の全部の検査）
⑤手関節（屈曲，伸展の全部の検査）
⑥手指（すべての関節の全部の検査）

⑦股関節（屈曲，屈曲・外転・外旋，屈曲位からの外転，外旋，内旋の 5・4・3）
　⑧膝関節（伸展の 5・4・3）
　⑨足関節（背屈・内がえし，内がえし，外がえしの全部の検査）
　⑩足趾（すべての関節の全部の検査）

5）立位でできる検査
　①足関節（底屈の 5・4・3・2）

2. 肢位別に行ううえでの注意点

　さらに被検者の疲労を考慮するならば，背臥位→腹臥位→側臥位→座位→立位の順で実施するとよい．また，検査前に，被検者のとれない肢位を把握しておくことで，徒手筋力検査法の規定外の方法を行うときに，もれなく同一の肢位で実施できる．

■引用文献
1）Helen JH, et al. 津山直一ほか（訳）．新・徒手筋力検査法．原著第 8 版．東京：協同医書出版社；2008.

LECTURE 12 感覚検査

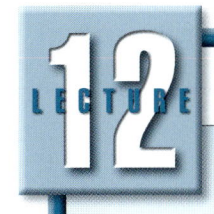

到達目標

・感覚の意味と種類を説明できる．
・表在感覚と深部感覚の経路が説明できる．
・感覚検査の方法が説明できる．

この講義を理解するために

　この講義では，理学療法士が行う感覚検査の方法を学びます．感覚検査によって，感覚障害の有無や程度を把握することができます．また，感覚検査の結果とそれ以外の所見を組み合わせることで，病変部位を推定することも可能となります．
　感覚の種類や検査方法を理解するために，感覚に関する解剖について以下の項目をあらかじめ学習しておきましょう．

□ 感覚の受容器を確認する．
□ 感覚の受容器が存在する部位（皮膚や筋など）を確認する．
□ 感覚が伝わる経路に関連する脊髄や脳の構造を確認する．

講義を終えて確認すること

□ 感覚の定義や知覚との違いを理解した．
□ 感覚の分類と種類を理解した．
□ デルマトーム，感覚路，および一次体性感覚野を理解した．
□ 感覚検査の意義と目的や手順を理解した．
□ 感覚検査の種類とそれぞれの方法を理解した．
□ 感覚検査の記録法を理解した．

講義

感覚（sensation）

1. 感覚

1) 定義

私たちは，目を閉じていても，音や臭いを手掛かりに周囲の状況を知ることができる．それだけでなく，皮膚に何かが触れたり，筋肉が伸ばされたり，関節が動かされたりすることで，自分の手足がどういう姿勢にあるかも感じることができる．このように，ある特定の感覚器が刺激されることによる，個々の直接的・要素的な意識経験を感覚という[1]．

知覚（perception）

2) 感覚と知覚の違い

感覚と似た言葉に知覚がある．知覚とは，感覚を介して刺激の性質を把握するはたらきのことであり[1]，外界の対象の性質・形態・関係や，体内の諸臓器・器官の状態を，感知分別することである[2]．つまり，知覚は感覚に基づいて外界の対象物に何らかの意味づけをすることといえる．ただし，意味づけはその人の過去の経験や好みなどが反映されるため，同じ感覚でも知覚は人によってさまざまであると思われる．たとえば，崖の上に立って見えた風景は同じでも，高所恐怖症の人とそうでない人ではその感じ方（知覚）は異なるであろう．

2. 感覚の分類と種類

私たちの感覚は，体性感覚，特殊感覚，および内臓感覚に分類される（図1）．以下にそれぞれの特徴を述べる．

体性感覚
(somatic sensation)

1) 体性感覚

体性感覚には，表在感覚，深部感覚，および複合感覚が含まれる．

表在感覚
(superficial sensation)
深部感覚（deep sensation）

(1) 表在感覚

皮膚，粘膜および皮下，粘膜下に受容器のある感覚の総称である．表在感覚には，触覚（圧覚），温度覚，および痛覚がある．

覚えよう！
表在感覚，深部感覚，および複合感覚それぞれに含まれる感覚の種類が，過去の国家試験に出題されている．

a. 触覚（圧覚）

触覚は，皮膚や粘膜の表面に何かが接触したときに感じる感覚である．圧覚は，皮膚や粘膜の表面が押されたり引っ張られたりしたときに感じる感覚である．これらの感覚の受容器には，皮下組織にあるマイスネル小体，メルケル盤，パチニ小体，ルフィニ小体，毛包に終わる神経終末などがある．

覚えよう！
どの感覚がどの受容器によって検出（感知）されるかは，過去の国家試験に出題されている．

MEMO
受容器は，物理的な刺激を認識し，かつ応答するための器官である[1]．

気をつけよう！
皮膚にある受容器と感覚の関係については，複数の学説がある．

```
感覚 ─┬─ 体性感覚 ─┬─ 表在感覚 ─┬─ 触覚（圧覚）
      │            │            ├─ 温度覚
      │            │            └─ 痛覚
      │            ├─ 深部感覚 ─┬─ 運動覚
      │            │            ├─ 位置覚
      │            │            └─ 振動覚
      │            └─ 複合感覚 ─┬─ 立体感覚
      │                         ├─ 2点識別覚
      │                         └─ 皮膚書字覚
      ├─ 特殊感覚 ─┬─ 視覚
      │            ├─ 聴覚
      │            ├─ 味覚
      │            ├─ 嗅覚
      │            └─ 平衡感覚
      └─ 内臓感覚
```

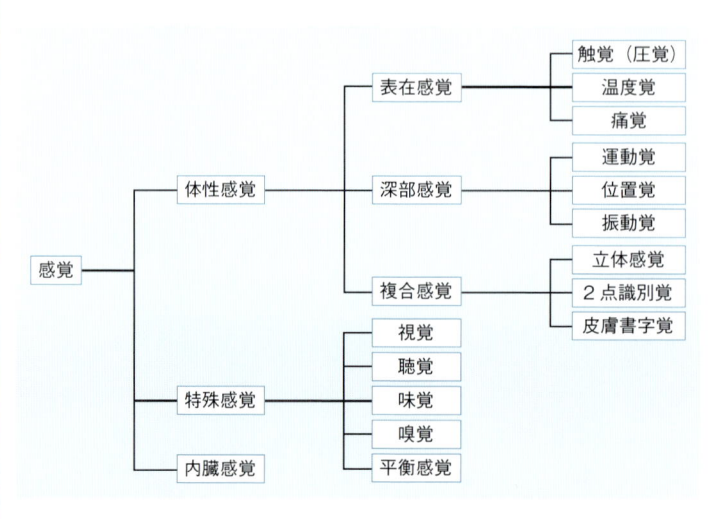

図1 感覚の種類

b．温度覚
温かさや冷たさを感知する皮膚感覚である．温覚の受容器はルフィニ小体であり，冷覚の受容器はクラウゼ小体である．

c．痛覚
疼痛に関する感覚である．痛みの質によって，一次痛（鋭い痛み，速い痛み）と二次痛（鈍い痛み，遅い痛み）に分けられている．また，原因に基づけば，痛みは侵害受容性疼痛（炎症や刺激による痛み），神経因性疼痛（神経の痛み），および心因性疼痛（心理的な要因による痛み）に分類される．そのうち侵害受容性疼痛の受容器は，ポリモーダル受容器と高閾値機械的受容器であり，これらは自由神経終末に属する．

(2) 深部感覚
視覚を用いず，身体の運動の速度や方向，四肢の位置，さらには四肢の重量感や抵抗感を感知する感覚である．深部感覚は，関節覚（運動覚と位置覚）および振動覚に分けられる．筋に存在する受容器には筋紡錘があり，腱にはゴルジ腱器官がある．

a．運動覚
視覚などに頼らず，四肢の運動の速度や方向を感知する感覚である．

b．位置覚
視覚などの手がかりなしに，四肢の相対的位置関係を感知する感覚である．

c．振動覚
揺れ動く物体からの刺激を感知する感覚である．低い振動数の受容器は皮膚表層にあるマイスネル小体，高い振動数の受容器は皮膚深層にあるパチニ小体と考えられている．

(3) 複合感覚
上記の諸感覚から刺激情報の詳細を識別するための感覚である．複合感覚には，立体感覚，2点識別覚，および皮膚書字覚がある．

a．立体感覚
視覚を用いずに，物体の大きさ，厚み，および形などを識別する感覚である．

b．2点識別覚
皮膚に同時に加えられた2点を識別する感覚である．

c．皮膚書字覚
皮膚に書かれた字や記号を識別するための感覚である．

2) 特殊感覚
特殊感覚には，視覚，聴覚，味覚，嗅覚，および平衡感覚が含まれる．

(1) 視覚
外界からの光刺激を知覚する感覚である．明暗や色を感じる．受容器は眼である．

(2) 聴覚
音を感じる感覚である．音の高さ，音の大きさ，および音源などが感知される．受容器は内耳の蝸牛である．

(3) 味覚
ものの味を知覚する感覚である．味には甘味，塩味，うま味，酸味，および苦味がある．受容器は舌の味蕾である．

(4) 嗅覚
においを感知する感覚である．揮発性の物質が嗅神経を刺激して感じられる．受容器は嗅細胞（嗅覚受容神経）である．

(5) 平衡感覚
空間における身体の位置および姿勢や動作の変化を感知する感覚である．受容器は

MEMO
痛覚を中枢へ伝える感覚神経には，Aδ線維とC線維がある．これらは，神経の太さが異なるため，伝導速度に差がある．また，対応する受容器や反応する刺激も異なる．

MEMO
自由神経終末
感覚神経線維で，末端に感覚受容器構造をもたず，皮下組織，真皮，および表皮の細胞間でその末端が終わっているもの．無髄で終末分枝に分かれていることが多い．痛覚，触覚，および温度覚を感知する．

MEMO
筋紡錘とゴルジ腱器官では機能が異なる．筋紡錘は，筋が伸ばされた速さや強さを感知し，ⅠaおよびⅡ感覚神経を興奮させて情報を脊髄へ伝える．一方，ゴルジ腱器官は，筋の伸張によって生じた腱の伸張の度合いを感知し，Ⅰb感覚神経を興奮させて情報を脊髄へ伝える．

MEMO
蝸牛は，内耳の一部を構成するカタツムリのような形状の受容器である．内耳は蝸牛，前庭，および三半規管の3つの部分よりなる．

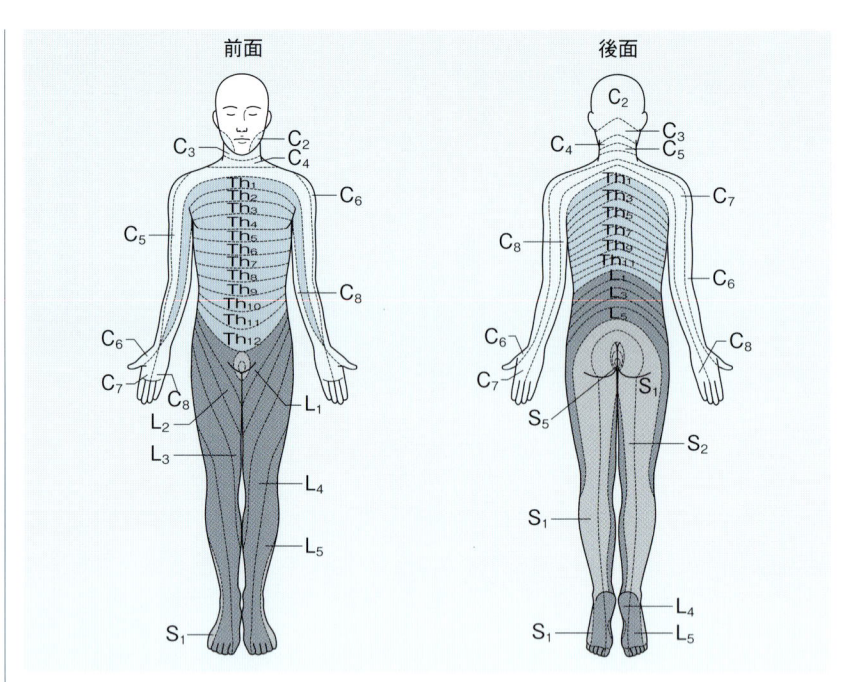

図2 デルマトームの分布

前庭である．

3）内臓感覚

胃や腸などの内臓の状態（動きや炎症など）を感知する感覚である．空腹や口の渇きが含まれる．

3. 感覚の経路

1）デルマトーム

特定の皮膚領域の感覚は，脊髄の髄節ごとに感知されている．たとえば，母指の感覚は第6頸髄神経が感知し，臍は第10胸髄神経が感知している．このような，脊髄神経による皮膚の分節的支配様式をデルマトーム（皮膚知覚髄節）という（図2）．脊髄後角や神経根の傷害では，対応する髄節が感知する皮膚領域に感覚異常をきたす．そのため，感覚異常をきたした領域がどこかを調べることで，傷害のある脊髄後角や神経根の髄節が推測できる．比較的髄節領域のはっきりしている体幹に対し，四肢では異なる髄節領域が重なり合っている．これをオーバーラップという．

2）感覚路

表在感覚や深部感覚の情報は，皮膚などにある受容器からでた感覚神経（一次ニューロン）に伝わり，脊髄でシナプスを介して脳幹，視床へと伝えられる．その後，視床でまたシナプスを介し，最終的には一次体性感覚野に伝えられる．このような，受容器から一次体性感覚野までの経路を感覚路という．

感覚路は，感覚の種類によって異なる（図3）．ここでは，表在感覚と深部感覚に分けて説明する．

（1）表在感覚

a. 触覚（圧覚）

触覚の感覚路は，粗大な触覚と精密な触覚で異なる．

a）粗大な触覚

この経路は，前脊髄視床路と呼ばれる．前脊髄視床路では，一次ニューロンが脊髄後角に入り，ここで二次ニューロンとシナプスを形成する．二次ニューロンは脊髄内

MEMO
前庭は，内耳の一部である．球形嚢と卵形嚢からなり，球形嚢は垂直方向の加速度を検出し，卵形嚢は水平方向の加速度を検出する．

デルマトーム（皮膚知覚髄節；dermatome）

覚えよう！
国家試験では，デルマトームに関する問題がよく出題される．目安となる部位と髄節を合わせて覚えておくと役立つ．【例】後頭部 C_2，母指 C_6，中指 C_7，乳頭 Th_4，剣状突起 Th_6-Th_7，臍 Th_{10}，母趾 L_5，肛門 S_5．

オーバーラップ（overlap）

MEMO
感覚路は感覚の種類によって異なるため，障害された脊髄の部位ごとに感覚障害のパターンが異なる．Step up の表1を参照されたい．

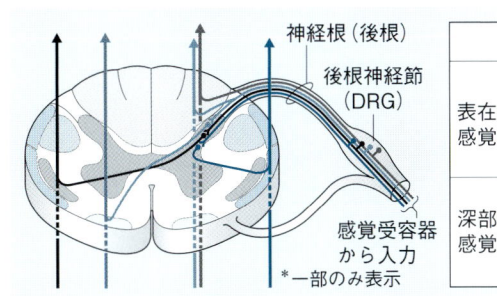

	感覚の種類		伝導路の名称
表在感覚	温痛覚	→	外側脊髄視床路
	触覚 粗大な触覚	→	前脊髄視床路
	精密な触覚	→	後索−内側毛帯路
深部感覚	意識できる深部感覚（位置覚・振動覚）	→	後索−内側毛帯路
	意識できない深部感覚*	→	脊髄小脳路

（医療情報科学研究所．病気がみえる vol.7 脳・神経．メディックメディア：2011．p188[3]）

図3 感覚の種類と伝導路

で反対側に向かい，反対側の脊髄前索を通って視床へ上行する．視床では三次ニューロンとシナプスを形成し，三次ニューロンは一次体性感覚野へ興奮を伝える．

b）精密な触覚

この経路は，後索-内側毛帯路と呼ばれる．後索-内側毛帯路では，前脊髄視床路と異なり一次ニューロンが脊髄で交叉せず，同側の脊髄後索を上行して延髄下部へ向かう．その後，延髄で形成されたシナプスから二次ニューロンが反対側へ向かい，橋を通って視床に到達する．視床で形成されたシナプスから三次ニューロンが一次体性感覚野へと向かう．

b．温度覚・痛覚

外側脊髄視床路と呼ばれる経路を通る．外側脊髄視床路では，一次ニューロンが脊髄後角に入り，脊髄後角で形成されたシナプスからでた二次ニューロンが脊髄の反対側に向かう．その後，二次ニューロンは反対側の脊髄側索を通って視床でシナプスを形成し，視床からでた三次ニューロンが一次体性感覚野で終わる．

（2）深部感覚

深部感覚の経路は，意識できる深部感覚と意識できない深部感覚で異なる．

a．意識できる深部感覚（位置覚・振動覚）

意識できる深部感覚とは，骨，筋，腱，および関節などから伝えられる感覚である．位置覚や振動覚は，意識できる深部感覚に含まれる．この感覚は，精密な触覚と同じく後索-内側毛帯路を通る．すなわち，この感覚は一次ニューロンが脊髄後索から延髄下部まで上行し，延髄からでた二次ニューロンが内側毛帯および視床を通る．その後は三次ニューロンが一次体性感覚野へと向かう．

b．意識できない深部感覚

意識できない深部感覚とは，筋紡錘やゴルジ腱器官から伝えられる感覚である．意識できない深部感覚の経路は，大まかに上半身と下半身に分けられる．上半身からの情報は，後索（楔状束）を上行し，延髄の副楔状束核でシナプスを形成して同側の小脳に入る．この経路は前脊髄小脳路と呼ばれ，前脊髄小脳路の一部は脊髄で交叉して反対側の前索を上行するが，再び交叉して同側の小脳に終わる．

一方，下半身からの情報は，一次ニューロンが脊髄後根から脊髄内に入ると後角でシナプスを形成し，二次ニューロンが同側の前索あるいは後索を上行して同側の小脳に入る．この経路は，後脊髄小脳路と呼ばれる．

3）一次体性感覚野

受容器から伝達されてきた興奮は，最終的に一次体性感覚野と呼ばれる領域に伝えられる．一次体性感覚野は中心溝の後方，中心後回にある．一次体性感覚野のニューロンは，体性感覚情報を受け取る体の部位ごとに局在している．顔面や手指といった感覚が鋭敏な部位，すなわち多くの感覚ニューロンがある部位ほど，一次体性感覚野

> **MEMO**
> 内側毛帯とは，延髄の後索核（楔状束核と薄束核）から視床に至る神経束のことを指す．この経路では，二次ニューロンは内側毛帯に相当する．

> **MEMO**
> 損傷を受けた脳の部位と障害の出る身体部位は一致するため，この知識は画像診断に役立つ．

に占める面積の割合は大きい．一般に，手指や顔は感覚が鋭敏である．

4. 感覚検査の注意事項

1) 感覚検査の目的と意義

感覚障害は，感覚の経路に何らかの異常がある場合に生じる．感覚検査を行うことで，感覚障害の有無やその程度を把握することができる．また，感覚検査の結果とそれ以外の所見を組み合わせることで，病変部位を絞り込むことも可能となる．

2) 感覚検査の手順

感覚検査の手順は以下の通りである．

(1) 導入

これから行う感覚検査の目的を説明し，あらかじめ許可を得ておく．検査で使用する道具をはじめに見せ，実際に行って見せる．被検者には，どのような刺激が身体に加えられるかを体験してもらっておく．

(2) 環境設定

必要に応じて，肩関節，体幹，および股関節周囲の皮膚が露出できるよう，軽装になってもらう．他者の目を遮るためのカーテンなどで仕切られたスペースを確保しておく．

(3) 説明

肩や手足の力を抜き，リラックスするよう伝える．検査者が刺激を加えたのち，どのように答えればよいか説明する．

(4) 感覚の判定

感覚検査を行い判定する．度重なる姿勢変換は被検者に負担を強いるため，同一の姿勢で行える検査は一緒に行ってしまう．

(5) 結果のフィードバック

これまでの所見を被検者に説明する．

5. 感覚検査の方法

理学療法士が行う表在感覚，深部感覚，および複合感覚の検査方法を以下に説明する．

1) 表在感覚の検査方法

(1) 触覚（図4）

ティッシュペーパーや知覚筆，何もないときは指先を使う．検査者は，皮膚にできるだけ軽く触れ，それがわからないときは少しなでる．被検者は，触れたらすぐ「はい」と答える．同部位の左右差，同側の上下肢の差，同一肢の近位部と遠位部の差，を把握する．異常が疑われる場合，触覚消失，触覚鈍麻，もしくは触覚過敏と判断する．

(2) 温度覚

温湯と冷水を入れた試験管またはフラスコを用いる．検査者は，試験管などを皮膚に密着させ，その接触面積を一定にする．接触時間は3秒くらいとし，わからないときは接触時間を延長する．左右を比較する場合，必ず同一の状態とする．被検者は，「温かい」か「冷たい」かを答える．温湯は40〜45℃，冷水は10℃くらいがよい．異常が疑われる場合，温度覚消失，温度覚鈍麻，もしくは温度覚過敏と判断する．

(3) 痛覚（図5）

つまようじや，安全ピン，およびルレットを使用するが，何もないときは母指と示指で皮膚をつまみ，検査部位に軽く痛み刺激を加える．被検者は，痛みの有無を答える．異常部位が見つかった場合，その範囲を調べる．意識障害のある被検者であって

MEMO

感覚障害には，普通より感じにくくなる「鈍麻」，まったく感じることのできない「消失」以外に，本来の感覚よりも過剰に感じてしまう「過敏」，違った感覚としてとらえてしまう「錯感覚」，外界から刺激を受けていないのにしびれなどを自発的に感じる「異常感覚」がある．

覚えよう！

温水や冷水の適温が，過去の国家試験で問われている．

気をつけよう！

針で皮膚を軽く刺激したとき，最初は触った感じだが，2〜3秒遅れて痛みを感じることがある．これは二次痛覚といい，痛覚鈍麻に含まれる．

図4　触覚の検査　　図5　痛覚の検査

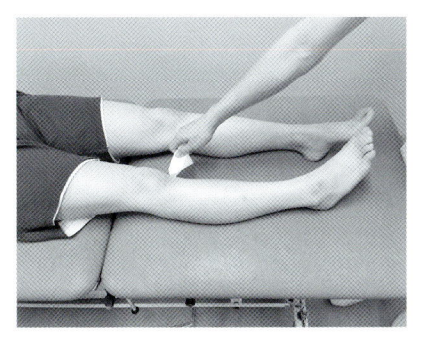

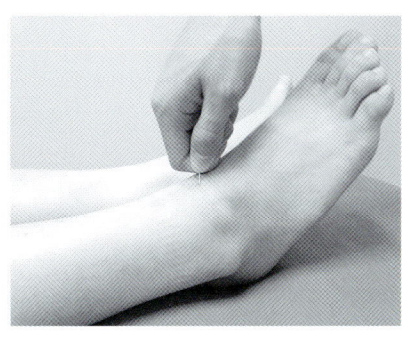

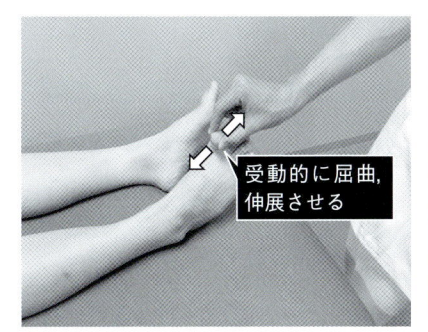

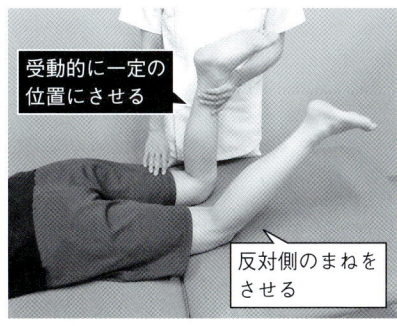

図6　運動覚の検査　　図7　位置覚の検査　　図8　振動覚の検査

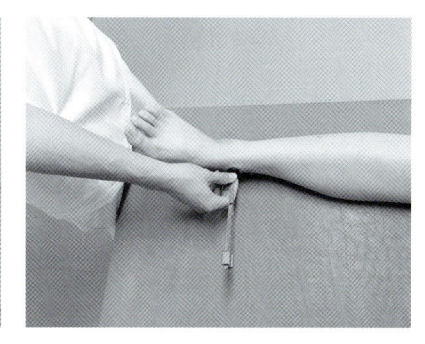

（図6：受動的に屈曲，伸展させる）
（図7：受動的に一定の位置にさせる／反対側のまねをさせる）

も，刺激によって手足を動かしたり顔をしかめたりするので検査できる．異常が疑われる場合，痛覚消失，痛覚鈍麻，もしくは痛覚過敏と判断する．

2) 深部感覚の検査方法

(1) 運動覚（図6）

道具は使用しない．まず，被検者は開眼し，検査者は被検者の足趾や手指を受動的に伸展，屈曲する．このとき，検査者は足趾などの側面をつかみ，最初は大きく指を動かす．被検者にこれを見させて，伸展させたら「上」，屈曲させたら「下」と答えるように指示する．次に，被検者は閉眼し，検査者は被検者の足趾などを受動的に伸展，屈曲する．被検者は，「上」か「下」かを答える．間違えることがあれば数回繰り返し，何回正しかったかを記載する．間違える回数が多い場合，異常が疑われる．

(2) 位置覚（図7）

道具は使用しない．検査者は，閉眼させた被検者の一側上下肢を受動的に一定の位置にさせる．被検者は，その位置を答えるか，反対側の上下肢でまねをする．位置があってなかったり，まねができなかったりした場合，異常が疑われる．

(3) 振動覚（図8）

音叉を使用する．検査者は，振動させた音叉を骨が皮膚上に触れる部位にあてがう．被検者は，振動が止まったと感じたら合図する．被検者の合図後，次に，検査者の同じ部位に音叉をあてがい，振動の有無をみる．あてがう代表的な部位には，胸骨，肘頭，橈骨茎状突起，腸骨稜，内果，外果がある．正常な検査者と時間差がある場合，異常が疑われる．

3) 複合感覚の検査方法

(1) 立体感覚

鉛筆やはさみなど，被検者が日ごろよく使用する物品を用意する．検査者は，それを被検者の手に握らせる．被検者は，握らされた物品が何かを答える．一側で判定できなければ，反対側で同様の検査を行う．表在感覚は障害されていないにもかかわらず，立体感覚が障害されている場合は，頭頂葉の障害を疑う．

試してみよう
関節覚（運動覚，位置覚）の検査方法は，道具を必要としないので，やってみよう．

気をつけよう！
複合感覚は，表在および深部感覚が正常であることが前提となる．そのため，複合感覚を検査する前に，表在および深部感覚が正常であるか確かめる必要がある．

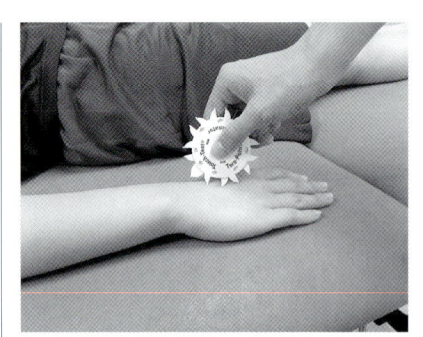

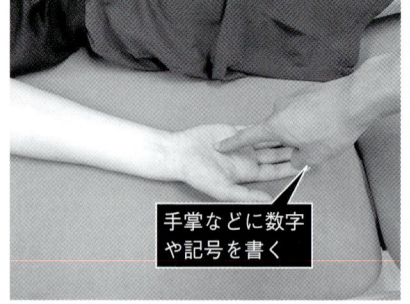

図9　2点識別覚の検査　　　　　　　図10　皮膚書字覚の検査

(2) 2点識別覚（図9）

図9にあるようなディスクリミネーターやコンパスを用いるが，ない場合は先端が鋭利なものを2つ用意して代用する．まず，検査者は被検者を開眼させ，コンパスで皮膚の1点もしくは2点を触る．被検者は，2点で触ったら「2」，1点で触ったら「1」と答える．次に，被検者を閉眼させて同様の検査を行う．2点刺激は体の長軸に沿ったほうがよい．2点は同時に触れるようにする．2点刺激と1点刺激をそれぞれ10回ずつぐらい行う．

2点識別能は身体の各部で大きな相違がある．2点識別の最短距離は，指先で3〜6mm，手掌や足底で15〜20mm，手背や足背で30mm，脛骨面で40mmとされている．この距離以上でないと2点を識別できなかったり，識別を誤ったり，左右差が見られたりした場合，頭頂葉の障害を疑う．

(3) 皮膚書字覚（図10）

指先，鉛筆，マッチ棒など先端が鋭利なものを使用する．検査者は，被検者の皮膚上（一般に手掌，前腕，下腿前面，足背，顔面など）に0から9までの数字や○×△などの記号を書く．被検者は，何が書かれたかを当てる．最初は開眼で1〜2回テストし，次に閉眼で行う．表在感覚は障害されていないにもかかわらず，一側の皮膚書字覚が侵されている場合は，反対側の頭頂葉の障害を疑う．

6. 感覚検査の記録法

触覚，温度覚，および痛覚の検査結果は，図2のデルマトームのような資料に書き込むとよい．健常と思われる部位の感覚を10点とし，それを基準にして障害部位のそれぞれの感覚が何点か被検者に答えさせ，その得点を図に書き込む（たとえば，5/10）．

> **覚えよう！**
> 過去の国家試験では，2点を識別できる距離に関する問題が出題されている．具体的な数字は覚えておく必要がある．

■引用文献
1) 上田　敏ほか．リハビリテーション医学大辞典．東京：医歯薬出版；1996．
2) 田崎義昭ほか．ベッドサイドの神経の診かた，改訂17版．東京：南山堂；2010．pp95-105．
3) 医療情報科学研究所．病気がみえる vol.7 脳・神経．東京：メディックメディア；2011．p.188．

Step up

感覚障害が生じる主な疾患

　特定の神経が損傷されると，その神経が支配している皮膚領域の感覚が鈍麻したり，消失したりする．また，脳卒中や脊髄損傷などによって中枢神経が障害されると，より広範囲に感覚障害が生じることもある．以下に，感覚検査が必須となる代表的な疾患を説明する．

1) 末梢神経の損傷

(1) 腕神経叢麻痺

　腕神経叢が外傷，分娩，薬剤などによって，損傷や圧迫牽引を受けて起こる麻痺のことである．障害レベルによって，上位型（C_5，C_6，〔C_7〕）の損傷，下位型（〔C_7〕，C_8，Th_1）の損傷，全型の損傷に分けられる．また，神経根が脊髄から引きちぎられる神経根引き抜き損傷と，神経根より末梢の損傷に分けられる．感覚検査では，腕神経叢を構成する C_5〜Th_1 が支配する皮膚領域の一部あるいは全体で，感覚消失や感覚鈍麻が観察される．

(2) 胸郭出口症候群

　胸郭出口部で腕神経叢および鎖骨下動脈が圧迫され，それにより上肢の脱力，疼痛，冷感，静脈怒張などが生じることである．脳，脊髄，および神経根の病変がないにもかかわらず，上肢の筋力低下や疼痛の訴えがあり，感覚検査によって上肢の表在感覚に異常が認められた場合，本症候群が疑われる．

(3) 橈骨神経麻痺

　上腕中央から末梢外側にかけて上腕骨に接して走行する橈骨神経への物理的圧迫，上腕骨骨折の合併症として生じる麻痺のことである．感覚検査によって，橈骨神経の支配領域である C_6〜C_8 に，感覚消失もしくは感覚低下が認められた場合，本神経の損傷が疑われる．

(4) 尺骨神経麻痺

　肘部管あるいは手根管を通る尺骨神経への物理的な圧迫によって生じる麻痺のことである．感覚検査では，尺骨神経の支配領域である C_8〜Th_1 の皮膚領域に，感覚消失もしくは感覚鈍麻が認められる．

(5) 総腓骨神経麻痺

　足関節および足部の運動および感覚を支配する総腓骨神経への物理的な圧迫によって生じる麻痺のことである．感覚検査では，L_4〜S_1 の皮膚領域に，感覚消失もしくは感覚鈍麻が認められる．

(6) 腰椎椎間板ヘルニア

　下部腰椎の椎間板髄核が脱出し，神経根を圧迫して腰痛，坐骨神経痛をきたす疾患である．第4〜第5腰椎間が最も多く，次いで第5腰椎〜仙椎間が多い．第3〜第4腰椎間は比較的まれである．痛みに加えて，筋力低下や感覚障害をきたす．感覚障害は，圧迫を受けている神経（根）が支配する皮膚領域に生じる．

2) 中枢神経系疾患

(1) 脳卒中

　脳血管の病的過程により，急激にそれに対応する局所精神・神経症状を現すものをいう．原因疾患には，脳梗塞（脳血栓，脳塞栓），脳出血，くも膜下出血のほか，一過性脳虚血，高血圧性脳症などがあげられる．発症した場合，障害部位によっては一側に感覚障害が生じる．特に，感覚の中継地点である視床が病巣であるとき，強い感覚障害を伴うことがある．

(2) 脊髄損傷

　脊柱に強い外力が加えられることにより脊椎が破壊され，脊髄が損傷されたものをいう．完全麻痺の場合，障害レベル以下の全感覚が低下，消失する．なお，脊椎が破損されなくても，脊柱管内にある後縦靱帯の骨化や，脊髄に栄養を供給している動脈の閉塞によっても脊髄は損傷を受け，感覚障害が生じることもある．この場合，感覚の伝導路はその種類によって脊髄内の走行が異なるため，脊髄内のどこが損傷されるかによって感覚障害のパターンは変わってくる（表1）[1]．

表1 脊髄の障害部位と感覚障害のパターン

	横断性障害	前方障害	後方障害	中心部障害	半側障害
障害部位					
障害のパターン					
感覚障害	●障害レベル以下の全感覚低下	●障害レベル以下の温痛覚低下	●障害レベル以下の深部感覚低下	●障害レベルでの温痛覚低下（宙づり型温痛覚障害）	●障害レベルの同側の全感覚低下 ●障害レベルより下の同側の深部感覚低下 ●障害レベルより下の対側の温痛覚低下
その他の障害	●障害レベルより下のUMN障害 ●障害レベルのLMN障害* ●膀胱直腸障害	●障害レベルより下のUMN障害 ●障害レベルのLMN障害* ●膀胱直腸障害		●病変が前角や側索に及んだ場合，運動ニューロン障害がみられることがある	●障害レベルより下の同側のUMN障害 ●障害レベルの同側のLMN障害*
代表例	●脊髄損傷 ●多発性硬化症 ●腫瘍による圧迫	●前脊髄動脈閉塞症候群 ●後縦靱帯骨化症	●亜急性脊髄連合変性症 ●脊髄癆（神経梅毒） ●フリードライヒ失調症	●脊髄空洞症	●ブラウン-セカール症候群
	全感覚障害		解離性感覚障害		

凡例：障害部位／深部感覚の経路／温痛覚の障害／運動系の障害／温痛覚の経路／運動系（錐体路）の経路／深部感覚の障害／全感覚の障害

UMN：上位運動ニューロン，LMN：下位運動ニューロン
*脊髄のあるレベルで前角，側索が同時に障害された場合，障害レベルでは下位運動ニューロン障害が優勢となり，弛緩性麻痺となる．しかし，胸髄などでは上位・下位運動ニューロン障害の区別は難しいことも多い．

(医療情報科学研究所．病気がみえる vol.7 脳・神経．メディックメディア；2011．p193[1])

(3) 脳腫瘍

頭蓋内の脳実質，髄膜，下垂体，脳神経などに発生した新生物の総称である．腫瘍が大脳半球に存在する場合，脳局所症状の一つとして感覚障害を生じることがある．神経膠腫は，大脳半球に好発する脳腫瘍の一つであり，悪性度の高い退形成性星細胞腫や膠芽腫を含む．

(4) 頭部外傷

外力によって頭蓋骨や脳実質が損傷されるだけでなく（一次性損傷），それによって生じた出血や浮腫などが脳実質を圧迫することもある（二次性損傷）．感覚障害は，外力や圧迫によって損傷を受けた脳実質の神経症状の一つとして現れることがある．

■引用文献
1) 医療情報科学研究所．病気がみえる vol.7 脳・神経．東京：メディックメディア；2011．p.193．

■参考文献
1) 最新医学大辞典編集委員会．最新医学大辞典，第3版．東京：医歯薬出版；2005．

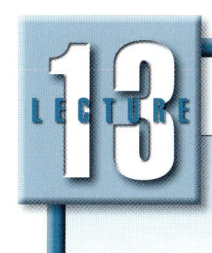

LECTURE 13 反射検査

到達目標

・反射検査の意義が説明できる．
・腱反射，表在反射，および病的反射の検査の意義と方法を説明できる．
・反射検査の結果が記録できる．

この講義を理解するために

　この講義では，反射検査の意義と方法を学びます．Lecture 12 で学んだ感覚検査では，被検者の回答から障害の有無を判断していたため，検査結果は被検者の主観に左右されてしまいます．それに対して，今回の講義で学ぶ反射検査は，筋収縮や関節運動の観察から障害の有無を判断するため，感覚検査よりも信頼できる知見が得られます．正しい反射検査の方法，判定基準，意義を理解しておけば，反射検査の結果とその他の所見とを組み合わせて考えることにより，病変部位をより正確に推定できると考えられます．

　反射検査の意義や方法を理解するために，以下の項目をあらかじめ学習しておきましょう．

☐ 錐体路障害の徴候を確認する．
☐ 筋収縮にかかわる遠心性神経線維の種類を確認する．
☐ 筋や腱の張力を感知する受容器を確認する．
☐ 筋や腱の張力を中枢に伝える求心性神経線維の種類を確認する．

講義を終えて確認すること

☐ 反射の定義とメカニズムを理解した．
☐ 反射の分類を理解した．
☐ 反射検査の意義と目的や手順を理解した．
☐ 腱反射の種類と検査方法を理解した．
☐ 表在反射の種類と検査方法を理解した．
☐ 病的反射の種類と検査方法を理解した．
☐ 反射検査の記録法を理解した．

講義

反射（reflex）

1. 反射

1) 定義

　水だと思って手を入れたらそれは熱湯であり，思わず手を引っ込めた，という経験はないだろうか．「思わず手を引っ込めた」という言葉は，「反射的に手を引っ込めた」と表現されるかもしれない．痛み刺激が感覚神経を興奮させ，その興奮が脊髄を上行して大脳皮質の一次体性感覚野に到達することで，私たちは痛みを感じる．これは Lecture 12 で学んだ通りである．実はこのとき，その興奮は脊髄を上行するだけでなく，脊髄内で運動神経を興奮させ，屈筋を収縮させて痛み刺激のもとから手を離させている運動も同時に引き起こしている．このように，求心性神経の興奮が中枢神経に送り込まれた結果，意識とは無関係に中枢神経から遠心性神経に興奮が送り出され，その効果が遠心性神経の支配器官に出現する現象を反射という[1]．

2) 反射のメカニズムと反射弓

　反射の例をもう一つあげる．膝蓋骨の下にある腱をハンマーで叩くと，自分の意図と無関係に大腿四頭筋が収縮して，膝関節が伸展する．これは腱反射と呼ばれる現象である．腱反射のメカニズムは以下の通りである（**図1**）．①腱を叩いて伸展させると，筋が伸張される．そうすると，②筋の長さを感知する受容器である筋紡錘が興奮し，③求心性線維（感覚神経）が脊髄前角細胞へその興奮を伝達する．④脊髄前角細胞で興奮が伝達された遠心性線維（運動神経）は，その興奮を神経筋接合部に伝え，⑤効果器である筋が収縮する．このように，反射は受容器→求心性線維→反射中枢→遠心性線維→効果器の経路をたどって生じており，特定の反射を起こすインパルスが走る神経経路を反射弓という[1]．

2. 反射の種類

　理学療法士が行う反射検査の種類には，腱反射以外に表在反射および病的反射の検査がある．表在反射は，皮膚または粘膜に刺激を与えられた結果，筋の収縮が引き起こされるものである．病的反射は，正常では原則として認められない反射であり，筋の伸張や皮膚表面の刺激により引き起こされ，狭義には，錐体路系の障害にのみ出現する反射のことを指す[1]．このほかにも，立ち直り反射や姿勢反射など，理学療法士

MEMO
筋紡錘
骨格筋の中に多数存在する筋の伸展受容器．2〜7mmの長さの紡錘形を呈す．内部に数本の特殊な筋細胞である錘内筋線維（γ運動ニューロン支配）がある．知覚神経には，錘内筋線維の中央部をらせん状に取り巻いて終わる太い線維（一次終末）と，これより細い錘内筋線維の辺縁部に終わる線維（二次終末）とがある．一次終末は，脊髄内で同一の筋束を支配するα運動ニューロンとシナプスを形成し，反射弓をなしている線維である．筋が引き伸ばされ，錘内筋線維が伸展すると，知覚線維は求心性の刺激を中枢神経に送る[1]．

ここがポイント！
腱反射（伸張反射）という現象を説明するためには，反射弓の構成要素を知っておく必要がある．

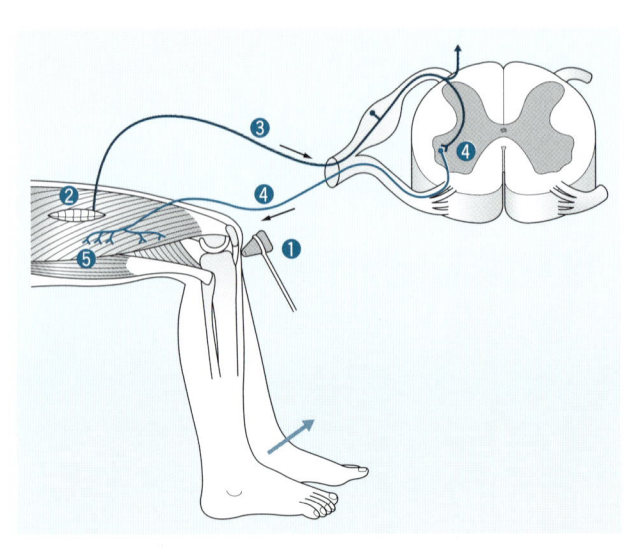

図1　腱反射のメカニズム

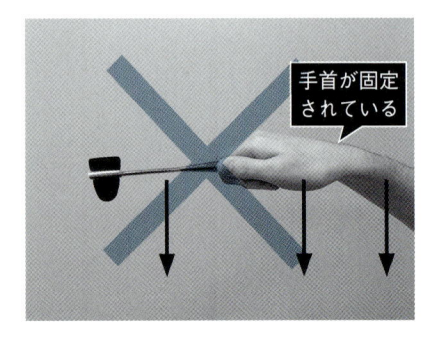

図2　ハンマー使用の悪い例（手首が固定されている）

が検査する反射はいくつかあるが，この講義では上記3つに絞って説明する．

3. 反射検査の注意事項

1) 反射検査の目的と意義

身体に刺激を加えることで，多くの反射を観察することができる．身体が正常であれば観察できる反射があれば（たとえば，腱反射），身体に異常があってはじめて観察できる反射もある（たとえば，病的反射）．理学療法士は，腱反射や病的反射の有無を確認し，反射弓，錐体路，および前頭葉に障害がないか調べる．このように，反射の特徴をうまく応用して神経系の異常を見つけようとするのが反射検査の目的である．

反射検査には，運動にかかわる神経系の異常を検出するという意義がある．ただし，健常でも腱反射が亢進したり消失したりすることもあるので，必ず左右で比べる．病的反射の有無や他の所見と組み合わせることで，診断的価値が高まる．

2) 反射検査の手順

反射検査の手順は以下の通りである[2]．

(1) 導入

ハンマーなどを見せながら，顎や手足を軽く叩いて反射の出方をみる検査を行う旨を説明する．

(2) 環境設定

手は肘の上まで，足は膝の上まで露出できるよう，シャツやズボンをまくってもらう．

(3) 説明

肩や手足の力を抜き，リラックスするよう伝える．ハンマーで前腕などを軽く叩いてみせ，感じを大まかにつかんでもらう．

(4) 反射の判定

反射検査を行い判定する．度重なる姿勢変換は被検者に負担を強いるため，同一の姿勢で行える検査は一緒に行ってしまう．

(5) 結果のフィードバック

これまでの所見を被検者に説明する．

3) ハンマーの使い方

手首のスナップをきかせ，スムーズに振る．バランスのよい部分を強く握りしめずに持つ．**図2**のように，余計な力が入って手首が固定されると，反射を誘発する適度な刺激が加えられないため注意する．

4. 腱反射の検査方法

腱反射は，正常であれば関節運動が観察されるが，筋萎縮が著明な場合，収縮のみ観察されることもある．もし，腱反射が減弱あるいは消失していれば，前述の反射弓を構成する受容器，求心性線維，反射中枢，遠心性線維，効果器，のいずれかの異常を疑う．逆に，腱反射が亢進していれば，その反射中枢より上位の運動ニューロンの障害（たとえば，錐体路障害）が疑われる．理学療法士が行う腱反射の種類を**表1**[3]に示す．

1) 顔で観察される腱反射

下顎反射（図3）

開口して下顎をハンマーで叩くと下顎が上昇する反射である．被検者は口を半開きにしておく．検査者は下顎中央に示指の指先をあてがう．自分の指の遠位指節間関節付近をハンマーで叩く．正常ならば口が閉じるが，実際にはほとんどみられない．

MEMO
錐体路
運動ニューロンの遠心性経路のうち，延髄錐体を通る経路．大脳皮質の運動野に発し，内包を通り，延髄錐体で大部分が交叉し，脊髄の前索（前皮質脊髄路）外側（外側皮質脊髄路）をおりる．随意的目的運動をつかさどる．

気をつけよう！
腱反射だからといって，ゴルジ腱器官（腱紡錘）の異常がわかるわけではない．腱反射によって観察される伸張反射には，筋紡錘が関与している．

MEMO
錐体路障害
錐体路に病変のあるときに出現しうる症状の総称．中枢性麻痺，筋緊張亢進（痙性），腱反射の亢進，病的反射の出現がある．

ここがポイント！
筋を収縮させる遠心性線維には，α運動ニューロンのほかにγ運動ニューロンがある．γ運動ニューロンは錘内筋線維を収縮させる．錘内筋線維の収縮は筋紡錘の感度に影響を及ぼすため，過剰なγ運動ニューロンの興奮は筋紡錘の感度を高め，結果的に伸張反射が出やすくなる．γ運動ニューロンの興奮は，中枢神経によって制御されている．もし，中枢神経がγ運動ニューロンの興奮を制御できなくなったとしたら，γ運動ニューロンは過剰に興奮した状態となり，筋紡錘の感度は高まり，伸張反射は出やすくなる．このことから，腱反射の亢進は，中枢神経の異常が疑われる．

覚えよう！
反射の種類と反射中枢の組み合わせは過去の国家試験で問われている．

表1 腱反射の種類

観察される部位	腱反射	求心性神経	反射中枢	遠心性神経
顔	下顎反射	三叉神経	橋	三叉神経
上肢	上腕二頭筋反射	筋皮神経	C_5, C_6	筋皮神経
	腕橈骨筋反射	橈骨神経	C_5, C_6	橈骨神経
	上腕三頭筋反射	橈骨神経	$C_6 \sim C_8$	橈骨神経
下肢	膝蓋腱反射	大腿神経	$L_2 \sim L_4$	大腿神経
	内転筋反射	閉鎖神経	L_3, L_4	閉鎖神経
	アキレス腱反射	脛骨神経	$L_5 \sim S_2$	脛骨神経

(田崎義昭ほか．ベッドサイドの神経の診かた，改訂17版．南山堂；2010．p91[3] 一部改変)

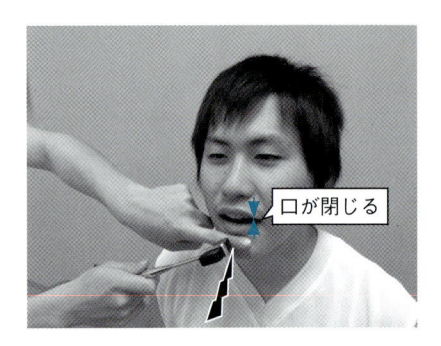

図3 下顎反射

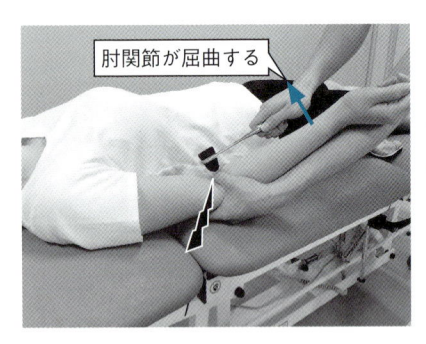

図4 上腕二頭筋反射

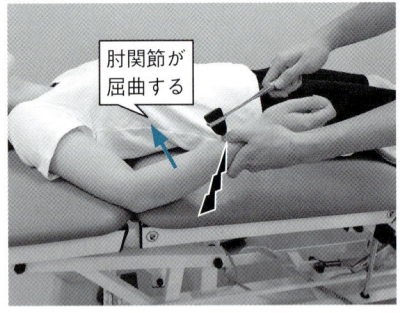

図5 腕橈骨筋反射

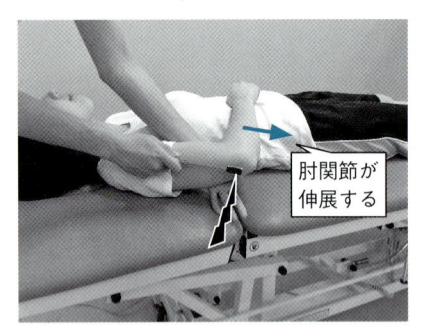

図6 上腕三頭筋反射

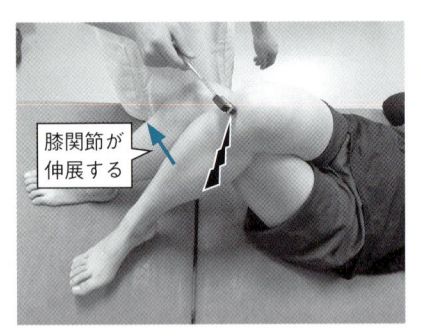

図7 膝蓋腱反射

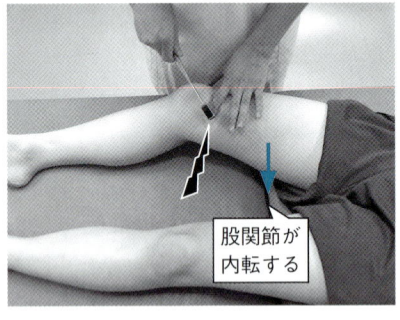

図8 内転筋反射

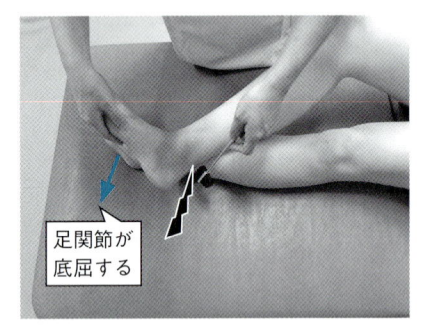

図9 アキレス腱反射

注意しよう！
ハンマーで叩くときは，強く叩きすぎて痛みを出さないように注意する．

ここがポイント！
上腕二頭筋反射や上腕三頭筋反射では，歯をくいしばったり，非検査側上肢の等尺性筋収縮を行わせたりするとよい[4]．

ここがポイント！
膝蓋腱反射では，背臥位で足底を床から離して行うことで，床との摩擦が反射に与える影響を防ぐことができる[4]．

2) 上肢で観察される腱反射

(1) 上腕二頭筋反射（図4）

肘前面をハンマーで叩くと上腕二頭筋が収縮する反射である．検査者は被検者の肩関節を軽度外転させ，肘関節を軽度屈曲させ，被検者の上腕二頭筋の腱を母指または示指で押さえ，腱の真上を叩くようにして自分の指をハンマーで叩く．正常であれば，肘関節が適度に屈曲する．

(2) 腕橈骨筋反射（図5）

橈骨下端をハンマーで叩くと腕橈骨筋が収縮する反射である．検査者は被検者の肩関節を軽く外転し，肘を曲げる．橈骨茎状突起の2～3cm上方をハンマーで叩く．正常であれば，肘関節が適度に屈曲する．

(3) 上腕三頭筋反射（図6）

肘頭付近をハンマーで叩くと上腕三頭筋が収縮する反射である．検査者は被検者の肩関節を外転させ，肘関節を90°屈曲位にさせ，肘頭のすぐ上で上腕三頭筋を叩く．正常であれば，肘関節が適度に伸展する．

3) 下肢で観察される腱反射

(1) 膝蓋腱反射（図7）

膝蓋腱をハンマーで叩くと大腿四頭筋が収縮する反射である．検査者は背臥位にて

13 反射検査

表2 表在反射の種類

観察される部位	観察される反射	求心性神経	反射中枢	遠心性神経
顔	角膜反射	三叉神経	橋	顔面神経
	くしゃみ反射	三叉神経	脳幹および上部脊髄	三叉,顔面,舌咽,迷走神経および呼気に関する脊髄神経
	咽頭反射	舌咽神経	延髄	迷走神経
体幹	腹壁反射	5〜12神経	Th_5, Th_6	5〜12神経
	挙睾筋反射	大腿神経	L_1, L_2	陰部大腿神経
	肛門反射	陰部神経	S_3〜S_5	陰部神経
下肢	足底反射	脛骨神経	L_5, S_1, S_2	脛骨神経

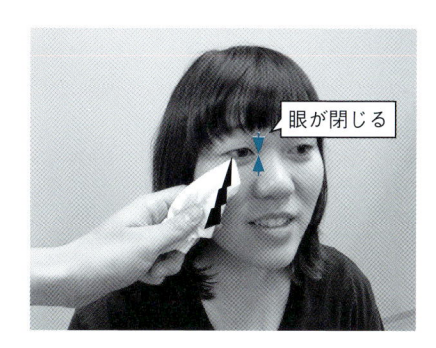

(田崎義昭ほか. ベッドサイドの神経の診かた. 改訂17版. 南山堂;2010. p91[3] 一部改変)

図10 角膜反射 (眼が閉じる)

被検者の両膝を120〜150°屈曲させ,膝蓋腱を左手で確認し,その部位をハンマーで叩く.正常であれば,膝関節が適度に伸展する.

(2) 内転筋反射 (図8)

大腿骨下端の内側をハンマーで叩くと大内転筋が収縮する反射である.検査者は背臥位にて被検者の下肢を伸展,かるく外旋させ,大内転筋の腱を左手で確認し,その部位をハンマーで叩く.正常であれば,股関節が適度に内転する.

(3) アキレス腱反射 (図9)

アキレス腱をハンマーで叩くと下腿三頭筋が収縮する反射である.検査者は背臥位にて被検者の下肢を軽度に外転させ,膝関節を軽度に屈曲させ,足の裏を持ち,足関節を背屈させ(2〜3回屈伸させ,力が抜けていることを確認),ハンマーで叩く.正常であれば,足関節が適度に底屈する.

5. 表在反射の検査方法

理学療法士が行う表在反射の種類を表2[3]に示す.これらの反射の消失は,反射に関する神経や反射の中枢,あるいは錘体路の障害が疑われる.

1) 顔で観察される表在反射

(1) 角膜反射 (図10)

検査者は自分の一側の指を示して被検者に注視させる.もう一方の手でよじったティッシュを使い,外側から被検者の角膜を刺激する.被検者の両眼が直ちに閉じれば正常である.一側ずつ刺激して左右差を確認し,どちらかで差を認めれば,反射弓のどこかの障害を疑う.

(2) くしゃみ反射

検査者はこよりなどで被検者の鼻の粘膜を刺激する.正常であれば,くしゃみが誘発される.

(3) 咽頭反射 (図11)

催吐反射,絞扼反射,あるいは嘔吐反射ともいう.検査者は被検者の咽頭後壁の粘膜を舌圧子などで刺激する.正常であれば,催吐しそうな反応が誘発される.

2) 体幹で観察される表在反射

(1) 腹壁反射 (図12)

皮膚刺激や筋伸展刺激による腹壁筋の反射の総称であり,一般には腹皮反射のことを指す.検査者は背臥位にて被検者の両下肢を膝関節部で軽く曲げ,腹壁を軽く弛緩させ,腹壁を肋骨縁・上・中・下に分けて,先の鋭い針などで刺激を与える.正常であれば,腹壁にある筋の収縮により,臍あるいは白線が刺激された側に迅速に動く.

ここがポイント!
内転筋反射では,錘体路障害が加わると,股関節内転がさらに著明となる現象がみられる[4].

ここがポイント!
アキレス腱反射では,適度に筋を緊張させる目的で,軽度背屈位にて検査を行う[4].

表在反射 (superficial reflex)

MEMO
角膜は,前方正面部分であり,強膜とともに眼球壁を構成している.水晶体とともに,カメラのレンズのような役割をもっている.

気をつけよう!
角膜の両側を刺激してみて,どちらも減弱していれば病的な意味は乏しい[3].

MEMO
催吐は「さいと」,嘔吐は「おうと」と読む.どちらも胃の内容物を吐き出すことを意味する.

ここがポイント!
腹壁に刺激を加える際は,吸気の終わりに加える.刺激を繰り返すと「慣れの現象」が出現し,反射が出現しにくくなるため,間隔を十分に考慮する[4].

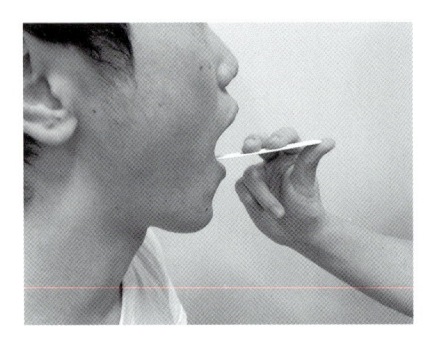

図 11　咽頭反射 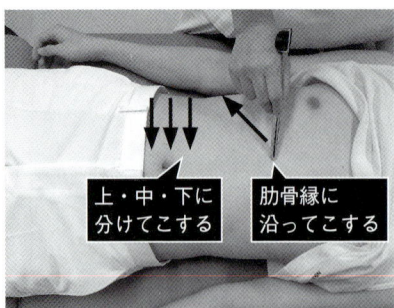　　　　　　　　図 12　腹壁反射 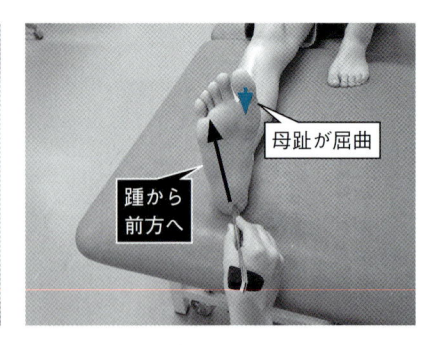　　　　　　　　図 13　足底反射

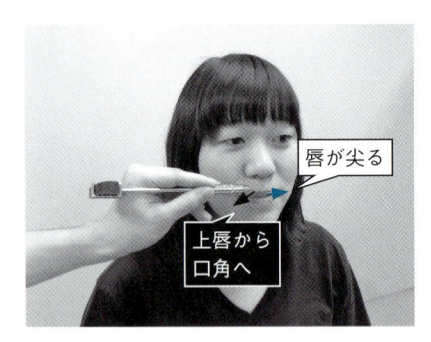

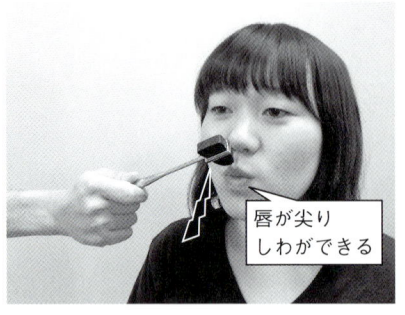

図 14　吸引反射　　　　　　　　図 15　口尖らし反射 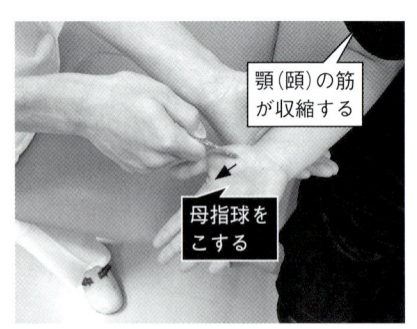　　　　　　図 16　手掌頤反射

一側で減弱ないし消失していることがあれば，錐体路障害の重要な徴候である．

（2）挙睾筋反射

検査者は被検者の大腿内側面に沿って，上から下にピンなどで軽くこする．正常であれば，挙睾筋が収縮し，睾丸が挙上する．この反射が消失していれば，錐体路障害が疑われる．

（3）肛門反射

検査者は被検者の肛門周辺や会陰部を針でこすったり，直腸内に指を挿入したりする．正常であれば，肛門括約筋が反射的に収縮する．一側で減弱ないし消失していれば，会陰部の感覚消失，または脊髄円錐部または馬尾神経障害が疑われる．

3）下肢で観察される表在反射

足底反射（図 13）

検査者は被検者の足の裏を針や安全ピン，ハンマーの柄，鍵などで踵から前方へこする．正常であれば，足底刺激により母趾が屈曲する．足底の内側をこするほうが母趾の屈曲は出やすい．反射が一側のみであれば，錐体路障害の可能性がある．

6. 病的反射の検査方法

1）顔で観察される病的反射

（1）吸引反射（図 14）

吸啜反射ともいう．検査者は被検者の口を軽く開かせ，上唇から口角にかけて舌圧子，ハンマーの柄で軽くこする．口をとがらせて乳児が乳を飲むのに似た運動が起きた場合，陽性と判断する．成人で観察されれば，前頭葉の障害あるいは両側大脳のびまん性の障害を考える．

（2）口尖らし反射（図 15）

口輪筋反射ともいう．検査者は被検者の上唇の中央を指先かハンマーで軽く叩く．唇が突出して唇にしわができ，尖り口となれば陽性と判断する．陽性のときは，両側錐体路障害を意味している．

> **気をつけよう！**
> 正常者で両側性に反射が消失する例も 10％くらいある[3]．

病的反射（pathologic reflex）

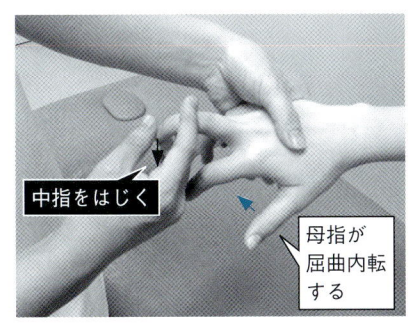

13 反射検査

図17 ホフマン反射
図18 トレムナー反射 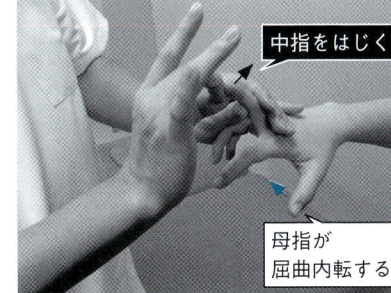
図19 把握反射 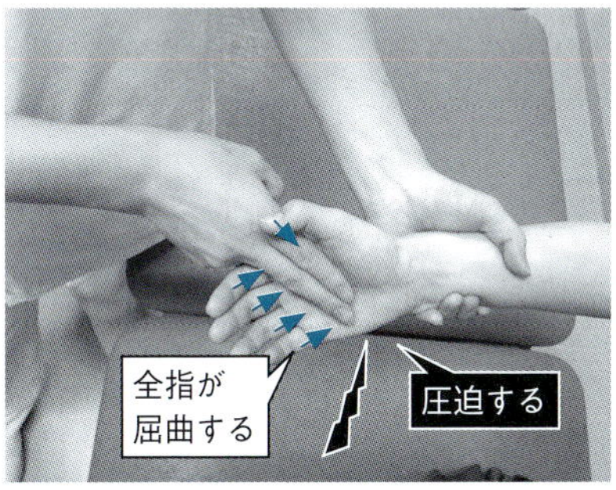
図20 バビンスキー反射 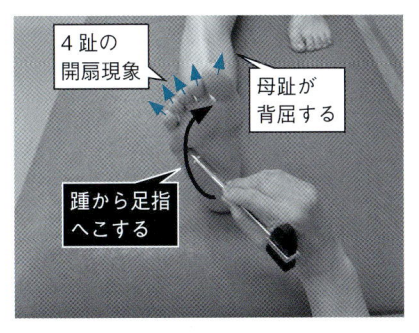
図21 チャドック反射 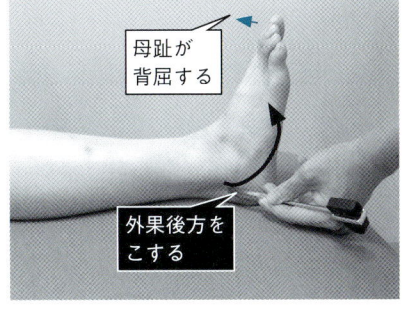
図22 マリー・フォア反射 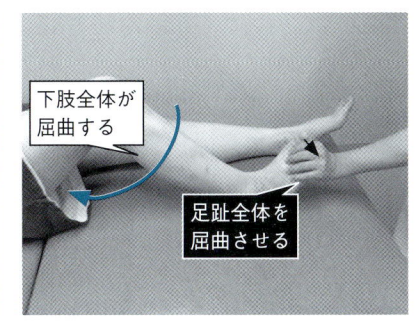

(3) 手掌頤反射（図16）

検査者は被検者の母指球を鍵などでこする．あご（頤）の筋が収縮した場合，陽性と判断する．陽性であれば，通常，錐体路障害，前頭葉障害を疑う．ときには口輪筋や眼輪筋の一部まで収縮することがある．ただし，正常でもみられることがあるので注意する．

2) 手指で観察される病的反射

(1) ホフマン反射（図17）

検査者は被検者の手関節を軽く掌屈させ，中指を挟み，検査者の母指で被検者の中指の爪を鋭く手掌側にはじく．このとき，検査者は自分の反対側の中指（図17であれば左手中指）を被検者の母指の内側に触れさせておく．母指の屈曲内転が観察されれば陽性とする．一側のみ陽性のときは，錐体路障害が疑われる．

(2) トレムナー反射（図18）

検査者は被検者の手関節を軽く背屈させ，中指の中節を支え，中指の末梢手掌面をはじく．母指が屈曲内転すれば陽性と判断する．一側のみ陽性のときは，錐体路障害を考える．

(3) 把握反射（図19）

手だけでなく足にもみられる．手では，検査者の指を被検者の母指と示指のあいだから手の中に入れ，手掌を圧迫する．被検者の全指が屈曲して検査者の指を握りしめた場合（＝強制把握），陽性と判断する．足では，検査者の母指で母指球を圧迫すると全趾が屈曲する．原始反射の一つであるが，成人で陽性の場合，前頭葉の障害を意味する．

3) 足趾で観察される病的反射

(1) バビンスキー反射（図20）

検査者は被検者の足底外側部を踵から足趾へとがったものでこする．母趾の背屈が観察されれば陽性とし，錐体路障害を疑う．このとき，他の足趾の開扇現象（母趾以外の4趾が扇のように開く現象）をしばしば伴う．1〜2歳までは正常でも存在する．

覚えよう！
手掌頤反射は中枢性顔面神経麻痺では亢進し，末梢性顔面神経麻痺では消失しているので，その鑑別に役立つ．

ホフマン（Hoffmann）反射

トレムナー（Tromner）反射

MEMO
原始反射
健常の新生児に特有にみられる反射のこと．健常児の場合は月齢とともに減弱し，一般に成人では消失する．

バビンスキー（Babinski）反射

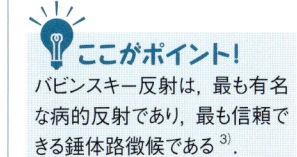

ここがポイント！
バビンスキー反射は，最も有名な病的反射であり，最も信頼できる錐体路徴候である[3]．

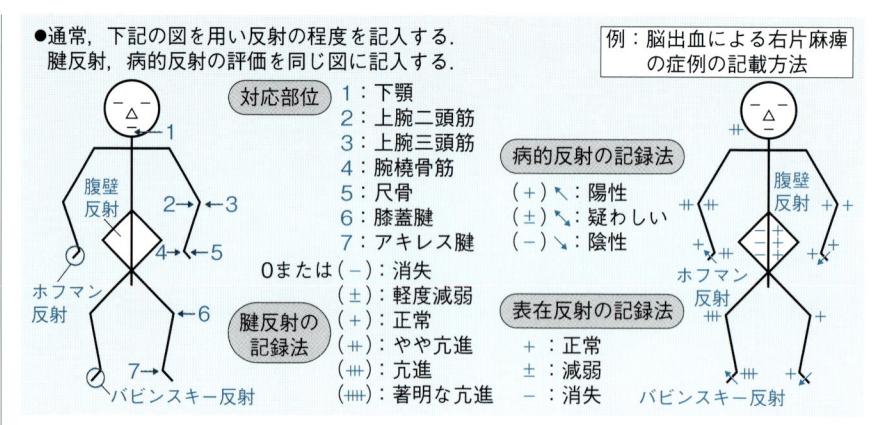

●通常，下記の図を用い反射の程度を記入する．腱反射，病的反射の評価を同じ図に記入する．

例：脳出血による右片麻痺の症例の記載方法

対応部位
1：下顎
2：上腕二頭筋
3：上腕三頭筋
4：腕橈骨筋
5：尺骨
6：膝蓋腱
7：アキレス腱

腱反射の記録法
0または(−)：消失
(±)：軽度減弱
(＋)：正常
(#)：やや亢進
(#)：亢進
(#)：著明な亢進

病的反射の記録法
(＋)↖：陽性
(±)↖：疑わしい
(−)↘：陰性

表在反射の記録法
＋：正常
±：減弱
−：消失

(医療情報科学研究所．診察と手技がみえる．メディックメディア；2005．p196[2])

図23　反射検査の記録法

(2) チャドック反射（図21）

バビンスキー反射の変法であり，出現率が高い．検査者は被検者の足外果後方をこする．母趾背屈が誘発されれば陽性とし，錐体路障害を疑う．

(3) マリー・フォア反射（図22）

検査者は被検者の一側の足趾全体を屈曲させる．錐体路障害があれば，下肢全体に屈曲が起こり，足関節も背屈する．

7. 反射検査の記録法

腱反射，表在反射，および病的反射は，図23のように記録される．

■引用文献

1) 上田　敏ほか．リハビリテーション医学大辞典．東京：医歯薬出版；1996．
2) 医療情報科学研究所．診察と手技がみえる．東京：メディックメディア；2005．pp190-196．
3) 田崎義昭ほか．ベッドサイドの神経の診かた，改訂17版．東京：南山堂；2010．pp67-93．
4) 福田　修ほか．PT・OTのための測定評価DVD series 2 形態測定・反射検査．東京：三輪書店；2007．pp50-112．

チャドック（Chaddock）反射
マリー・フォア（Marie-Foix）反射

📖 **調べてみよう**
バビンスキー反射の変法は，このほかにオッペンハイム反射，ゴードン反射，シェファー反射，ゴンダ反射，およびストランスキー反射がある．

📝 **MEMO**
脊髄性自動運動
正常では抑制されているが，高位中枢からの抑制がなくなると出現する反射である．マリー・フォア反射は，脊髄性自動運動の一つである．

13 反射検査

Step up

代表的な神経・筋の異常と腱反射

　腱反射は，反射弓を構成する神経や筋などに異常があると低下する．一方，反射弓には異常がなくても錐体路に異常があれば，腱反射は亢進する．このように，どの部位に異常があるかによって，腱反射は低下したり亢進したりする．

　神経や筋の異常を示す代表的な疾患として，脱髄性疾患，神経変性疾患，筋疾患，および末梢神経障害がある．脱髄性疾患は，中枢神経や末梢神経の髄鞘が一次的に脱落する疾患を総括したものである．髄鞘は有髄線維にあり，有髄線維ではランビエ絞輪でのみ活動電位が生じるが（跳躍伝導），髄鞘が脱落すると伝導が遅延し，重い脱髄であれば伝導速度が停止してしまう．神経変性疾患は，ある系統の神経細胞が徐々に侵される原因不明の疾患群の総称である．大脳皮質，大脳基底核，小脳，上位運動ニューロン，脊髄，下位運動ニューロンなどいずれの部位でも起こりうる．筋疾患は，筋細胞の異常やエネルギー代謝の異常，炎症性ミオパチーが原因となる．シナプス前膜および後膜の異常は，神経筋接合部疾患として扱われる．末梢神経障害は，末梢神経の異常に起因する運動麻痺，感覚障害，自律神経障害の総称である．疾患ごとに腱反射の特徴を知っておけば，病態の理解に役立つ（表1）．

1）腱反射が低下・消失する疾患

(1) 筋ジストロフィー

　筋組織が変性，壊死することで，四肢，体幹，顔面，および嚥下などの筋が萎縮して，筋力が低下する疾患である．ときに心筋も障害される．筋ジストロフィーを筋萎縮症と呼ぶことがある．遺伝性の疾患であり，筋力低下が緩やかに進行する．デュシェンヌ型，ベッカー型，および顔面肩甲上腕型などいくつかの型があり，型によって障害像は異なる．一般に腱反射は低下あるいは消失する．ただし，アキレス腱反射は残っていることが多い．感覚障害は伴わない．

(2) 多発性筋炎

　主に，四肢近位筋の筋力低下・筋肉痛を主症状とする，自己免疫疾患である．筋ジストロフィーは筋細胞に異常を認める疾患であるのに対し，多発性筋炎は炎症性のミオパチーであり，炎症細胞の浸潤により筋細胞が障害される．

(3) 糖尿病性ニューロパチー

　ニューロパチーは末梢神経障害の総括的名称であり，神経の軸索の変性，脱髄，およびワーラー（Waller）変性（神経細胞から切断された遠位の神経線維に起こる変性）などがみられる．糖尿病の3大合併症の一つであり（残りは腎症と網膜症），そのなかで最も頻度が高い．原因には，糖尿病による代謝障害や神経を栄養する血管の障害がある．膝蓋腱反射やアキレス腱反射の低下あるいは消失以外に感覚障害も生じ，障害の分布が手袋や靴下の位置に相当するという特徴をもつ．

(4) ギラン・バレー症候群

　神経根の炎症が多発性に起こる疾患であり，運動麻痺を主徴とする．しばしば，いわゆる風邪に似た症状（上気道感染や消化器症状）が運動麻痺よりも先に起こる．末梢神経の髄鞘や軸索が障害され，四肢だけでなく，顔面，舌，咽頭，および呼吸にかかわる筋の筋力も低下することがある．筋力低下は急速に起こるが，その後自然回復す

表1　神経・筋の異常と腱反射

神経・筋の異常	腱反射		
	低下・消失	亢進	正常
筋疾患	筋ジストロフィー（アキレス腱反射は正常） 多発性筋炎		
末梢神経障害	糖尿病性ニューロパチー ギラン・バレー症候群		
神経変性疾患		多系統萎縮症 筋萎縮性側索硬化症	パーキンソン病
脱髄性疾患		多発性硬化症	

LECTURE 13

ることが多い．髄鞘の障害（脱髄）が主である場合，感覚障害もみられる．

2) 腱反射が亢進する疾患

(1) 多系統萎縮症

脊髄小脳変性症の一つである．多系統萎縮症には，オリーブ核小脳萎縮症，線条体黒質変性症，シャイ・ドレーガー症候群が含まれる．代表的な症状は，オリーブ核小脳萎縮症では小脳性運動失調，線条体黒質変性症ではパーキンソニズム，シャイ・ドレーガー症候群では自律神経症状である．いずれも進行性の疾患であり，進行するにつれて錐体路徴候が出現する．

(2) 筋萎縮性側索硬化症

筋萎縮性側索硬化症（amyotrophic lateral sclerosis：ALS）は，上位運動ニューロン障害（腱反射亢進や病的反射出現など）と下位運動ニューロン障害（筋萎縮や筋力低下など）を呈する神経変性疾患である．徐々に全身の筋萎縮が進行する原因不明の難病であり，予後は不良で3〜4年で呼吸筋麻痺をきたす．筋萎縮が主徴であり，一般的には感覚障害，眼球運動障害，および膀胱直腸障害はみられない．

(3) 多発性硬化症

多発性硬化症（multiple sclerosis：MS）は，中枢神経系白質の髄鞘が何らかの原因によって脱落してしまう疾患（脱髄性疾患）である．一般に，中枢神経系のみが侵され，末梢神経系は障害されない．障害部位により，視力や視野の障害，運動麻痺，感覚障害，および膀胱直腸障害などが生じる．これらの症状は寛解と悪化を繰り返し，進行性に悪化する．

3) 腱反射は正常な疾患

パーキンソン病

振戦（静止時の手足のふるえ），無動・動作緩慢，筋強剛（受動運動に対する関節の歯車様または鉛管様の抵抗），姿勢反射障害（前傾姿勢となり転びやすくなる）を4主徴とする慢性進行性の中枢神経変性疾患である．運動をスムーズにするようにはたらく大脳基底核のニューロンネットワークの中の，黒質に存在するドパミンニューロンが変性し，線条体の被殻への入力が減少して発症する．運動の制御が障害されるが，腱反射は正常であり，病的反射も出現しない．

■参考文献
1) 最新医学大辞典編集委員会．最新医学大辞典，第3版．東京：医歯薬出版；2005．
2) 医療情報科学研究所．病気がみえる vol.7 脳・神経．東京：メディックメディア；2011．

LECTURE 14 協調性検査

到達目標

・協調性の意味を説明できる．
・運動失調の意味や種類を説明できる．
・運動失調の検査方法を説明できる．

この講義を理解するために

　この講義では，協調性の意味や協調性障害の一つである運動失調の検査方法を学びます．運動失調を含む協調性の障害は，大脳基底核や小脳の障害で生じますが，原因が進行性疾患であれば改善が期待できず，障害の予後や理学療法介入の反応が思わしくないこともしばしばあります．前回までの講義で学んだ感覚検査と，この講義で学ぶ協調性検査の結果を組み合わせることにより，運動失調の原因となる部位が推定でき，検査の結果は障害の予後予測や理学療法介入の立案に役立ちます．
　協調性検査の方法を理解するために，以下の項目をあらかじめ学習しておきましょう．
　　□ 大脳基底核と小脳の位置関係を調べておく．
　　□ 表在感覚と深部感覚の検査方法を復習しておく．

講義を終えて確認すること

　　□ 協調性の意味を理解した．
　　□ 運動失調の意味や種類を理解した．
　　□ 運動失調の検査の意義と目的や手順を理解した．
　　□ 運動失調の検査方法を理解した．
　　□ 立位でみられる運動失調を理解した．
　　□ 運動失調による歩行の特徴を理解した．

講義

1. 協調性

1) 定義

私たちは，食事の場面で卵を割ろうとする際，卵の殻を粉々にしないよう，指先の力を絶妙に調節している．このとき，私たちは，どれくらいの力を指先に加えたら卵は割れてしまうのかを過去の経験から記憶しており，指先に感じている感覚と過去の記憶を照らし合わせながら運動を調節している．また，電車に乗った際，電車に揺られていても転倒しないのは，立位保持に必要な筋力が無意識のうちにコントロールされているからである．このように，余計な部分には力が入らず，目的の達成に必要な部分にだけ適切な力が入っている動きは，協調性のある運動と表現される．

協調性とは，運動が目的にふさわしく，無駄なく円滑に行われることをいう[1]．協調性のある運動には，空間的な協調（ある筋がはたらくときには，そのほかの筋は抑制されるなど）や，時間的な協調（ある筋活動の次に良いタイミングで次の筋活動が始まるなど）が必要とされる[1]．明らかな筋力低下や感覚異常がなくても，屈筋と伸筋の両方が同時に収縮したり，筋活動のタイミングがずれてしまったりすると，状況に適した運動ができなくなる．

2) 運動の制御機構

協調性の調節にかかわる部位として，大脳基底核と小脳がある．以下に，大脳基底核と小脳の構造および機能を説明する．

(1) 大脳基底核

大脳基底核は，左右の大脳半球の深部に存在する，随意運動の調節などにかかわる神経核（灰白質）である．大脳基底核は，尾状核，被殻，淡蒼球から構成されるが，機能的に結びつきが強い中脳の黒質や間脳の視床下核を含めて大脳基底核とすることもある．尾状核と被殻は合わせて線条体と呼ばれ，両者は発生学的に同一の細胞群が内包の線維束によって隔てられたものであり，互いに灰白質の線（すじ）で結ばれている．一方，被殻と淡蒼球は，その形がレンズに似ていることから，レンズ核としてまとめられる．

大脳基底核は，大脳皮質─大脳基底核─視床─大脳皮質というループ回路を形成し，運動を調節している[2]．大脳皮質から大脳基底核への入力部は線条体であり，大脳基底核から視床への出力部は淡蒼球内節・黒質網様部である．大脳基底核は，普段は視床を介して大脳皮質に抑制性にはたらいている．大脳皮質への抑制を適度に調節することで，協調性のある運動が実行できる．

入力部である線条体から，出力部である淡蒼球内節・黒質網様部までの経路には，直接路と間接路がある[2]．

直接路は，線条体と淡蒼球内節・黒質網様部を直接結ぶ経路である．歩行を例にして直接路の役割を説明すると，直接路では，歩くときに必要な運動を，必要な時間行えるようにするために，大脳皮質などへの抑制を一定期間解除するはたらきをする．歩行の開始や停止は，直接路によって調節される．「ブレーキをゆるめる」はたらきをする経路が直接路である．

一方，間接路は，淡蒼球外節，視床下核を経由して淡蒼球内節・黒質網様部に達する経路である．間接路では，歩くために必要のない運動を抑えるために，一時的に抑制を強めるはたらきをする．間接路には，直接路とは逆に「ブレーキを強める」はたらきがある．

大脳基底核
▶『神経障害理学療法学Ⅱ』Lecture 16 参照

MEMO
無動，姿勢調節障害，固縮，振戦の4徴候を示すパーキンソン病は，黒質線条体系におけるドパミン代謝障害が主因とされている．

MEMO
視床下核
中脳の赤核，黒質，および視床のあいだに存在する．

MEMO
内包
錐体路が通る一部である．

ここがポイント！
正常では，大脳基底核による大脳皮質への抑制と促進のバランスが適切なので，協調性のある運動が実現できるが，パーキンソン病などではこのバランスが崩れ，大脳皮質に対する抑制のみが強力にはたらくため，運動が極端に制限される（協調性が障害される）．

もし，直接路のはたらきが強すぎる場合，運動のブレーキをゆるめすぎることになり（ブレーキがかからない），歩行に必要のない動きが生じることになる．反対に，間接路のはたらきが強すぎる場合，逆に運動のブレーキがかかりすぎるため（ブレーキがゆるまない），歩行に必要な動きが生じなくなる．直接路と間接路の活動のバランスは，大脳基底核から視床への出力に影響を及ぼし，結果的に大脳皮質へ影響を及ぼす．

（2）小脳

小脳は，脳幹の背側，小脳テントの下にあり，前葉・後葉・片葉小節葉に区分される．別の表現として，虫部・半球・片葉小節葉という言葉で区分されることもあり，虫部と半球の境界領域は傍虫部と呼ばれる．

小脳は，3つの大きな線維束（それぞれ上・中・下小脳脚）で脳幹（中脳・橋・延髄）とつながっている．小脳は，大まかに分けて大脳皮質，脊髄，および前庭神経系の3系統から入力を受け，情報の統合や処理を行った後に3系統へ出力する．

小脳の各部位の主な機能は以下の通りである．

小脳半球では，大脳皮質からの情報が橋を介して伝えられて統合され，視床を経由して再び大脳皮質に出力される．運動の計画や円滑化にはたらくと考えられ，四肢の運動の調節にかかわる．

小脳虫部では，筋や腱からの意識できない深部感覚が，脊髄小脳路または楔状束小脳路などを通って，脊髄（一部は延髄）から伝えられる．脳幹を経由し脊髄に出力され，姿勢や歩行の調節など主に体幹の調節にはたらく．

片葉小節葉では，内耳の前庭器から前庭神経を通じて，頭の位置や傾きに関する情報が伝えられる．出力は主に眼球運動系の核や脊髄に送られ，平衡や眼球運動の調節にかかわる．

2. 運動失調の種類

協調性は，大脳基底核や小脳を含めた経路のどこかに病変があると障害される．ここでは，協調性障害の一つである運動失調について説明する．運動失調とは，運動を正確に効率よく行うこと（協調，協応）が障害された状態[1]のことをいう．運動失調は，測定異常，反復拮抗運動不能症，運動分解，協働収縮不能，振戦，および時間測定障害の6つの要素から構成されている[3]．大脳基底核は主に不随意運動と関連し，小脳は主に運動失調と関連する．以下に，小脳性の運動失調の概要を説明する．

1）測定異常

随意運動を目的のところで止めることができない現象である．目的のところをいき過ぎることを測定過大といい，達しないことを測定過小という．

2）反復拮抗運動不能症

拮抗運動障害あるいは変換運動障害ともいう．体の一部の交代運動（例：回内・回外運動）が円滑に行えない現象である．この障害は，小脳性の運動失調のほか，運動麻痺，筋緊張亢進などでも出現する．

3）運動分解

示指で耳朶をまっすぐ指すように命じたときに，指先がまっすぐ行かず三角形の2辺を通るようになる現象である．

4）協働収縮不能

協働収縮異常と表現されることもある．運動の順序や調和が障害されたり，消失したりする状態をいう．たとえば，背臥位から腕を組んだまま起き上がるよう指示しても，体幹と下肢の筋活動がよいタイミングで切り替わらないため（空間的というより

も時間的な協調の問題），自力で起き上がることができない（図1）．

5）振戦

身体の一部あるいは全身が不随意，不規則にふるえることをいう．安静時に観察されれば静止時振戦と呼ばれ，これは大脳基底核の障害で観察されるが，小脳性の運動失調では何か運動をしようとする際に出現する振戦（企図振戦）が観察される．

> **ここがポイント！**
> 振戦のタイプは，病変の推定に役立つ手がかりである．

6）時間測定障害

動作を始めようとするとき，また止めようとするときに，健常者よりも時間的に遅れることをいう．

3. 運動失調の検査の注意事項

1）運動失調の検査の目的と意義

運動失調の検査の目的は，運動失調の有無を特定することや，表在感覚（温痛覚）および深部感覚の検査結果と運動失調の検査結果を組み合わせることで，運動失調の原因となる病変を推定することである．運動失調は小脳以外の障害でも起こる．小脳性の運動失調以外には，大脳性（前頭葉，側頭葉，および頭頂葉），脊髄（後索）性，前庭迷路性，および末梢神経性がある．運動失調の詳細な検査には，小脳を病変とする運動失調と，それ以外の運動失調を鑑別する意義がある．

2）運動失調の検査の手順

（1）導入

運動失調の検査をする旨を伝えておく．立位で行う検査であれば，転倒の危険性を説明し，決して無理をしないように注意を促しておく．

（2）環境設定

運動失調の検査のほとんどは道具を必要としない．立位での運動失調や運動失調による歩行を観察する際は，転倒の危険性を考慮して手すりなど支えになる物の近くで観察する．あるいは，介助者に協力を依頼して検査を見守ってもらう．

（3）説明

感覚検査や反射検査よりも口頭指示の内容が多いため，被検者が理解できるようゆっくり大きな声で説明する．検査者が実際にその検査を実演しておくことも有用である．

（4）協調性の判定

定量化（数値で示すこと）の難しい検査が多いため，定性的な判定（障害あり・なし，正常・拙劣）とならざるをえない．後日，協調性の変化を検討するために，検査中の運動の特徴を文章化しておくと役立つ．

（5）結果のフィードバック

これまでの所見を被検者に説明する．

4. 運動失調の検査方法

1）測定異常

（1）鼻指鼻試験（図2）

被検者の示指で自分の鼻尖に触れさせ，次いでその指で検査者の指に触れさせ，これを繰り返す．目標を指が越えてしまえば測定異常を疑う．検査者の指の位置を変えたり，被検者が動かす指のスピードを変えたりしても，滑らかに動くか観察する．

（2）指鼻試験

被検者の上肢を伸展させ，示指で自分の鼻尖を触れる動作を反復させる．測定異常であれば，指がスムーズに鼻に到達しない．上肢を伸展させる方向や反復させる速度

> **試してみよう**
> 運動失調の検査は，道具をほとんど使用しないので，実際にやってみよう．動作の指示と観察により，運動失調の有無を特定する．

> **覚えよう！**
> 協調性を調べる一般的な検査の種類が，過去の国家試験で問われている．

14 協調性検査

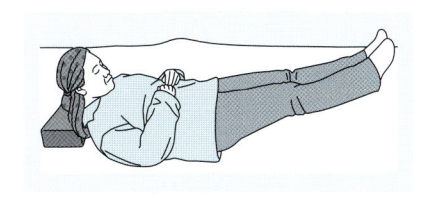

図1 協働収縮不能

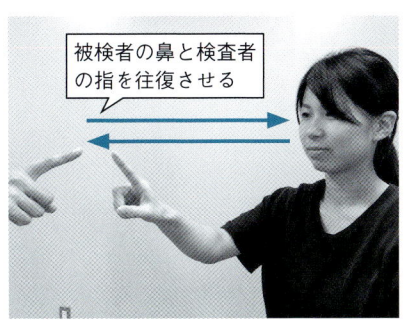

図2 鼻指鼻試験

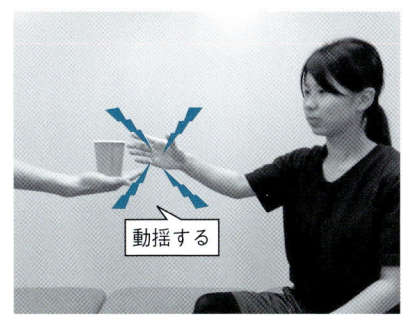

図3 コップ把握試験

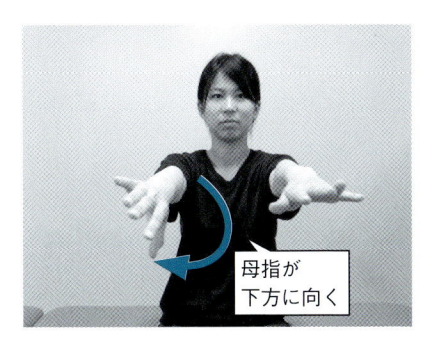

図4 過回内試験

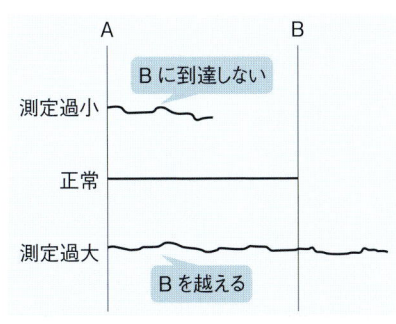

図5 線引き試験

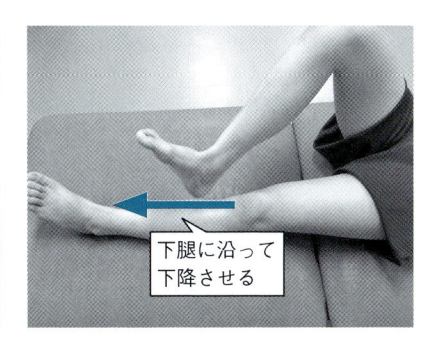

図6 踵膝試験

を変えたり，閉眼で反復させたりすることで，運動に変化があるか観察する．

(3) コップ把握試験（図3）

健側の手でコップをとるしぐさと，障害側の手のしぐさが異なる．障害側の手は，指を過度に開き，手を過度に伸展し，コップより上にもっていってから，コップをつかんでしまう．

(4) 過回内試験（図4）

両側手掌を上に向けて両腕を水平に挙上させ，次に手を回内させて下向きにさせると，障害側の手は回りすぎて，障害側の母指は健側のそれより下方に向く．

(5) 線引き試験（図5）

1枚の紙の上に約10cm離して2本の平行な縦線を引き，被検者にこの縦線間に直交するような横線を左から右に引かせる．小脳障害では，右側の縦線に到達せず測定過小となったり，縦線を越えて測定過大を示したりすることが多い．

(6) 踵膝試験（図6）

一側の踵を反対側の膝につけた後，下腿に沿って下降させる．動きが拙劣であれば陽性とする．この試験はなるべく閉眼で行うとよい．

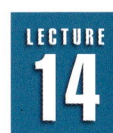

(7) 向こう脛叩打試験（図7）

一側の足を10cmくらいあげ，反対側の向こう脛の膝から5cmくらい下を叩かせる．毎秒1〜2回の速度で7〜8回軽く叩かせ，一定のところが叩けなければ測定異常と判定する．

(8) 足趾手指試験（図8）

被検者を仰臥させ，足の母趾を検査者の示指につけるよう指示する．検査者の示指は，被検者が膝を曲げて到達できるような位置に置くことが必要である．次に検査者は示指を，すばやく15〜45cm動かして，被検者に足の母趾でこれを追うように命ずる．小脳障害があるとうまく追えない．

LECTURE 14

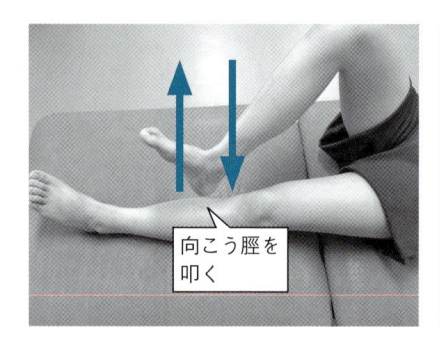

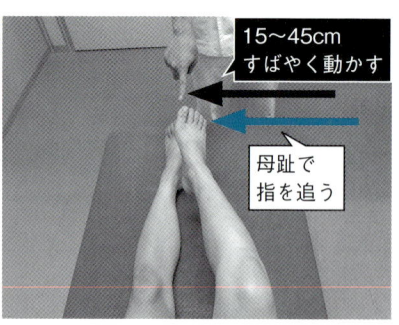

図7　向こう脛叩打試験　　図8　足趾手指試験　　図9　膝打ち試験

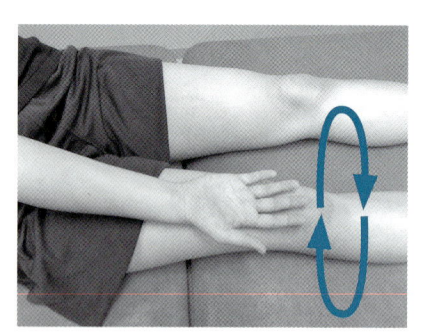

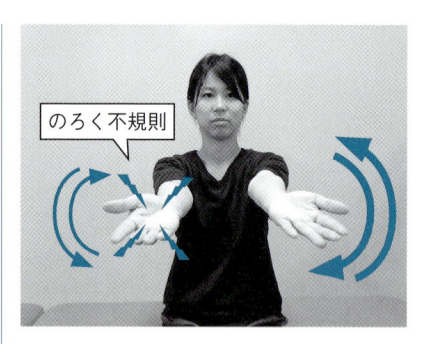

図10　手回内・回外試験　　図11　示指・耳朶試験

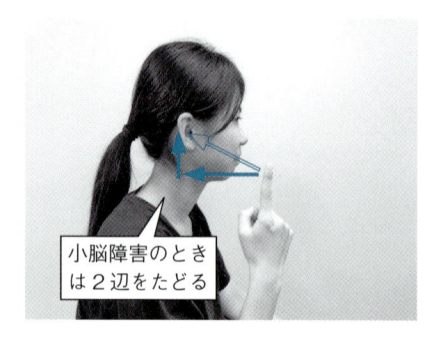

2) 反復拮抗運動不能症
(1) 膝打ち試験（図9）
　被検者に起座位になってもらい，自分の膝を一側ずつ，手掌および手背で交互にすばやくかつリズミカルに叩いてもらう．小脳障害では，一側の拙劣さが目立つ．両側同時に行う場合もある．少しずつ速く動かすよう指示し，障害があれば一側の動きがのろかったり，規則性がなく叩く場所もずれたりする．

(2) 手回内・回外試験（図10）
　被検者に上肢を前方にゆったり挙上させ，手掌を上に向けさせる．手を最大速度でできるだけ続けて回内・回外させる．小脳障害があると，一側は正常よりものろく，不規則である．注意すべき点としては，正常でも利き腕，たとえば右利きでは右手の運動のほうが，左手よりも速い．そのため，左側にわずかな緩慢さがあっても，深刻に問題視しなくてよい．

3) 運動分解
　示指・耳朶試験（図11）を実施する．上肢を伸展させ，示指で同側の耳朶をまっすぐ指すように命ずる．正常であれば，この際指先が図11のように三角形の1辺をまっすぐに行くが，小脳障害があれば2辺をたどるようになる．

4) 協働収縮不能
　図1の動作を観察するか，立位での後方反り返り動作を観察する．後ろへ反り返るように指示したとき，正常ならば頸部の伸展，体幹の伸展，あるいは股関節の伸展などを協調させてバランスをとるが，協働収縮不能の場合は滑らかな運動ができずに後方へ転倒しそうになる．

5) 振戦
　鼻指鼻試験（図2）を実施し，目標に近づくほど指がふるえれば，企図振戦を疑う．

6) 時間測定障害
　被検者に検査者の手を両側同時に握るよう指示し，一側で動作の開始が遅れ，完全に握りしめるまでに時間がかかるか確認する．

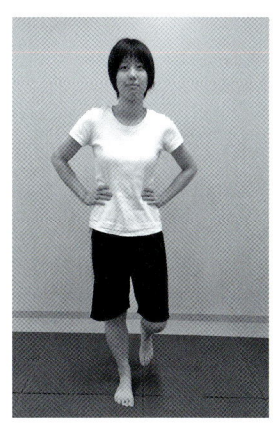

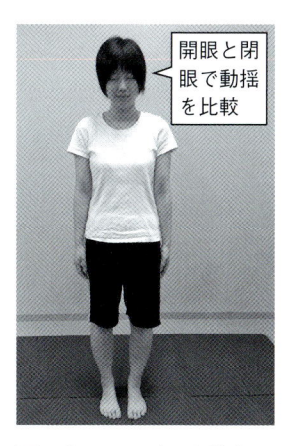

図12 片足立ち検査　　図13 ロンベルク検査　　図14 マン検査　　図15 継ぎ足歩行

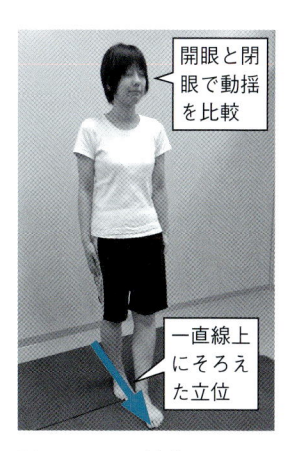

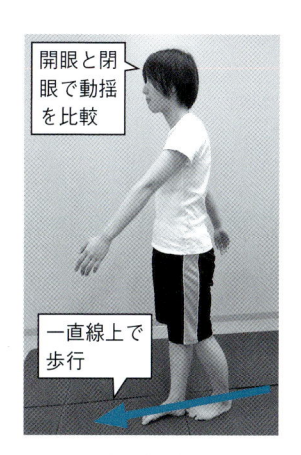

5. 立位時の運動失調の観察

　運動失調があると，立位時の動揺が観察される．もし，開眼立位と閉眼立位で動揺に差がみられれば，運動失調は小脳性よりも脊髄性が強い可能性があり，その後の検査項目の選択に役立つ．

1）片足立ち検査（図12）

　片足で立位を保持できるか，左右の足で検査する．著明な筋力低下がないにもかかわらず，閉眼で5秒以上保持できない場合，運動失調の存在を疑う．

2）ロンベルク検査（図13）

　開眼と閉眼で，体の動揺を比較する検査である．開眼では両足をそろえても体は動揺しないが，閉眼すると動揺する現象が，深部感覚障害時に認められる．開眼でも閉眼と同程度に動揺する場合，小脳性運動失調が疑われる．

3）マン検査（図14）

　一側のつま先を他側の踵に接し，一直線上において起立させ，正面を見させ（マン姿勢），身体の動揺とその方向に関して検査する．健常者では開眼，閉眼時ともに身体の動揺や転倒はない．開眼よりも閉眼で動揺が大きかったり転倒したりする場合，脊髄性運動失調を疑う．

　また，マン姿勢から，つま先に反対側の踵をつける動作を交互に行わせ，一直線上を歩かせてみたとき（継ぎ足歩行），目を閉じて直線上を歩かせると障害側に傾くか倒れることがある（図15）．

6. 運動失調による歩行の観察

1）酩酊歩行

　酩酊時のような不安定な動揺性の歩行．ふらついて一直線上を歩けない．前庭神経障害が疑われる．ロンベルク検査が陰性の場合は，小脳障害も疑われる．

2）踵打ち歩行

　足もとを見ながら両足を開いて，踵を打ちながら歩く．深部感覚障害による感覚性運動失調（位置覚・振動覚）の障害が疑われる．

7. 協調性検査の記録法

　表1のような記録用紙を用意し，検査結果を記録する．定量的な検査が難しいため，協調性の変化を確認するためには検査時の運動や動作の特徴を詳細に記載しておく必要がある．

ロンベルク（Romberg）検査

マン（Mann）検査

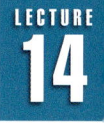

表1 運動失調の検査の記録用紙

	試験・検査・観察	右	左	備考
測定異常	鼻指鼻試験	正常 ・ 拙劣	正常 ・ 拙劣	
	指鼻試験	正常 ・ 拙劣	正常 ・ 拙劣	
	コップ把握試験	正常 ・ 拙劣	正常 ・ 拙劣	
	過回内試験	正常 ・ 拙劣	正常 ・ 拙劣	
	線引き試験	正常 ・ 拙劣	正常 ・ 拙劣	
	踵膝試験	正常 ・ 拙劣	正常 ・ 拙劣	
	向こう脛叩打試験	正常 ・ 拙劣	正常 ・ 拙劣	
	足趾手指試験	正常 ・ 拙劣	正常 ・ 拙劣	
反復拮抗運動不能症	膝打ち試験	正常 ・ 拙劣	正常 ・ 拙劣	
	手回内・回外試験	正常 ・ 拙劣	正常 ・ 拙劣	
運動分解	示指・耳朶試験	正常 ・ 拙劣	正常 ・ 拙劣	
協働収縮不能		なし ・ あり	なし ・ あり	
振戦		なし・静止時・企図	なし・静止時・企図	
時間測定障害		なし ・ あり	なし ・ あり	
立位時の運動失調	片足立ち検査	( ) 秒	( ) 秒	
	ロンベルク検査	陰性・陽性		
	マン検査	陰性・陽性		
運動失調性歩行	酩酊歩行	なし・あり		
	踵打ち歩行	なし・あり		

8. 運動失調の定量的評価

運動失調の重症度を定量化するツールとして，厚生労働科学研究費補助金難治性疾患等克服研究事業〈難治性疾患克服研究事業〉運動失調症の病態解明と治療法開発に関する研究班により作成された，Scale for the assessment and rating ataxia（SARA）日本語版がある．SARA日本語版は，1）歩行，2）立位，3）座位，4）言語障害，5）指追い試験，6）鼻－指テスト，7）手の回内・回外運動，8）踵－脛テストから構成され，得点が高いほど運動失調が重症であると判断される．SARA日本語版は，研究班の難病情報センターのWebサイト（http://ataxia.umin.jp/pdf/sara.pdf）でダウンロードできる．

SARA日本語版
▶『神経障害理学療法学Ⅱ』巻末資料，『理学療法評価学Ⅱ』巻末資料

■引用文献
1) 上田 敏ほか．リハビリテーション医学大辞典．東京：医歯薬出版；1996.
2) 大畑光司．脳の構造と機能 大脳基底核．大畑光司ほか（編）．15レクチャーシリーズ 理学療法テキスト 神経障害理学療法学Ⅱ．東京：中山書店；2012．pp6-7.
3) 田崎義昭ほか．ベッドサイドの神経の診かた，改訂17版．東京：南山堂；2010．pp143-158.

Step up

1. 運動失調の型

協調性の検査により運動失調が疑われた場合，障害部位を4つに診わけることができる（図1）．図1に含まれている型以外に大脳性の運動失調があるが，まれとされている．

1）小脳性
ロンベルク検査は陰性である．小脳性運動失調では，四肢および体幹の運動失調を認める．脊髄小脳変性症，多系統萎縮症，小脳出血，および小脳梗塞が代表的である．

2）前庭迷路性
ロンベルク検査は陽性であり，深部感覚は正常である．前庭迷路性の運動失調は，体幹のみに観察される．メニエール病は四肢の失調は観察されず，起立や歩行に障害をきたす．

3）脊髄（後索）性
ロンベルク検査は陽性であり，深部感覚は障害されているが，温痛覚は正常である．これにより，運動失調の原因から末梢神経の障害は除外され，意識できる深部感覚の経路である脊髄後索の障害が運動失調の原因と判断される．フリードライヒ失調症，亜急性連合性脊髄変性症，脊髄癆が脊髄後索の障害による運動失調にあたる．

4）末梢神経性
ロンベルク検査は陽性であり，深部感覚の障害と温痛覚の障害を伴う．感覚神経の変性によって生じ，ギラン・バレー症候群が有名である．

2. 小脳性運動失調をきたす代表的な疾患

1）脊髄小脳変性症
小脳性またはその連絡線維の変性により，主な症状として運動失調をきたす変性疾患の総称である．遺伝の有無によって孤発性（遺伝しない）と遺伝性に分けられ，発生頻度は2対1の割合である．孤発性では多系統萎縮症が代表的である．

2）多系統萎縮症
小脳系（小脳，橋，オリーブなど），錐体外路系（黒質，被殻など），自律神経系，多系統に及ぶ変性症として発現する疾患である．多系統萎縮症に含まれる疾患として，オリーブ橋小脳萎縮症，線条体黒質変性症，およびシャイ・ドレーガー症候群がある．オリーブ橋小脳萎縮症では，小脳症状が強調される．また，線条体黒質変性症では，パーキンソニズム（錐体外路症状）が著明となり，シャイ・ドレーガー症候群では，自律神経症状が目立つ．いず

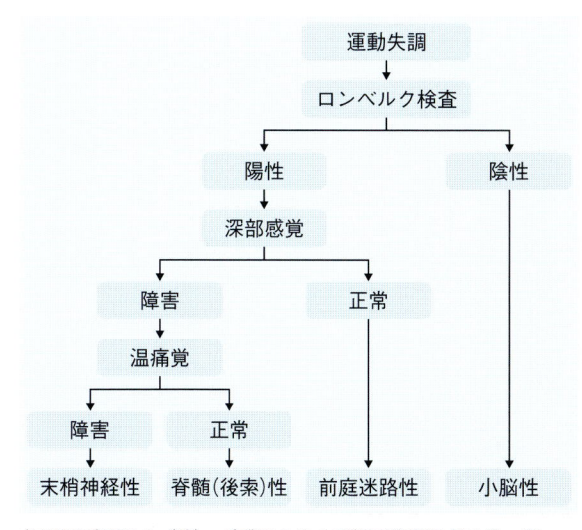

（日野原重明ほか〈監〉．看護のための最新医学講座 第1巻 脳・神経系疾患．第2版．中山書店；2005. p60[1] 一部改変）

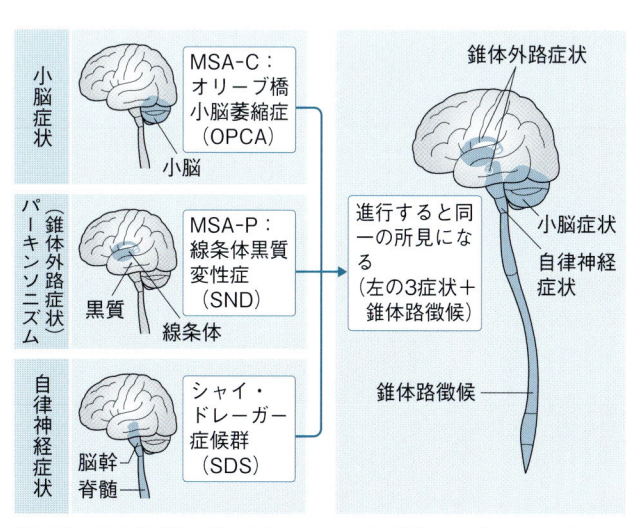

図1 運動失調の分類

（医療情報科学研究所．病気がみえる vol.7 脳・神経．メディックメディア；2011. p293[2]）

図2 多系統萎縮症の症状

れの疾患も進行し，最終的には小脳症状，パーキンソニズム，自律神経症状のいずれもが観察されるようになり，加えて錐体路徴候も呈する（図2）．

3）小脳出血

上小脳動脈分枝の破綻による出血であり，全脳出血の約10％を占める．日中活動時に突然発症し，後頭部痛，回転性めまい，反復する嘔吐を呈する．その後急速に進行する起立・歩行障害をきたし，共同偏視（健側を向く）と同時に眼振がみられるようになる．四肢に麻痺は生じない．

4）小脳梗塞

後下小脳動脈灌流域である小脳後下面に好発する．四肢または体幹の小脳失調のほか，構音障害が生じることもある．

3. 運動失調に対するトレーニング

運動失調を改善するために，重錘や弾性緊縛帯を使用して固有受容器を刺激したり，徒手的な外乱刺激を利用したりする方法がある．また，視覚による代償を運動に取り入れる方法もある．しかしながら，いずれの方法も効果の持続性が乏しいという限界がある．このような限界を認識しつつ，基本的動作能力や歩行能力の向上を目指す．

1）重錘負荷法

重錘負荷法は，四肢の協調運動障害に対して行われる．遠位に重錘バンドをつけることで固有感覚を刺激しつつ，バランス練習や歩行練習を行う．使用する重錘バンドの重さは，上肢では手首に200～400g，下肢では両足首に300～800g，腰部では1kgが目安である．

2）弾性緊縛帯装着法

弾性緊縛帯装着法は，四肢の協調運動障害に対して実施される．四肢の近位に弾性緊縛帯をつけ，この状態で基本的動作の練習を行う．重錘負荷法と同様，固有感覚への感覚入力を強化することがねらいである．

3）固有受容性神経筋促通法

固有受容性神経筋促通法（PNF：proprioceptive neuromuscular facilitation）は，主に固有受容器を刺激することで，神経筋の反応を促通する．運動失調への適用としては，一定の肢位を保持させ外乱刺激を交互に律動的に与えるリズミック・スタビライゼーションがある．主動作筋，拮抗筋に交互に急速な最大抵抗を与え，一定の関節肢位を保持するよう促す．

4）フレンケル体操

脊髄癆など脊髄（後索）性運動失調に対して実施される．視覚による代償で運動を制御する．たとえば，歩行であれば，床に等間隔に記された足型を見ながら，足型の上に自分の足が着地するよう運動を制御する．運動中は，注意を集中させ，正しく，反復して運動することが重要である．

■引用文献

1) 眞野行生ほか．運動麻痺，運動失調，平衡障害．日野原重明ほか（監）．看護のための最新医学講座 第1巻 脳・神経系疾患，第2版．東京：中山書店；2005．p60．
2) 医療情報科学研究所．病気がみえる vol.7 脳・神経．東京：メディックメディア；2011．p293．

■参考文献

1) 田崎義昭ほか．ベッドサイドの神経の診かた，改訂17版．東京：南山堂；2010．

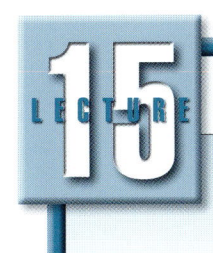

LECTURE 15 ADL・QOL

到達目標

- 基本的 ADL と生活関連動作の違いを説明できる．
- FIM に含まれる項目，採点方法，および合計得点を説明できる．
- バーセルインデックスに含まれる項目，合計得点，および採点方法を説明できる．
- QOL の意味を説明できる．

この講義を理解するために

　この講義では，ADL や QOL の意味およびそれらの評価方法を学びます．理学療法は，患者の機能障害の改善のみならず，基本的動作能力の回復や ADL の自立を促し，生活の質を向上させるために行われます．そのためには，理学療法士は患者の筋力，関節可動域，感覚といった心身機能や身体構造だけでなく，普段の生活で行っている動作，趣味，あるいは仕事など，患者の活動能力や社会参加にも目を向けなければなりません．そのため，それらに関連した概念である ADL や QOL の意味を理解し，評価する方法を身につけておく必要があります．

　ADL や QOL の定義，意義，および評価方法を理解するために，以下の項目をあらかじめ学習しておきましょう．

- □ ICF の概念枠組みを復習する．
- □ リハビリテーションの意味や理念を復習する．

講義を終えて確認すること

- □ ADL の意味を理解した．
- □ 基本的 ADL と生活関連動作の違いを理解した．
- □ 基本的 ADL と生活関連動作の評価方法を確認した．
- □ FIM に含まれる項目，採点方法，および合計得点を確認した．
- □ バーセルインデックスに含まれる項目，採点方法，および合計得点を確認した．
- □ QOL の意味を理解した．
- □ QOL の評価方法を確認した．

講義

1. ADL

1) 定義

私たちは一般に，朝起きてから「顔を洗い」，「食事」をとり，「服を着替えて」から学校や職場へ「移動する」．学校や職場では，友達や同僚と「コミュニケーション」をとったり，別の場所へ移動するために「階段を昇り降り」したりする．また，ときにはトイレに行って「排泄」をする．そして，家に帰れば「入浴」し，「ベッドに入って」就寝する．このように，日常生活のなかで誰もが行う動作や活動のことを日常生活活動（ADL）という．

ADLは，一人の人間が独立して生活するために行う基本的な，しかも各人ともに共通に毎日繰り返される一連の身体動作群と定義される．この動作群は，食事，排泄などの目的をもった各作業（目的動作）に分類され，各作業は，さらにその目的を実施するための細目動作に分類される．たとえば，食事動作では，「口に運ぶ」「かき集める」「飲み込む」などが細目動作に含まれる．

リハビリテーションの目標の一つは，患者のADLの自立を目指すことである．理学療法士は，患者の動作を観察・分析したり，対象者の筋力，関節可動域，感覚，反射，協調性などを検査したりするが，そのねらいは，ADLに影響を及ぼしている心身機能・身体構造の問題を発見し，それらを解決することにあるといえる．したがって，対象者の生活をより良いものとするためには，筋力や関節可動域だけでなく，対象者ができなくて困っているADLも把握しなければならない．

2) 基本的ADLと生活関連動作

ADLの範囲は大きく2つに分けられる．基本的ADLと生活関連動作である．基本的ADLとは，食事，更衣，整容，排泄，入浴，移動の各動作である．これらは身の回り動作あるいはセルフケアと呼ばれることもある．これに対し，生活関連動作とは，家族や家を単位として考えられる活動であり，服薬管理，家計管理，乗り物利用，電話の使用，買い物，食事の準備，掃除，および洗濯があげられる．生活関連動作は，応用的ADLあるいは手段的ADLと表現されることもある．

3) ICFにおけるADLの位置づけ

Lecture 1で解説された通り，基本的ADLや生活関連動作の障害をとらえる国際的なモデルにICFがある（図1）[1]．ICFにおいて活動制限は，個人が活動を行うと

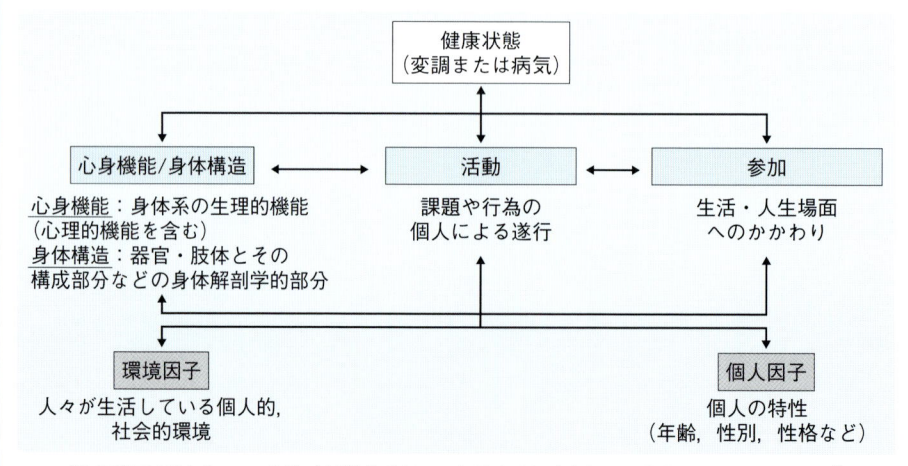

日常生活活動（activities of daily living：ADL）

基本的ADL（basic activity of daily living：BADL）
生活関連動作（activities parallel to daily living：APDL）

ここがポイント！
基本的ADLに含まれる動作と含まれない動作の内容が，過去の国家試験で問われている．基本的ADLは，誰かに代わって行ってもらうことのできない動作といえる．それに対して生活関連動作は，掃除や洗濯など，本人が必ずしもしなくてよい動作が含まれる．

手段的ADL（instrumental activity of daily living：IADL）

ICF（International Classification of Functioning, Disability and Health）

図1 ICFの概念枠組み

（障害者福祉研究会．ICF国際生活機能分類—国際障害分類改定版．中央法規出版；2002．p17[1] 改変）

きに生じる難しさのこととされている．活動は，課題や行為の個人による遂行のこととされており，心身機能・身体構造や参加と相互に影響を及ぼしあい，これらの相互作用は環境因子と個人因子からなる背景因子とも関係を及ぼしあうことになっている．

ICF では，心身機能・身体構造，活動と参加，環境因子，個人因子にそれぞれ「第1レベルまでの分類（中分類）」が設定されている．そのうち，活動と参加の中分類に含まれる9章（項目）には，「学習と知識の応用」「一般的な課題と要求」「コミュニケーション」「運動・移動」「セルフケア」「家庭生活」「対人関係」「主要な生活領域」「コミュニティライフ・社会生活・市民生活」がある．さらに，これらには小分類も設定されている．ICFに基づいて患者の活動を詳細に評価するときは，これらの内容を網羅する必要がある．

2. ADLの評価方法

先に述べた通り，ADLの範囲は基本的ADLと生活関連動作の2つに分けられる．そのため，対象者のADLも2つに分けて評価される．以下では，臨床現場で使用される頻度の高いそれぞれの評価方法を紹介する．

1）基本的ADL

(1) FIM

FIM は，1984年，American Congress of Rehabilitation Medicine と American Academy of Physical Medicine and Rehabilitation の支援のもとに，医学的リハビリテーションのための機能的評価法と統一データシステムの作成を目的として発足した国家特別調査委員会によって開発された評価方法である．日本では，慶應義塾大学医学部リハビリテーション医学教室が中心となってFIM第3版の日本語訳に取り組み，1991年にFIMガイドブックの日本語版が出版された[2]．

評価項目を**表1**[2]に示す．運動項目13項目と認知項目5項目の合計18項目からなる．各項目を全介助1点から自立7点までの7段階で評価し，合計得点は18～126点

> **ここがポイント！**
> 代表的なADLの評価表は，FIMとバーセルインデックスである．この2つの評価方法の理解は，国家試験対策にとって必須である．

FIM（functional independence measures）

> **覚えよう！**
> 過去の国家試験では，得点を文章や図から評価する問題があり，実践的かつ臨床的な出題がみられる．採点方法の詳細は，解説書[2]を参考にされたい．

表1 FIMの評価項目と採点基準

大項目	中項目	小項目	点数	判定	手助けの程度
1.運動項目	1）セルフケア	①食事	7	自立	自立
		②整容	6	修正自立（用具の使用，安全性の配慮，時間がかかる）	軽度の困難，または補助具の使用
		③清拭（入浴）			
		④更衣（上半身）	5	監視・準備	90％以上している
		⑤更衣（下半身）	4	75％以上，100％未満している	75％以上，90％未満している
		⑥トイレ動作			
	2）排泄コントロール	⑦排尿管理	3	50％以上，75％未満している	50％以上，75％未満している
		⑧排便管理	2	25％以上，50％未満している	25％以上，50％未満している
	3）移乗	⑨ベッド・椅子・車椅子	1	25％未満しかしていない	25％未満しかしていない
		⑩トイレ			
		⑪浴槽・シャワー			
	4）移動	⑫歩行・車椅子			
		⑬階段			
2.認知項目	5）コミュニケーション	⑭理解			
		⑮表出			
	6）社会的認知	⑯社会的交流			
		⑰問題解決			
		⑱記憶			

（千野直一ほか〈編著〉．脳卒中の機能評価—SIASとFIM［基礎編］．金原出版；2012．p83，145[2]）

表2 バーセルインデックスおよびその判定基準

	自立	部分介助	全介助または不可能
1. 食事	10	5	0
2. 移乗	15	10〜5	0
3. 整容	5	0	0
4. トイレ	10	5	0
5. 入浴	5	0	0
6. 歩行	15	10	0
（車椅子）	5	0	0
7. 階段昇降	10	5	0
8. 着替え	10	5	0
9. 排便	10	5	0
10. 排尿	10	5	0
合計点（　　）点			

食事
- 10：自立，自助具などの装着可．標準的時間内に食べ終える
- 5：部分介助（たとえば，おかずを切って細かくしてもらう）
- 0：全介助

車椅子からベッドへの移乗
- 15：自立，車椅子のブレーキやフットレストの操作も含む（歩行自立も含む）
- 10：軽度の部分介助または監視を要す
- 5：座ることは可能であるが，ほぼ全介助
- 0：全介助または不可能

整容
- 5：自立（洗面，整髪，歯磨き，ひげ剃り）
- 0：部分介助または全介助

トイレ動作
- 10：自立，衣服の操作，後始末を含む．ポータブル便器などを使用している場合はその洗浄も含む
- 5：部分介助．体を支える，衣服・後始末に介助を要する
- 0：全介助または不可能

入浴
- 5：自立
- 0：部分介助または全介助

歩行
- 15：45m以上歩行．補装具（車椅子，歩行器は除く）の使用の有無は問わない
- 10：45m以上の介助歩行．歩行器使用を含む
- 5：歩行不能の場合，車椅子にて45m以上の操作可能
- 0：上記以外

階段昇降
- 10：自立（てすりや杖を使用してもよい）
- 5：介助または監視を要する
- 0：不能

着替え
- 10：自立．靴，ファスナー，装具の着脱を含む
- 0：上記以外

排便コントロール
- 10：失禁なし．浣腸，座薬の取扱いも可能
- 5：ときに失禁あり．浣腸，座薬の取扱いに介助を要する者も含む
- 0：上記以外

排尿コントロール
- 10：失禁なし．尿器の取扱いも可能
- 5：ときに失禁あり．尿器の取扱いに介助を要する者も含む
- 0：上記以外

(Mahoney FI, et al. *Md St Med J* 1965；14：61-65[3]，石田　暉．脳卒中後遺症の評価スケール．脳と循環 1999；4：151-159[4])

の範囲となる．FIMの特徴の一つは，運動項目のみならず，認知項目も含まれていることである．また，FIMは患者がその気になれば「できるADL」ではなく，普段「しているADL」を評価する方法である．つまり，患者に動作をさせて測定するのではなく，日常生活で実際に患者がどのように行っているかを観察しながら評価する．FIMでは，場面により患者の能力に差がある場合は，低いほうの点数をつけることとなっている．

(2) バーセルインデックス

バーセルインデックス（Barthel index：BI）
マホニー（Mahoney）

覚えよう！
ある症例が提示され，症例の動作の自立度を採点し，バーセルインデックスの得点が何点になるかが，過去の国家試験で問われている．10項目すべての採点方法を覚える必要がある．

気をつけよう！
バーセルインデックスでは，「車椅子からベッドへの移乗」と「歩行」のみ，最高点は15点であり，必要とされる介助が2段階（10点と5点）に分けられていることに注意する．逆に，「整容」と「入浴」は最高得点が5点となっている．

バーセルインデックスは，1960年代前半，マホニーとバーセルにより開発された評価方法である[3]．バーセルインデックスは，患者が物理的あるいは言語的な介助からどれだけ自立しているかを評価する．

評価項目を**表2**[3, 4]に示す．ADLのなかで基本的な10項目を評価する．得点は0〜100点でつけられ，100点は日常の基本的なADLが自立していることを意味する．それぞれの項目には0点，5点，10点，15点という点数がつけられるが，それぞれの項目に対して重みづけがなされている．すなわち，必要とされる介助量により各項目の点数が合計得点に占める割合が違い，各項目の相対的な重要性を表している．評価は観察によって行われるが，患者本人または代理人から言語による情報が得られれば，その情報から採点してもよい．原則的に「しているADL」を評価するスケールであるため，患者にその動作を実際にさせてテストする必要はない．

表3 改訂版FAI自己評価表の評価項目

1. 食事の用意
2. 食事の後片付け
3. 洗濯
4. 掃除や整頓
5. 力仕事
6. 買物
7. 外出
8. 屋外歩行
9. 趣味
10. 交通手段の利用
11. 旅行
12. 庭仕事
13. 家や車の手入れ
14. 読書
15. 仕事

(蜂須賀研二ほか. リハ医学 2001；38 (4)：290[5] 補足表より)

表4 老研式活動能力評価指標

質問内容
1. バスや電車を使って一人で外出できますか
2. 日用品の買い物ができますか
3. 自分で食事の用意ができますか
4. 請求書の支払いができますか
5. 銀行預金・郵便貯金の出し入れが自分でできますか
6. 年金などの書類が書けますか
7. 新聞を読んでいますか
8. 本や雑誌を読んでいますか
9. 健康についての記事や番組に関心がありますか
10. 友だちの家を訪ねることがありますか
11. 家族や友だちの相談にのることがありますか
12. 病人を見舞うことができますか
13. 若い人に自分から話しかけることがありますか

(古谷野亘ほか. 日本公衆衛生雑誌 1987；34：109-114[6])

2) 生活関連動作

(1) FAI

FAIは，1983年，脳卒中患者の応用的日常生活動作を評価する目的で，ホルブルックらによって開発された評価方法である[5]．FAIは，日常生活における応用的な活動や社会生活に関する15項目を評価項目としている．日本では，蜂須賀らが1993年，スモン患者の応用的ADLを簡便に評価する目的で，FAIを日本語に翻訳し，日本の実情に合うように簡単な解説文をつけたFAI自己評価表を作成した．その後，表現や期間の設定をわかりやすくするために，選択肢と判定期間設定を簡素化した改訂版FAI自己評価表を作成した[5]．

評価項目を表3[5]に示す．FAIは，患者と面談しながら15項目について，3か月もしくは6か月間における実践頻度により，それぞれ0～3点の4段階で評価する．合計点は0（非活動的）～45点（活動的）の範囲となる．また，15項目はさらに3つのサブグループ（家庭内活動，レジャー・仕事，屋外活動）に分類される．評価そのものは数分で回答可能で，きわめて簡便である．

(2) 老研式活動能力指標

老研式活動能力指標は，1987年，古谷野らによって開発された評価表である[6]．老研式活動能力指標は，高次の生活能力を評価するために開発された13項目の多次元尺度であり，「手段的自立」「知的能動性」「社会的役割」の3つの活動能力を測定するものである．各質問項目の因子所属は，項目1～5が「手段的自立」，項目6～9が「知的能動性」，項目10～13が「社会的役割」である．各項目に対して「はい」「いいえ」で回答する．この指標は「社会的役割」を把握するための尺度を含んでいるため，在宅老人の生活機能の評価に適したものと考えられる．

評価項目を表4[6]に示す．老研式活動能力指標は，自記式の尺度として開発されたものである．そのため，知的機能の著しく低下した高齢者でなければ，質問紙への記入が可能である．家族など日常をよく知っている人による評定も可能である．

3) その他の評価方法

上記以外のADL評価方法として，基本的ADLにはカッツインデックス（カッツのADL自立指標），ケニー式セルフケア得点，PULSESプロフィル，ロートンIADL評価法がある．

FAI（Frenchay Activities Index）
ホルブルック（Holbrook）

MEMO
その他の評価法
● カッツインデックス（Katz index of ADL）
6つの評価項目について自立／介助を判定し，自立の項目がいくつあるかによってA～Gで評価する．
● ケニー式セルフケア得点（Kenny self-care evaluation）
それぞれ1～5個の活動を含む6項目で構成され，各活動の自立度を判定し各項目で平均値を算出・合計し，セルフケア得点とする．
● PULSESプロフィル（PULSES profile）
P（physical condition；身体状況），U（upper limb functions；上肢機能），L（lower limb functions；下肢機能），S（sensory components；感覚的要素），E（excretory functions；排泄機能），S（support factors；支援要素）の6項目から評定する．
● ロートンIADL評価法（Lawton IADL scale）
本人および関係者の聞き取りによる「実行している／実行していない」の2段階尺度で総合的に判定する．

覚えよう！
繰り返しになるが，代表的なADL評価方法はFIMとバーセルインデックスであり，基本的にはこれらの評価方法を理解しておけばよい．しかしながら，過去の国家試験では，これら以外にどのようなADL評価方法があるかが問われている．そのため，国家試験対策として，その他のADL評価方法の種類を把握しておく必要がある．

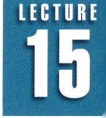

3. QOL

1) 定義

「病気やケガから体を守りたい」「充実した日々を過ごしたい」「幸福な人生を送りたい」という願いは，誰しもがもつ願望である．QOLとは，このような生命の質，生活の質，あるいは人生の質を表現するための概念である[7]．ICFの概念枠組みに基づいて考えてみると，QOLは心身機能・身体構造に対応する生物レベル（生命の質），活動に対応する個人レベル（生活の質），参加に対応する社会レベル（人生の質）に分けられる．これらのレベルは，一人の人間のさまざまな「生」に対応しており，障害の場合と同様に相互に緊密に関連しあっている．また，QOLの構造は，客観的QOLと主観的QOLに大きく分かれる．客観的および主観的な「生」の質の水準を高めることが，リハビリテーションの目標といえる．

2) ADL と QOL

客観的および主観的なQOLの向上をリハビリテーションの目標としてとらえるという考え方とは別に，ADLの自立を最終的な目標としてとらえる考え方もありうる．しかしながら，後者の考え方は，ときに望ましくないケースをつくってしまうことがある．その例を，脊髄損傷による歩行障害のケースで説明する．

脊髄損傷による運動の完全麻痺は，現時点では，治療による大きな改善が期待しにくい．そのため，運動の完全麻痺が原因で生じた歩行障害も，回復が期待しにくいことになる．このとき，歩行の自立を最終的な目標に設定してしまうと，対象者はリハビリテーションを生涯続けることになるだろう．そこで，QOLの視点で対象者の目標を考えてみると，ADLの自立とは別に，生活の質や人生の質の向上という発想が生まれる．すなわち，ADLの自立という客観的な状態の達成だけが目標になるのではなく，対象者にとって充実した日々や幸福な人生の実現が目標になりうるのである．このように考えると，歩行障害の改善は，充実した日々や幸福な人生を実現するための一つの手段という位置づけになる．

さらに，ICFの概念枠組みを利用して，充実した日々や幸福な人生を実現するための手段を考えてみると，心身機能や身体構造，活動だけでなく，個人因子や環境因子に着目する方法があることに気づく．たとえば，個人因子に着目した介入には，障害に対する考え方やこだわりを修正するための心理学的介入があり，あるいは，新たな価値観を創り出すためのカウンセリングや教育がある．また，環境因子に着目した介入であれば，多機能な車椅子の導入や，その導入を支援する制度の利用があげられる．このように，個人因子や環境因子を含めた背景因子に介入することで，機能障害や活動制限はそのままでも，参加制約は解消され，社会へ積極的に参加できるようになることもある．どのような生活や人生を送りたいかは人によってさまざまであるが，その実現，すなわちQOLの向上がリハビリテーションの目標であり，ADLの自立はそのための有用な手段の一つであるという考え方ができよう．

3) QOL の意義

上記のほかにも，リハビリテーションの目標としてQOLに着目する意義が2つある．一つは，介入の効果を客観的な生物学的指標（たとえば，血液検査の結果，心電図のデータなど）だけで評価するのではなく，評価される人の生活や人生にとって意味があるかどうかという視点で評価できるようになる点である．患者の主観で評価するアウトカムのことを，患者立脚型アウトカムという．患者立脚型アウトカムは，介入による生物学的変化が乏しい慢性疾患を有した対象者の場合，特に重要である．なぜならば，QOLを測定することで，もし介入が対象者の生活や人生に及ぼす影響を

MEMO
健康関連QOLとして，HRQOL (health-related quality of life) と呼ばれることもある．

気をつけよう！
進行性疾患や慢性疾患など，心身機能・身体構造の改善が期待できにくいケースにおいても，個人因子や環境因子にはたらきかける介入が有効になる．対象者の機能回復にこだわった考え方では，生活機能の改善可能性を小さくしてしまう危険性がある．

MEMO
アウトカム
一般には，結果，成果，転帰，予後，成績，帰結などのことをいう．理学療法の領域では，介入の効果を判定する指標全般を指して使われることが多い．

把握できれば，生物学的変化がなくても，介入内容の見直しや変更を検討することが可能になるからである．

もう一つの意義は，介入が対象者の生活や人生に及ぼす影響を数値化できる点である．介入の影響を数値化できれば，介入前後の比較や，他者との比較が可能となる．もし，介入前後で好ましくない変化が観察されたり，他者と比べて数値が低かったりした場合，介入内容は見直される必要がある．逆に，好ましい値は現在の介入や生活環境を維持する根拠になりうる．もちろん，QOLの数値だけで介入の良し悪しを判断することは危険である．しかしながら，生物学的指標のみで判断するのも対象者の生活や人生を無視することになり，やはり危険である．したがって，臨床においてはどちらの視点も重要になってくるといえる．

4. QOLの評価方法

QOLの評価方法には，包括的な評価方法と疾患特異的な評価方法がある．包括的な評価方法は，健康状態の程度や疾患の有無を問わず，あらゆる人を対象にできる．しかしながら，疾患特有の症状や障害が評価結果に反映されにくいという短所がある．それに対して，疾患特異的な評価方法では，評価対象者が限定されるものの，特定疾患の症状や障害が結果に反映されやすい．以下に，包括的QOLおよび疾患特異的QOLの代表的な評価方法を紹介する．なお，ここで記載されなかった評価方法は，Step upで紹介しているので参考にされたい．

1) 包括的QOL評価方法
(1) SF-36

SF-36は，1980年代に米国で行われた医療評価研究であるMedical Outcome Studyに伴って作成された評価表である[8]．現在では，130か国以上で翻訳され，使用が可能になっている．SF-36は，健康やQOLに関連する，①身体機能：入浴や着替えなどの困難さ，②日常役割機能（身体）：身体的な理由により仕事や普段の活動に問題を感じる程度，③体の痛み：痛みによって仕事が妨げられる程度，④全体的健康感：健康状態の良さ，⑤活力：疲れなどの程度，⑥社会生活機能：身体的あるいは心理的な理由により家族や友人などとの付き合いが妨げられる程度，⑦日常役割機能（精神）：心理的な理由により仕事などに問題を感じる程度，⑧心の健康：楽しさ・穏やかさ・ゆううつ気分などの程度，という8つの概念領域を下位尺度として測定する[8]．それぞれ0～100点の範囲の得点で表され，高得点ほどよいQOL状態を表す．それぞれ独立した1つの尺度として利用することも可能である．さらに，2つのサマリースコア（身体的健康と精神的健康）を求めることができる．しかしながら，日本人のデータと米国のデータは得点の傾向が異なることから，サマリースコアを使用することはあまり勧められていない．

(2) WHO/QOL

WHO/QOLは，1997年，国際的，異文化間の評価表を構築することを目的として，WHOによって開発されたQOL評価方法である．疾病の有無を判定するのではなく，被検者の主観的幸福感，QOLを測定する．身体的領域，心理的領域，社会的関係，環境領域の4領域のQOLを問う24項目と，全般的なQOLを問う2項目の，全26項目から構成される（**表5**）[9]．検査用紙1枚で，回答と採点が簡単に行える．欧米・アジア，先進国・発展途上国と，幅広く用いられている世界的な検査である．

2) 疾患特異的QOL評価方法
(1) SS-QOL

SS-QOLは，1999年，ウィリアムスらが開発した脳卒中に特異的なQOL評価方法

ここがポイント！
健康な人々との比較という意図があれば，SF-36など標準値が公開されている包括的な評価方法の選択が勧められる．

SF-36 (MOS short-form 36-item health survey)

身体的健康 (physical component summary：PCS)
精神的健康 (mental component summary：MCS)

SS-QOL (stroke specific QOL)
ウィリアムス (Williams)

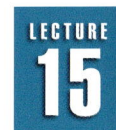

表5 WHO/QOLの評価項目

領域	下位項目	領域	下位項目
身体的領域	日常生活動作	社会的関係	人間関係
	医薬品と医療への依存		社会的支え
	活力と疲労		性的活動
	移動能力		金銭関係
	痛みと不快		自由，安全と治安
	睡眠と休養		健康と社会的ケア：利用のしやすさと質
	仕事の能力	環境領域	居住環境
	ボディ・イメージ		新しい情報・技術の獲得の機会
心理的領域	否定的感情		余暇活動への参加と機会
	肯定的感情		生活圏の環境
	自己評価		交通手段
	精神性／宗教／信念	全般的なQOL	全体的なQOL
	思考，学習，記憶，集中		全体的な健康状態

(田崎美弥子ほか．WHO/QOL26 手引き．金子書房；1997[9])

である．SS-QOLには，脳卒中特有の症状である言語や認知，視覚などの高次脳機能に関する12領域（身辺動作，視覚，言語，動作，仕事，上肢機能，思考，性格，気分，家庭内役割，社会的役割，活力），49項目が含まれている．各項目は1～5の5段階の選択肢から最もあてはまるものを回答する．各項目の最低点は1点で，最高点は5点である．領域内の項目の平均点をその領域の得点として用いる．得点が高いほどQOLが高いことを示す．毛利らが日本語版SS-QOLの作成を試みている．

(2) RDQ

RDQ（Roland-Morris disability questionnaire）
ローランド（Roland）とモリス（Morris）

RDQは，1983年，ローランドとモリスによって開発された腰痛に特異的なQOL評価方法である．RDQでは，腰痛による日常生活の障害を患者自身が評価する．腰痛のために，立つ，歩く，服を着る，仕事をするなどの日常の生活が障害されるか否かを尋ねる24項目からなり，高得点ほど日常生活の障害の度合いが高いことを示す．短く，簡単であり，患者にもわかりやすいので，5分程度で実施できる．各項目の回答で「はい」にも「いいえ」にも○がついていない場合，「いいえ」と同様であるとみなして，0点として扱う．RDQは，回答者が「今日」の状態にあてはまる項目にチェックする．腰痛の症状は短期間で変化するので，「今日」に限定して，変化の観察が可能になるように意図されている．日本語版は紺野らが作成している．

(3) WOMAC

WOMAC（Western Ontario and McMaster Universities osteoarthritis index）
ベラミー（Bellamy）

VAS（visual analogue scale）

WOMACは，1982年，変形性股関節症あるいは変形性膝関節症の疼痛・こわばり・身体障害を数量化する評価として，ベラミーによって開発された疾患特異的QOL評価方法である．24項目（疼痛5項目，こわばり2項目，身体機能17項目）からなり，5分で回答できる．自己記入式であり，5段階評価か，VASか，どちらかを選択できる．スコアリングはそれぞれ別々に計算し，0点が最低，100点が最も良好な状態を意味する．日本では，橋本らがWOMACのLikert版3.0を参照して日本語スケールを作成している．

■引用文献

1) 障害者福祉研究会．ICF 国際生活機能分類—国際障害分類改定版．東京：中央法規出版；2009．p17．
2) 千野直一ほか（編著）．脳卒中の機能評価—SIASとFIM［基礎編］．東京：金原出版；2012．
3) Mahoney FI, et al. Functional evaluation: the Barthel Index. *Md St Med* J 1965；14：61-65．
4) 石田　暉．脳卒中後遺症の評価スケール．脳と循環 1999；4（2）：151-159．

5) 蜂須賀研二ほか．応用的日常生活動作と無作為抽出法を用いて定めた在宅中高年齢者のFrenchay Activities Index 基準値．リハ医学 2001；38（4）：287-295．
6) 古谷野亘ほか．地域老人における活動能力の測定　老研式活動能力指標の開発．日本公衆衛生雑誌 1987；34：109-114．
7) 上田　敏．リハビリテーション医学の世界．東京：三輪書店；1992．
8) 福原俊一ほか．SF-36v2™ 日本語版マニュアル．京都：特定非営利活動法人健康医療評価研究機構；2004．
9) 田崎美弥子ほか．WHO/QOL26 手引き．東京：金子書房；1997．

■参考文献
1) 赤居正美（編）．リハビリテーションにおける評価法ハンドブック　障害や健康の測り方．東京：医歯薬出版；2009．
2) 今田　拓．ADL 評価について．リハ医学 1976；13：315．
3) 末永英文ほか．改訂版 Frenchay Activities Index 自己評価表の再現性と妥当性．日本職業・災害医学会誌 2000；48：55-60．
4) 毛利史子ほか．日本語版 Stroke Specific QOL（SS-QOL）の作成と慢性期脳卒中者の QOL 評価．総合リハビリテーション 2004；32（11）：1097-1102．
5) 紺野慎一ほか．QOL 評価 Roland-Morris Disability Questionnaire（RDQ）日本語版の作成と文化的適合．整形外科 2003；54：958-963．
6) Hashimoto H, et al. Validation of a Japanese patient-derived outcome scale for assessing total knee arthroplasty: comparison with Western Ontario and McMaster Universities osteoarthritis index（WOMAC）. *Journal of Orthopaedic Science: Official Journal of the Japanese Orthopaedic Association* 2003；8（3）：288-293.

Step up

その他の国際的な QOL 評価方法

　講義で解説した QOL 評価方法以外にも，国際的にはさまざまなものが開発，使用されている．これらが国家試験や臨床で問われることは少ないかもしれないが，今後，読者が研究目的で使用する可能性を考慮して以下に紹介する．

1）包括的 QOL 評価方法

　SF-36 や WHO/QOL 以外に，Sickness Impact Profile（SIP），Nottingham Health Profile（NHP），Schedule for the Evaluation of Individual Quality of Life（SEIQoL）などがある（表1）．SIP は，12 領域 136 項目からなり，身体的健康因子，精神的健康因子，その他の因子について測定される．「はい」「いいえ」で回答する．SIP は，短縮版として，68 項目版や 30 項目版が用意されている．NHP は，6 領域 38 項目からなり，移動，痛み，睡眠，情緒的反応，社会的孤立，活力について測定される．「はい」「いいえ」で回答し，日本語版も開発されている．SEIQoL は，特定の項目が用意されておらず，面接によって個人別の QOL を評価する方法である．

2）疾患特異的 QOL 評価方法

　代表例として，内部障害（循環器系疾患や呼吸器系疾患），関節リウマチ，およびがんといった疾患に特異的な QOL 評価方法を表2にあげる．このほかにも，脊髄損傷や神経難病に特異的な QOL 評価方法もある．海外で開発された評価方法を日本人に適用することは不可能ではないが，得られた結果を日本人以外の対象から得られた結果と同じように解釈してよいかは注意が必要である．そのため，使用にあたっては，日本人を対象にした調査によって信頼性や妥当性が検証されているか確認する必要がある．もし，そのような手続きを経た日本語版が存在するならば，それらの使用が勧められる．

表1　国際的な包括的 QOL 評価方法の代表例

尺度
SF-36
WHO/QOL
Sickness Impact Profile（SIP）
Nottingham Health Profile（NHP）
Schedule for the Evaluation of Individual Quality of Life（SEIQoL）

表2　国際的な疾患特異的 QOL 評価方法の代表例

疾患	尺度
心不全	Minnesota Living with Heart Failure Questionnaire（LHFQ）
胸痛をもつ冠動脈疾患	Seattle Angina Questionnaire（SAQ）
急性心筋梗塞	Quality of Life after Myocardial Infarction Questionnaire（QLMI）
COPD	Chronic Respiratory Disease Questionnaire（CRQ）
気管支喘息	Asthma Quality of Life Questionnaire（AQLQ）
関節リウマチ	Arthritis Impact Measurement Scale（AIMS）
がん	European Organization for Research and Treatment of Cancer Quality of Life Questionnaire

■参考文献

1) 大生定義．SEIQoL/SEIQoL-DW．赤居正美（編）．リハビリテーションにおける評価表ハンドブック　障害や健康の測り方．東京：医歯薬出版；2009．pp268-272．
2) 鈴鴨よしみほか．SF-36・SIP・NHP．赤居正美（編）．リハビリテーションにおける評価表ハンドブック　障害や健康の測り方．東京：医歯薬出版；2009．pp262-267．
3) 清水和彦ほか（編）．QOL と理学療法　患者満足をいかに高めるか．東京：三輪書店；2006．pp64-201．

TEST 試験

到達目標

・各 Lecture で学んだ知識について，各自がどの程度理解できたかを知る．
・各 Lecture で示された重要なポイントを整理する．
・試験結果を踏まえて，各自が各 Lecture に示された内容について再確認し，より深く理解する．

この試験の目標とするもの

　これまでの講義で，理学療法の対象のほぼすべてに共通する根拠となる理論と実施される基本的な評価について学習してきました．この知識を臨床場面で応用して生かすには，各 Lecture の内容について，単に覚えるだけでなく，深く理解することが重要になります．

　この章は試験問題と解答からなり，Ⅰ：国家試験と同様の 5 択の選択式問題，Ⅱ：かっこ内に適切な用語を書き込む穴埋め式問題，Ⅲ：質問に対して文章で解答する記述式問題からなります．

　試験問題は，各 Lecture で記述されている内容を理解しているかどうかを，自分自身で確認するためのものです．単に正解を答えられたかどうかを問うものではありません．正解であったとしても，それに関する周辺の知識まで広く知ることを目標に再確認してください．もし，不正解であったとしたら，それは自分が理解できていなかったことを知るチャンスだと思って，関連する Lecture をもう一度確認してください．

試験の結果はどうでしたか？

☐ 自分自身の理解している部分と理解が不十分な部分がわかった．
☐ 今後，取り組むべき課題が確認できた．
☐ 理学療法評価の基盤となる理論と基本的な評価法の概要がわかった．
☐ 臨床で応用するための，基礎的知識について自信がついた．

---

comment

理学療法評価は治療と表裏一体の関係にあり，臨床場面での分析・解釈・判断に不可欠な根拠や判断基準となります．まず，対象となる疾患や症状にかかわらず，共通する理論と評価に関する知識を十分に理解する必要があります．そのうえで，各疾患・症状に特異的な検査・評価に関する知識を習得することが効率的です．このように学習することで，基盤となる知識が養われ，理学療法の対象となる各疾患・症状の共通点と相違点がみえてくるでしょう．

問題

問題I　選択式問題

以下の問いについて，該当するものをそれぞれ2つ選びなさい．

問題1
国際生活機能分類（ICF）に基づく活動と参加の評価で正しいのはどれか．
1. 「態度」が評価項目に含まれる．
2. d（domain）で始まるコードで分類される．
3. 「能力」は標準的な生活機能レベルを示す．
4. 「支援と関係」が評価項目に含まれる．
5. 「実行状況」は現在の環境における課題の遂行を示す．

問題2
身体測定で誤っているのはどれか．
1. 上肢長は肩峰から橈骨茎状突起までの距離を測る．
2. 上腕周径は上腕の中央で測る．
3. 棘果長は下前腸骨棘から足関節内果までの距離を測る．
4. 指極長は，身長にほぼ比例する．
5. 下腿周径は下腿の最大膨隆部を測定する．

問題3
関節可動域表示ならびに測定法で誤っているのはどれか．
1. 肘関節の屈曲・伸展では角度計を尺側に当てる．
2. 手関節背屈では前腕を回内・回外中間位にする．
3. 股関節伸展は腹臥位，膝関節伸展位で行う．
4. 股関節屈曲は背臥位，膝関節伸展位で行う．
5. 膝関節屈曲は背臥位，股関節屈曲位で行う．

問題4
ダニエルスらの徒手筋力テストで正しいのはどれか．
1. 股関節内転筋力4の非検査側の下肢は約45°外転させる．
2. 大腿筋膜張筋筋力3の運動範囲は外転30°あればよい．
3. 頸部筋群の筋力は体幹の徒手筋力テストに影響を与えない．
4. 体幹屈曲の段階4では両腕を頭の後ろに組んで行う．
5. 体幹回旋の段階5，段階4では片側ずつ胸部に抵抗を加える．

問題Ⅱ　穴埋め式問題

かっこに入る適切な用語は何か答えなさい．

1) 主訴は，(1.　　　　)，(2.　　　　)，(3.　　　　)に分類できる．
2) 評価の手順には，順序づけの違いにより(4.　　　　)，(5.　　　　)がある．
3) 診療録（カルテ）の記載方法には，問題指向型医療記録があり，問題点を(6.　　　　)，(7.　　　　)，(8.　　　　)，(9.　　　　)に分類して記載する．
4) 胸郭拡張差は，(10.　　　　)，(11.　　　　)，(12.　　　　)の各部位における最大吸気時と最大呼気時の周径の差で求める．
5) 筋の能力は，(13.　　　　)，(14.　　　　)，(15.　　　　)に区分して評価する必要がある．
6) MMTの基本的手技には，(16.　　　　)と(17.　　　　)がある．
7) 体性感覚には，(18.　　　　)，(19.　　　　)，(20.　　　　)がある．
8) 運動失調は，(21.　　　　)，(22.　　　　)，(23.　　　　)，(24.　　　　)，(25.　　　　)，(26.　　　　)の要素から構成される．
9) ADLの範囲は，(27.　　　　)と(28.　　　　)に大別される．
10) QOLの評価方法には，(29.　　　　)と(30.　　　　)がある．

問題Ⅲ　記述式問題

問いに従って答えなさい．

問題 1
ICIDH の問題点を踏まえ，ICF との相違点を説明せよ．

問題 2
自動 ROM と他動 ROM の特徴を説明せよ．

問題 3
腱反射が低下あるいは亢進する意味を，それぞれ説明せよ．

解答

I 選択式問題　　配点：1問（完答）10点　計40点

問題1　　2, 5

1.「態度」は環境因子に含まれる（Lecture 1）．2. 活動と参加は，d（domain）で始まるコードで分類される（Lecture 1）．3.「能力」は標準的環境における課題の遂行を示す（Lecture 1）．4.「支援と関係」は環境因子に含まれる（Lecture 1）．

問題2　　2, 3

1. 上肢長は，肩峰から橈骨茎状突起までの距離の他に，肩峰から第3指先端までの距離を測る方法もある（Lecture 4）．2. 上腕周径は，最大周径を測定する（Lecture 4）．3. 棘果長は，上前腸骨棘から足関節内果までの距離を測る（Lecture 4）．4. 指極長は，身長にほぼ比例し，身長測定ができない場合の身長の推定に役立つ．ただし最近の若者は指極長のほうが長い傾向がある（Lecture 4）．5. 下腿の最大膨隆部を測定する最大下腿周径の他に，内果と外果の直上の最も細い部位を測定する最小下腿周径もある（Lecture 4）．

問題3　　1, 4

1. 肘関節の屈曲・伸展では角度計を橈側に当てる（Lecture 5）．2. 手関節背屈では前腕を回内・回外中間位にする（Lecture 5）．3. 股関節伸展は腹臥位，膝関節伸展位で行う（Lecture 5, 7）．4. 股関節屈曲は膝関節屈曲位で行う（Lecture 5, 7）．5. 大腿直筋の短縮などが疑われる場合には，腹臥位にて股関節屈曲・伸展0°で測定する場合もある（Lecture 5, 7）．

問題4　　1, 2

1. 股関節内転筋力4の非検査側の下肢は約45°外転させる（Lecture 11）．2. 大腿筋膜張筋筋力3の運動範囲は外転30°あればよい（Lecture 11）．3. 頭部・頸部の筋力は，体幹の筋力と密接に関連している．そのため，頭部・頸部と体幹の筋力を合わせて解釈しなければならない（Lecture 11）．4. 体幹屈曲の段階4では，両腕を胸の前で組んで行う．両腕を頭の後ろに組んで行うのは段階5である（Lecture 11）．5. 体幹回旋の段階5では両腕を頭の後ろに組んで行い，段階4では両腕を胸の前で組んで行う（Lecture 11）．

Ⅱ 穴埋め式問題　　配点：1問（完答）1点　計30点

1.	ニード	Lecture 1 参照
2.	ホープ	Lecture 1 参照
3.	デマンド	Lecture 1 参照
4.	トップダウン	Lecture 2 参照
5.	ボトムアップ	Lecture 2 参照
6.	S（subject）	Lecture 3 参照
7.	O（object）	Lecture 3 参照
8.	A（assessment）	Lecture 3 参照
9.	P（plan）	Lecture 3 参照
10.	腋窩高	Lecture 4 参照
11.	剣状突起高	Lecture 4 参照
12.	第10肋骨高	Lecture 4 参照
13.	筋力	Lecture 8 参照
14.	筋持久力	Lecture 8 参照
15.	筋パワー	Lecture 8 参照
16.	ブレイク・テスト	Lecture 9 参照
17.	メイク・テスト	Lecture 9 参照
18.	表在感覚	Lecture 12 参照
19.	深部感覚	Lecture 12 参照
20.	複合感覚	Lecture 12 参照
21.	測定異常	Lecture 14 参照
22.	反復拮抗運動不能症	Lecture 14 参照
23.	運動分解	Lecture 14 参照
24.	協働収縮不能	Lecture 14 参照
25.	振戦	Lecture 14 参照
26.	時間測定障害	Lecture 14 参照
27.	基本的 ADL	Lecture 15 参照
28.	生活関連動作	Lecture 15 参照
29.	包括的 QOL	Lecture 15 参照
30.	疾患特異的 QOL	Lecture 15 参照

Ⅲ 記述式問題　　配点：1問（完答）10点　計30点

問題1

以下の内容をおおむね記載できれば，正答とする．

ICHDH では，機能障害，能力低下，社会的不利の相互関係がわかりづらいこと，疾病→機能障害→能力低下→社会的不利といった一方向の概念ではすべてを説明するのが困難なこと，障害全体をマイナスの概念でとらえていることなどの問題点があった．ICHDH は身体機能の障害により生活機能の障害を分類する障害モデルであったが，ICF では環境因子の観点が加えられた．つまり，機能障害のレベルが同じでも，整備された環境で生活できれば，活動や参加のレベルは向上するという考え方であり，障害（心身機能の障害による生活機能の障害）とともに生きる個人だけではなく，その人を取り巻く環境についても焦点を当てている．

問題 2

以下の内容をおおむね記載できれば，正答とする．

自動 ROM は，被検者が自分の力で関節を動かした際の ROM である．被検者の意思，筋力，筋収縮力，協調性，拮抗筋の影響を受けるが，疼痛や ROM 制限による日常生活の諸動作を推測するための有用な情報となり，実際の身体状況を把握できる．一方，他動 ROM は，被検者の関節を検査者などが他動的に動かした際の ROM である．関節の構築学的異常や，関節包，靱帯，筋などの軟部組織の伸張性についての情報を得ることができる．一般的に，臨床では，他動 ROM を測定するが，疾病によっては自動 ROM を優先したり，自動 ROM と他動 ROM を比較したりする場合もある．

問題 3

以下の内容をおおむね記載できれば，正答とする．

腱反射は，正常であれば関節運動が観察されるが，筋萎縮が著明な場合，収縮のみ観察されることもある．もし，腱反射が減弱あるいは消失していれば，反射弓を構成する受容器，求心性線維，反射中枢，遠心性線維，効果器のいずれかの異常を疑う．逆に，腱反射が亢進していれば，その反射中枢より上位の運動ニューロンの障害（たとえば，錐体外路障害）が疑われる．

索引

記号・数字・欧文索引

数字
2点識別覚	117, 122
6段階評価法	86
6分間歩行距離試験	8

A
ADL	7, 146, 147
ALS	134
APDL	146

B
BADL	146
BMI	35

C
CRQ	8
CRTN	23
CT検査	24

F
FAI	148
FBG	24
FBS	24
FIM	147

G
GCS	27
Glasgow昏睡尺度	27

H
Hb	23
HbA1c	24
HDL-C	23
HDL-コレステロール	23
HHD	81
HRQOL	150
Ht	23

I
IADL	146
ICD	3
ICF	4, 5, 146
ICIDH	3
ICIDHの障害構造レベル	4

J
JCS	27

M
MMT	86
MRI検査	24
MS	134

N
Neutral Zero Method	45
Neutral Zero Starting Position	45

P
PULSESプロフィル	149

Q
QOL	7, 150
QOLの評価方法	151

R
RBC	23
RDQ	152
ROM	44

S
SF-36	151
SGRQ	8
SOAP	18
SS-QOL	151

T
T-Bil	24
T-Cho	23
TG	23
TP	23
TUG	80

U
UA	23

W
WBC	23
WHO/QOL	151
WOMAC	152

X
X線検査	24

和文索引

あ
アイソキネティック・エクササイズ	82
アウトカム	150
アキレス腱反射	129
握力	78
圧覚	116

い
医学モデル	3
意識レベル	27
位置覚	117, 121
一次体性感覚野	118, 119
医療面接	7, 26
医療倫理	20
咽頭反射	129
インフォームド・コンセント	19

う
ウエスト/ヒップ比	42
内がえし	46, 71
運動覚	117, 121
運動弧テスト	87
運動失調	137, 143
運動能力テスト	80
運動範囲テスト	87
運動分解	137

え
遠心性収縮	76
延髄	137
エンドフィール	61

お
嘔吐反射	129
オープンクエスチョン	26
オリエンテーション	19
温度覚	117, 120
温度板	22

か
外果	37
回外	45
回旋	45
外旋	45
外転	45
回内	45
開放性運動連鎖	80
家屋調査	31
過回内試験	139
下顎反射	127
踵打ち歩行	141
踵膝試験	139
蝸牛	117
顎関節計測	52
拡張期血圧	28
角度計	56
角膜反射	129
下肢実用長	39

下肢長	38
下制	45
片足立ち検査	141
下腿周径	41
下腿断端長	39
下腿長	38
肩関節外旋	63, 66
肩関節外転	63, 66
肩関節屈曲	63, 66
肩関節伸展	63, 66
肩関節水平屈曲	67
肩関節水平伸展	67
肩関節内旋	63, 67
肩関節内転	66
カッツインデックス	149
カルテ	22
感覚	116
感覚検査	115
感覚路	118
肝機能検査	23
環境因子	5
看護記録	22
患者立脚型アウトカム	150
関節覚	121
関節可動域	44
関節可動域測定	44, 56, 65
関節可動域の制限因子	62
関節可動域評価表	58, 59
関節可動域表示ならびに測定法	44
関節性拘縮	54

き

企図振戦	138
機能・形態障害	3
基本的 ADL	146
脚筋力	79
吸引反射	130
嗅覚	117
求心性収縮	76
吸啜反射	130
橋	137
胸郭拡張差	41
胸郭出口症候群	123
強制把握	131
協調性	136
協調性検査	135
強直	54
協働収縮不能	137
棘果長	38
挙睾筋反射	130
挙上	45
ギラン・バレー症候群	133
筋萎縮症	133
筋萎縮性側索硬化症	134
筋緊張	137
筋硬結	61
筋持久力	76
筋持久力検査	82
筋ジストロフィー	133
筋収縮形態	76
筋スパズム	61
筋性拘縮	54
筋パワー	76
筋紡錘	117, 126
筋力	76
筋力検査	75, 77

筋力低下	77

く

空間的な協調	136
空腹時血糖	24
くしゃみ反射	129
口尖らし反射	130
屈曲	45
クリニカルリーズニング	13
クレアチニン	23
クローズドクエスチョン	26

け

形態測定	33
頸部・体幹関節可動域	73
血圧	28
血液	22
結合織性拘縮	54
血清酵素	23
血清脂質検査	23
ケニー式セルフケア得点	149
検査データ	22
原始反射	131
検者間信頼性	10
検者内信頼性	10
腱反射	126, 127
腱反射のメカニズム	126
肩峰	36
肩腕力	79

こ

拘縮	54
後天性強直	54
後天性拘縮	54
肛門反射	130
絞扼反射	129
口輪筋反射	130
股関節外旋	69
股関節外転	64, 68
股関節屈曲	64, 67
股関節伸展	64, 67
股関節内旋	69
股関節内転	64, 68
呼吸数	28
個人因子	6
骨性強直	54
コップ把握試験	139
ゴニオメーター	56
ごまかし運動	60
固有受容性神経筋促通法	144
ゴルジ腱器官	117

さ

最小下腿周径	41
最小前腕周径	40
最大下腿周径	41
最大前腕周径	40
催吐反射	129
坐骨結節	37
参考可動域	47

し

視覚	117
耳眼水平位	34
時間測定障害	138
時間的な協調	136

指極長	39
示指・耳朶試験	140
四肢長	36
視床下核	136
視診	28
膝蓋腱反射	128
膝関節外側裂隙	37
膝関節屈曲	69
疾患特異的 QOL 評価方法	151, 154
質的検査	10
自転車エルゴメーター	82
自動的関節可動域	44
自動的関節可動域測定	44
社会的不利	3
社会モデル	3
尺側外転	46
尺側内転	46
尺屈	45
尺骨神経麻痺	123
シャトルウォーキングテスト	8, 83
周育	34
周径	40
収縮期血圧	28
自由神経終末	117
重錘バンド	144
重錘負荷法	144
手回内・回外試験	140
手術記録	31
手掌頤反射	131
手段的 ADL	146
手長	38
守秘義務	20
受容器	118
順序尺度	89
瞬発力	76
障害モデル	1, 3
上肢実用長	39
上肢長	37
上肢徒手筋力検査	95
上前腸骨棘	36
掌側外転	46
掌側内転	46
小脳	137
小脳梗塞	144
小脳出血	144
小脳性運動失調	143
情報収集	7
上腕骨外側上顆	36
上腕三頭筋反射	128
上腕周径	40
上腕断端長	39
上腕長	37
上腕二頭筋反射	128
触診	29
触覚	116, 120
腎機能検査	23
神経性拘縮	54
振戦	138
身体所見	7
身体的健康	151
身長	34
伸張反射	126
伸展	45
振動覚	117, 121
深部感覚	117, 119, 121
信頼性	10

診療記録	22
診療情報	22
診療録	22

す

錘体路	127
錘体路障害	127
水平屈曲	45
水平伸展	45
スキンペンシル	37

せ

生活関連動作	146
静止時振戦	138
精神的健康	151
静的筋持久力	76
精密な触覚	119
脊髄小脳変性症	143
脊髄髄節レベルと支配筋	104
脊髄性自動運動	132
脊髄損傷	123
脊髄の障害部位と感覚障害のパターン	124
赤血球数	23
絶対筋力	76
線維性強直	54
線条体	136
全体像把握	21
前庭	118
先天性強直	54
先天性拘縮	54
線引き試験	139
前腕回外	64
前腕回内	63
前腕周径	40
前腕断端長	39
前腕長	37

そ

総コレステロール	23
総蛋白	23
総腓骨神経麻痺	123
総ビリルビン	24
足関節底屈	70
足関節背屈	70
足趾手指試験	139
足長	39
測定異常	137
足底反射	130
足部の内がえし	71
足部の外転	71
足部の外がえし	70
足部の内転	71
粗大筋力検査	78
粗大な触覚	118
側屈	45
外がえし	46, 70

た

体温	28
体格指数	35
体幹測定	50
体型指数	35
体脂肪率	42
体重	35
代償運動	60, 63, 89, 90, 93
体性感覚	116
大腿骨外側上顆	37
大腿周径	41
大腿断端長	39
大腿長	38
大転子	36
大脳基底核	136
体密度	42
多系統萎縮症	134, 143
打診	29
妥当性	10
他動的関節可動域	44
他動的関節可動域測定	44
ダニエルスらの徒手筋力検査法	86
多発性筋炎	133
多発性硬化症	134
弾性緊縛帯	144
弾性緊縛帯装着法	144
断端周径	41
断端長	39

ち

知覚	116
チャドック反射	132
中性脂肪	23
中脳	137
長育	34
聴覚	117
聴診	30

つ

痛覚	117, 120
痛覚鈍麻	120
継ぎ足歩行	141

て

定性検査	10
定量検査	10
デマンド	9
デルマトーム	118
転子果長	38

と

橈屈	45
統合と解釈	7, 11, 14
橈骨茎状突起	36
橈骨神経麻痺	123
等尺性筋持久力	76
等尺性収縮	77
橈側外転	46
等速性筋力測定器	81
等速性収縮	77
糖代謝検査	24
等張性筋持久力	76
等張性収縮	77
動的筋持久力	76
糖尿病性ニューロパチー	133
頭部外傷	124
特殊感覚	117
徒手筋力検査	80, 85, 105
徒手筋力検査の手順	91
トップダウン	12
トルク	76
トレッドミル	83
トレムナー反射	131

な

内果	37
内旋	45
内臓感覚	118
内臓脂肪型肥満	42
内側毛帯	119
内転	45
内転筋反射	129
内包	136

に

ニード	9
二次痛覚	120
日常生活活動	146
日本昏睡尺度	27
尿酸	23
尿潜血	23
尿蛋白	23

の

脳腫瘍	124
脳卒中	123
能動的腱性固定効果	89
能力低下	3

は

パーキンソン病	134, 136
把握反射	131
バーセルインデックス	148
肺音	30
背筋力	78
背景因子	5
バイタルサイン	7, 26
白血球数	23
鼻指鼻試験	138
バビンスキー反射	131
パフォーマンステスト	80
反射	126
反射弓	126
反射検査	125
反跳運動	89
半定量検査	10
ハンドヘルドダイナモメーター	80, 84
反復拮抗運動不能症	137
ハンマー	127

ひ

皮下脂肪型肥満	42
引き下げ	45
膝打ち試験	140
皮脂厚測定	42
皮膚鉛筆	37
皮膚書字覚	117, 122
皮膚性拘縮	54
皮膚知覚髄節	118
肥満指数	35
表在感覚	116, 120
表在反射	126, 129
病的反射	126, 130

ふ

フィジカルアセスメント	7, 28
幅育	34
複合感覚	117, 121
副次停止	89

腹壁反射	129	脈拍数	27	リズミック・スタビライゼーション	144
腹筋力	79	**む**		立体感覚	117, 121
ブレイク・テスト	87	向こう脛叩打試験	139	量育	34
フレンケル体操	144	**め**		リンゴ型肥満	42
へ		メイク・テスト	87	臨床意思決定	13
平衡感覚	117	酩酊歩行	141	臨床思考過程	13
閉鎖性運動連鎖	80	メジャー	34, 56	臨床推論	13
ヘマトクリット	23	メタボリックシンドローム	42	臨床判断	13
ヘモグロビン	23	**も**		**れ**	
ヘモグロビン A1c	24	問題指向型システム	18	レンズ核	136
ほ		**ゆ**		**ろ**	
包括的 QOL 評価方法	151, 154	指鼻試験	138	老研式活動能力指標	149
ホープ	9	**よ**		ロートン IADL 評価法	149
ホッファの分類	54	腰椎椎間板ヘルニア	123	ロンベルク検査	141
ボトムアップ	12	洋ナシ型肥満	42	**わ**	
ホフマン反射	131	抑止テスト	87	腕神経叢麻痺	123
ま		翼状肩甲	96	腕橈骨筋反射	128
巻尺	56	**ら**			
マリー・フォア反射	132	ランドマーク	36		
マン検査	141				
み					
味覚	117				

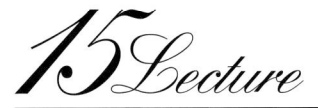

中山書店の出版物に関する情報は，小社サポートページを御覧ください．
https://www.nakayamashoten.jp/support.html

15 Lecture　15レクチャーシリーズ

理学療法テキスト
理学療法評価学 I

2013 年 10 月 25 日　初版第 1 刷発行 ©〔検印省略〕
2019 年 3 月 1 日　　第 2 刷発行

総編集 —————— 石川　朗
責任編集 ————— 森山英樹
発行者 —————— 平田　直
発行所 —————— 株式会社 中山書店
　　　　〒 112-0006 東京都文京区小日向 4-2-6
　　　　TEL 03-3813-1100（代表）　振替 00130-5-196565
　　　　https://www.nakayamashoten.jp/

装丁 —————— 藤岡雅史（プロジェクト・エス）
DTP —————— 株式会社　明昌堂
印刷・製本 ——— 三松堂株式会社

ISBN978-4-521-73668-6
Published by Nakayama Shoten Co., Ltd.　　　　Printed in Japan
落丁・乱丁の場合はお取り替えいたします

・本書の複製権・上映権・譲渡権・公衆送信権（送信可能化権を含む）は株式会社中山書店が保有します．

・JCOPY ＜（社）出版者著作権管理機構委託出版物＞
本書の無断複写は著作権法上での例外を除き禁じられています．複写される場合は，そのつど事前に，(社) 出版者著作権管理機構（電話 03-5244-5088，FAX 03-5244-5089，e-mail : info@jcopy.or.jp）の許諾を得てください．

本書をスキャン・デジタルデータ化するなどの複製を無許諾で行う行為は，著作権法上での限られた例外（「私的使用のための複製」など）を除き著作権法違反となります．なお，大学・病院・企業などにおいて，内部的に業務上使用する目的で上記の行為を行うことは，私的使用には該当せず違法です．また私的使用のためであっても，代行業者等の第三者に依頼して使用する本人以外の者が上記の行為を行うことは違法です．

"基礎教育" 現場の要望に応える 新 "教科書シリーズ"!

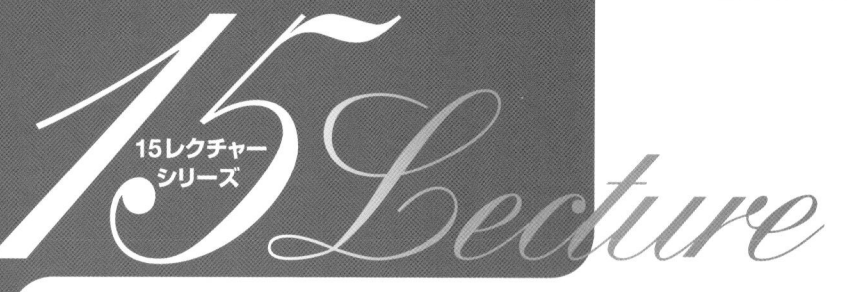

15 Lecture
15レクチャーシリーズ

国家試験への合格だけでなく臨床につながる教育を可能にする

シリーズの特色

各教科の学習目標が一目瞭然
各教科の冒頭に「学習主題」「学習目標」「学習項目」を明記したシラバスを掲載．

多くの養成校で採用されているカリキュラム "1レクチャー（90分）×15" にのっとった構成
効率的に質の高い講義を可能にするため1レクチャーの情報を吟味．

レクチャーごとに到達目標と確認事項を明記し，学生のモチベーションもアップ
学生があらかじめ何を学ぶべきかが明確にわかり，講義後の復習にも効果的．

A4判／並製／2色刷
各巻約170〜240頁
定価（本体2,400〜2,600円＋税）

シリーズの構成と責任編集

理学療法テキスト　　　総編集　石川　朗

■理学療法概論	◎浅香　満
■内部障害理学療法学　呼吸　第2版	◎玉木　彰
■内部障害理学療法学　循環・代謝　第2版	◎木村雅彦
■義肢学	◎永冨史子
■装具学	◎佐竹將宏
■運動器障害理学療法学Ⅰ	◎河村廣幸
■運動器障害理学療法学Ⅱ	◎河村廣幸
■神経障害理学療法学Ⅰ	◎大畑光司・玉木　彰
■神経障害理学療法学Ⅱ	◎大畑光司・玉木　彰
■理学療法評価学Ⅰ	◎森山英樹
■理学療法評価学Ⅱ	◎森山英樹
■物理療法学・実習	◎日髙正巳・玉木　彰
■運動療法学	◎解良武士・玉木　彰

理学療法・作業療法テキスト　　　総編集　石川　朗・種村留美

■運動学	◎小島　悟
■臨床運動学	◎小林麻衣・小島　悟
■運動学実習	◎小島　悟・小林麻衣

リハビリテーションテキスト　　　総編集　石川　朗・種村留美

■リハビリテーション統計学	◎対馬栄輝・木村雅彦

中山書店
〒112-0006 東京都文京区小日向4-2-6　TEL 03-3813-1100　FAX 03-3816-1015
https://www.nakayamashoten.jp/